人体异常检测指标的中医辨治

编　著　赵智强（南京中医药大学）

赵延华（南京市中医院）

全国百佳图书出版单位

中国中医药出版社

·北 京·

图书在版编目（CIP）数据

人体异常检测指标的中医辨治 / 赵智强，赵延华编

著. -- 北京：中国中医药出版社，2024.12

ISBN 978-7-5132-9018-0

Ⅰ. R241

中国国家版本馆 CIP 数据核字第 2024Z39X08 号

中国中医药出版社出版

北京经济技术开发区科创十三街 31 号院二区 8 号楼

邮政编码　100176

传真　010-64405721

廊坊市佳艺印务有限公司印刷

各地新华书店经销

开本 710×1000　1/16　印张 15.25　字数 271 千字

2024 年 12 月第 1 版　2024 年 12 月第 1 次印刷

书号　ISBN 978-7-5132-9018-0

定价　78.00 元

网址　www.cptcm.com

服 务 热 线　010-64405510

购 书 热 线　010-89535836

维 权 打 假　010-64405753

微信服务号　zgzyycbs

微商城网址　https：//kdt.im/LIdUGr

官 方 微 博　http：//e.weibo.com/cptcm

天猫旗舰店网址　https：//zgzyycbs.tmall.com

如有印装质量问题请与本社出版部联系（010-64405510）

在现代医疗环境中，传统中医辨证治疗体系面临着很多的挑战，也带来很多的临床问题。其中，最为普遍而关键的问题之一，便是中医临床疗效评价的客观性。因此，中医临床疗效的关键指标客观化是必需的。要做到这一点，离不开中医治疗手段对现代人体检测指标的针对性干预，而要提高中医药对指标干预的有效性，就需要进行相关研究。

将现代人体检测指标纳入中医辨证依据范围是前提，对检测指标进行中医辨证认识研究是关键，治疗后疗效指标达到满意的改变是目标。如此，反复临床，不断验证与修正，形成共识，逐步上升为理论。这无疑是一条值得探索的途径，这对中医辨治体系的创新发展有着重大意义。

传承与发展，应是任何一门学科进步的基本形式，前者是根本，是基调，后者是进化，是新的适应与发展，中医学更是如此。但是，近数十年来，就中医学术体系而言，尚未能很好地解决新诊疗环境下出现的各种临床实际问题，也未进行较大的适应性改变。中医理论体系尚未能及时、有效地汲取现代科技的先进理念、知识与方法充实自己，以致中医辨治理论体系中出现了相应的问题。应根据中医学特色，有条件地吸收、移植现代科学中的各种思维与实验方法技术，将宏观与微观等不同层次的认识进行互补，使中医自身理论体系不断补充完善，认识更加精细与客观，临床疗效更加科学与可靠。

多年来，弟子赵智强教授立足临床，直面中医理论与临床的大局问题，做了大量探索性、引领性的研究工作，为中医临床辨治理论的进步做出了重大贡献，如疑难病证的病因病机与辨治、恶性肿瘤中医辨治体系的建立、中医临床过程中的思维方法，等等。现又试图从中医视角来认知异常人体检测指标，难度虽大，但其研究乐趣、价值、前景无穷。

在现代人体检测指标如何融入中医辨治体系研究方面，弟子智强也曾多次向本人征求意见，切磋讨论。现专著论述，甚感欣慰，特为之序。

周仲瑛

2023 年 2 月

　　研读中医的产生与发展史，不难看出中医学从诞生的那天起，便形成了具有明显特征的范型，即明显的实用倾向、技术倾向与经验倾向，表现在一切知识活动是不能脱离实际的。科技活动十分注重需求，它直面生命健康实际问题并试图加以解决，多半是实践体验后的感知积累。日久便形成经验与认知，反复运用实践后，其合理部分被公认。这一部分或上升为理论，经典部分或成为知识。日后的实践感知所获，或又在经典知识的基础上，增加新的内容，有所创新，推动学术的发展。中医学采取了博大包容及汲取吸纳的发展方式，涉及的不仅有医学，还包括天文、地理、人文、哲学、艺术等，非常丰富。

　　近数十年来，中医临床诊疗环境已发生了巨大变化。在某些方面，中医传统的辨治体系已显不足。其中，较为突出的是：现代人体检测设备大量使用后，异常的人体检测指标对中医传统辨治知识体系、对医者认知与临床思维方式的冲击。异常的人体检测指标是来自"望、闻、问、切"之外的临床资料，是难以进入中医传统辨证施治范畴的。现代严谨的科研设计与西医同道们常以疗效指标变化的客观性要求来审视中医临床疗效，进而质疑中医辨治体系的科学性与实用性。同时，患者在接受中医诊疗时，除关注主观不适的变化外，还更多地注意异常的检测指标康复状况，各种人体检测指标的复常已成为患者对中医临床疗效的基本诉求之一。

　　因此，作为中医临床辨治及学术体系中最为根本的科学问题之一，便是中医临床疗效的客观性评价问题，这是中国传统医学能否真正成长为未来中国式新医学并被世界认同的关键因素。

　　从20世纪80年代大量人体检测指标出现在中医临床起，笔者便开始关注这一问题。在数十年的临床实践中，一直努力从中医视角去审视并试图探索相关病因病机及建立相应的中医辨治理论，这在笔者从前出版的多部临床相关专著中已有所体现。认识的一般规律在医学上的表现应是：医学理论始于感知认识，而感知认识基于临床实践。既然中医临床医生在现今的诊疗活动中，已观察到各种异常的人体检测指标客观存在，那么，从这里开始实践，便会产生认识，形成理论，使中医辨治理论体系进一步完善、发展。

临床实践中，存在着大量的检测指标相关问题，困扰着中医辨治，大致表现为以下几种形式：①按照传统中医辨治，症状虽有缓解，但常常不能有效地解决指标复常问题（如对免疫性肺损伤的咳嗽，宣肺化痰法虽能缓解咳嗽症状，却难以治愈免疫性肺损伤所导致的肺纤维化影像）；②临床上仅有指标异常而无临床表现的患者，按传统方法难以辨治，医者常陷入无"症"可辨状态；③由于对异常指标缺少相关中医病因病机研究，故对异常指标仍缺少相应的针对性治疗方法（如 CA125 升高、肝功能异常、幽门螺杆菌阳性、血糖升高等）。

因此，对现代人体检测指标进行中医辨治研究，将其纳入中医辨治体系，探讨其中医病因病机，使之成为辨证依据、治疗靶的，进而引导中医临床处方，评价疗效。将现代人体检测指标植入中医辨治体系，使之与时俱进地发展完善，应是解决诸问题的关键途径。

国医大师邓铁涛教授，曾提出现代中医辨证应实施"五诊十纲"。"五诊"，即"望、闻、问、切、查"，是在传统四诊基础上，加上体格检查与理化检查，并强调采用现代理化检查来强化中医诊断手段及疗效评判标准，使中、西医疾病相对应。这为探索中医辨证论治新规律与建立符合现代中医临床实际的诊疗模式，提供了新思维与新方法。[①]

能否将异常检测指标纳入中医辨治体系？问题的关键是：能否从中医视角出发来认知异常检测指标？笔者认为是可行的，因为任何异常的检测指标均是由机体的病理生理导致的。异常检测指标反映着机体的病理生理，而病理生理变化同时也导致了相应的临床表现。对这些临床表现进行中医辨证，便能得出相关的中医病机、证型。因此，以异常检测指标—病理生理—临床表现—病因病机、证型等为媒介，异常检测指标与中医病因病机、证型之间，定是存在某种关联的。利用这些知识的关联性，选择恰当的临床思维方法，是能找到绝大

---

① 吴伟，王创畅，邓铁涛．"五诊十纲"中医临床新思维探讨［J］．中医杂志，2014，55（6）：455-457．

多数异常指标的中医辨治方法的。现设想一例：

某患者自觉无特殊不适，但近日体检发现甲胎蛋白（AFP）异常增高，请求中医药治疗。

AFP异常增高，对诊断肝细胞癌及滋养细胞恶性肿瘤有重要的临床价值，常见于原发性肝细胞癌、生殖腺胚胎肿瘤（睾丸癌、卵巢癌、畸胎瘤等）。因系恶性肿瘤，中医病证属癌毒为患，而肝细胞癌、生殖腺胚胎肿瘤（睾丸癌、卵巢癌、畸胎瘤等）均发生在肝经循行部位，故病位属肝。因此，对AFP异常增高，可综合辨证为"癌毒滞肝"。治拟抗癌解毒，以入肝经的抗癌解毒药为主，组成复方（结合现代药理学成果，择用相应的"靶向"抗肿瘤中药进行组方治疗），如莪术、龙葵、刘寄奴、水红花子、半枝莲、白花蛇舌草、山慈菇、海藻、白毛夏枯草、菝葜、蜀羊腺、制天南星等。如此辨治后，AFP异常增高或可受到遏制，并逐渐恢复正常。

现代人体检测指标范围涉及血液、生化、免疫、形态、分泌物、排泄物、体液、脏器功能、病原体及辅助检查（心电图、肺功能、内镜）等。若中医辨治能涵盖以上内容并取得实效，那么在内科范围内，中医学与西医学比较：治疗对象是一致的，搜集临床资料的方法基本是相同的（中医医生们偏重用传统的望闻问切方法，同时也注重现代检测指标的异常表现），疗效的标准也已逐渐趋同，但在相当一部分的病证治疗中，中医学可用的治疗方法与取得的疗效，是胜过西医学的（特别是在机体自我感觉的生活质量方面）。有趣的是：两种基于不同思维方式的医学理论体系，对同一疾病现象的认知与处治，截然不同！

对现代人体检测指标进行中医辨治研究，其意义是多方面的。其一，将异常的人体检测指标纳入中医辨治范畴，无疑扩展了中医临床的治疗范围，对那些无"症"可辨者也能进行中医处方治疗，这对中医诊疗进步有着巨大的意义。其二，当异常的人体检测指标纳入中医辨治范畴后，现代人体检测指标作为中医临床疗效判定的主要依据将成为必然，无疑在这一领域与西医学同步，可以极大地彰显中医疗效优势。其三，满足患者的治疗需求，患者在接受中医诊治时，希望不仅能治愈身体的不适，也能一并解决检测指标的异常问题。其四，中医临床在运用现代诊察手段后，中医医生对疾病的认知也将愈加深刻，对疾病过程中的生命损害程度与预后转归的认识也更为明晰。其五，西医学在治疗药物研发及运用上，远远落后于对疾病的病理生理认识，对尚难构成疾病诊断的异常检测指标更是束手无策。但中医基于对疾病检测指标的认识，往往能找到适当的方法缓解病理损害，改善指标，这对预防医学的发展有着极其重要的意义。其六，将现代人体检测指标纳入中医临床辨证依据，并设为治疗目标与疗效标准，再经反复临床后的不断认知积累，便会形成系统的异常指标中医辨治理论。这种新理论将逐渐渗透至传统中医理论与临床的各个方面，并与之（主要是基于临床表现的辨治）复合，推动着中医学术体系的发展，逐渐形成与当下科技形势相符的中医辨治新体系。

"传承精华，守正创新"是中医药未来发展的整体方针。笔者以为："守正"，似涉及四个基本范畴，即源于中华文化的独特思维方式，基于反复临床实践的认知途径，以辨证施治为主的诊疗形式，以及行之有效的知识体系；"创新"，则是以上范畴内的补缺、拓展、发展与深入。探讨人体异常检测指标的中医病因病机学认识，旨在使中医理论体系能相应地得到与时俱进的发展，是希望在已被观察到的大量临床事实基础上，建立起相应的中医辨治理论，填补空白，完善传统的辨治方法。最终，形成能与西医学并驾齐驱、兼纳西医学、内涵更为丰富、内科临床优势更加显著、富含中华民族文化特色、国内外同行认可的中国式新医学。

中国式新医学是中国特色社会主义文化事业的基石之一，是一项伟大的、前所未有的中医开拓性事业！

因研究内容具有探索性，故理论认识尚不够成熟。本书中，指标的中医病因病机认识的表述，是笔者根据中西医学知识，参考中医科研成果报告与专家共识等，结合自己多年的临床体验，经由逻辑思维方法分析推理而完成的，错误与不当之处在所难免，仍需同道们用临床实效来进一步验证、修正、扬弃、完善。

本著作针对中医临床存在的重大关键问题，强调将人体检测指标纳入中医临床资料范畴的价值与意义，以现代人体检测指标纳入中医辨治体系为主线，探索其中医病因病机认识及必要性与可行性，借以指导临床处方治疗。因此，本著作的意义在于：①通过现状分析，提出了当前中医临床学科发展面临的重大关键科学问题；②深刻揭示了人体检测指标辨治的中医临床实用价值与理论学术价值，对进一步发展与完善中医理论体系具有重大的推动作用；③全面系统地论述了人体异常检测指标的中医病因病机认识及辨治方法；④用大量临床验案示范了现代人体检测指标植入中医辨治体系的可行性、有效性。

　　对广大读者而言，其科研参考价值与临床应用价值主要体现在上篇"第三章第三节　异常指标辨治"、"第四章第二节　运用问题"与下篇"实例解析"中。在上篇"第三章第三节　异常指标辨治"，以西医学《诊断学基础》的实验诊断、影像与超声、器械检查与病理形态诊断等内容为基本框架，针对其中具体检测指标内容逐项进行论述，涉及异常指标的中医病因病机、治疗大法、选药组方等相关知识；上篇"第四章第二节　运用问题"章节中，预设了各种临床实际场景下，异常人体检测指标认知与处方治疗可能遇到的具体问题及解决思路；下篇"实例解析"，则是将这些知识融入案例中的具体示范运用，涉及案例临床资料中的异常指标检测结果、指标轻重缓急分析、病因病机认识、证候综合诊断、治疗目标拟定、治法组合设计、复方配伍权重、用药选择与剂量比例、复诊过程中病机治法变迁、疗效最终评判等。其中，本书所选案例，时间跨度达十余年之久，较早时期的部分检测数值单位因医疗机构、检测设备、技术方法等因素，检测结果与现行标准数值单位有所不同，为避免换算错误并保持其真实性，故仍采用原真实检测结果。

　　书中收集的案例，是从笔者亲诊的病案资料中选取，经研究生弟子们整理，再由笔者附加按语而完成。在此，对参加此项工作的赵延华、白宇、胡云霞、徐俊伟、薛文轩、吴聪、蒋真真、任霞、姜顺雷、袁梦云等博士研究生，以及濮阳铭婕、夏娟、陈美玲、曹俊、蒋梦婷、王郑、祝宇涛、张一藤等硕士研究生，由衷地表示感谢！

赵智强

2024 年 2 月

目 录

上篇 综 论

下篇 实例解析

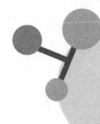

上篇 综论

第一章 现状、问题与根源

第一节 现 状

现代科技的进步，已使疾病的诊疗发生了巨大的变革。同时，也引发了中医临床环境的深刻变化。西医学对传统中医学的冲击是巨大的，主要表现在对疾病认识的深度与精度上，具体反映在对人体生理功能、病理变化、疾病诊断、治疗方案制订、药物作用机制阐述、疗效评估、预后判断等方面，使得传统中医认知与治疗疾病中的技巧、思辨、经验份额有所下降。隐藏其中的本质因素，仍是思维方式上的差异，即以分析还原论为主的西医学方法论与中医药综合经验思辨论之间的碰撞。基于循证基石的人体检测指标，逐步出现在中医临床。虽一时尚难进入中医辨证施治范畴，却时常被作为临床疗效判定的重要依据之一。

一、临床资料的搜集

现代人体检测设备与技术的应用，改变了中医学的临床环境，使西医学的人体检测指标与疾病诊断成为影响中医临床辨治的重要因素。作为现代中医临床医师，搜集临床资料的手段除了传统中医学望、闻、问、切四诊外，还结合使用现代西医学视、触、叩、听、嗅五诊的诊查方法，以及通过实验、器械、影像检测、病理形态等所得到的人体疾病信息。

传统中医学的望、闻、问、切四诊与现代西医学视、触、叩、听、嗅五诊的诊查方法，均是医者凭借自己的临床操作技能，从不同角度搜集临床资料的方法体系。虽然其中相当部分内容是重叠的，但客观而言，现代西医学的视、触、叩、听、嗅较传统中医学的望、闻、问、切诊查方法，内容要具体、丰富、客观与准确。中医学与西医学诊查手段各有其相关的临床职能与意义，无法取代，却又相互补充、关联启发、各扬所长。

二、现代人体检测指标

由于疾病各种信息的隐蔽性、复杂性、特殊性，即便是中医学望、闻、问、切与现代西医学视、触、叩、听、嗅的诊查方法合用，有时仍是不够的，其所得资料仍限于临床表现范围，完整的临床资料尚应包括实验、器械、影像、病理形态等诊查所得的信息。其实，就现行临床来看，对这些检测指标资料的应用，已是中医临床资料供给的一大来源，成为中医师们的自觉行为。

实验室检查，是通过物理、化学和生物学等实验室检查方法，对患者的血液、体液、排泄物、器官形态及组织细胞等标本进行检查，以获得疾病的病原体、组织病理形态改变或器官功能变化等资料，从而为临床诊断提供信息依据的一种诊查方法。

器械检查，是临床常用的辅助检查方法，主要包括心电图检查、肺功能检查和内镜检查。

影像检查，是通过各种成像技术，使人体内部结构和器官形成影像，从而达到诊断的目的。由于成像技术的成像原理与方法各有不同，其诊断价值有着一定的差别。

病理形态检查，是取病变器官、组织，进行形态学观察的一种检查方法。

第二节 问 题

一、辨证困惑

现代人体检测设备大量使用后，异常的人体检测指标对中医传统辨治知识体系、医者认知与临床思维方式的冲击是巨大的。因为，异常的人体检测指标是来自望、闻、问、切之外的临床资料，是难以进入中医传统"辨证施治"范畴的。

中医临床医生对现代检测指标的应用，多限于西医疾病诊断与治疗后疗效评价，却难以对人体检测指标进行传统意义上的中医辨证认识。

由于对异常的人体检测指标中医认知的困难性，临床上，即便相当一部分是经西医学检测确诊患有某种疾病，或仅见指标异常而未达到疾病诊断标准者，却因症状或体征缺如而无法辨证，如肝炎后谷丙转氨酶偏高波动等；或自觉无特殊不适，体检时却发现部分指标异常，如尿素氮升高、甲胎蛋白持续阳性、胃黏膜疣状结节增生等。

二、治疗棘手

由于现代检测指标异常在中医病因病机认识上的困惑性，故难以辨证施治。虽然部分患者在检测指标异常的同时，尚伴有一定的临床表现，似可辨证治疗，但由于缺少对异常指标的中医学认识，故针对性治疗不足。如某女性患者，头痛眩晕，急躁易怒，胸闷太息，苔薄，舌质偏红，脉弦滑，查体时却发现人乳头瘤病毒（HPV）阳性。根据临床表现，辨证可为"肝郁化火，上扰清空"，治拟清热平肝、息风止痛。药如：夏枯草、黄芩、天麻、钩藤、川芎、炙僵蚕、香附、郁金、白芍、蔓荆子等。那么，针对 HPV 阳性，该如何治疗呢？或许，本案患者更关注的是：HPV 能否经中医药治疗后转阴。

三、患者诉求

随着现代人体检测设备的大量运用，患者对自身病况的关注度也在悄然发生变化。除自我不适外，还更多地注意检测指标的变化情况。由于检测指标的书面报告大多是直观的，加之当今网络信息产业发达，患者上网稍加搜索，便能轻易知晓异常指标的临床意义。于是，各种现代人体检测指标的复常也成了患者对中医临床疗效的基本诉求之一。如前所述，当患者体检发现甲胎蛋白值增高时，虽无明显不适，仍需请求中医药治疗，对指标复常的愿望也常表现得异常强烈，这已是当今普遍存在的临床事实。

四、疗效要求

西医学对疗效的评价，除临床表现外，人体检测指标的变化是其主要内容之一。因为检测方法成熟可靠，结果客观真实，与临床表现比较，它避免了诊疗过程中医患间各种主观因素的干扰。人体检测指标，自然也成了西医工作者判定中医临床疗效的主要依据之一。现代严谨的医学科研设计与西医同道们常以指标变化的客观性要求来进行中医疗效评价，进而质疑中医辨治体系的科学性与实用性。

因此，现代人体检测指标成为中医的疗效指标，是必然的趋势，是西医学对中医临床冲击的关键问题之一，是我们中医工作者必须正视的。

五、理论空白

综上所述，现代人体检测设备被大量运用后，所产生的各种检测指标，对中医临床疗效客观性评价的冲击，以及由此引发的对中医辨治知识体系与医者认知思维方式的冲击，是巨大的。

虽然理论基于认识，认识始于观察，在中医临床过程中，大量的临床检测指标已被中医临床医生接触到，也观察到。但对其进行系统的、较为准确的中医病因病机认识探讨，一直未能从真正意义上全面展开，也难上升为系统的中医理论。这是因为异常人体检测指标是来自中医传统望、闻、问、切之外的临床资料，尚难进入中医辨证施治范畴。这是现代诊疗环境下，中医辨治理论体系存在的主要问题。由于对现代人体检测指标的中医病因病机探讨不足，必然导致认识上的欠缺与治疗上的针对性缺乏，最终使中医疗效中客观检测指标的份额比例下降，使中医学术体系的科学性不断被质疑。

数十年来，中医面对大量的异常人体检测指标，尚未形成系统认识，使现行中医临床辨治理论体系中，尚存在着较多的空白。

第三节　根　源

由于对现代人体检测指标缺乏系统而规范的中医辨治研究，异常人体检测指标尚难成为中医临床的辨治依据，应是诸问题的根源与关键。

由于异常人体检测指标难以纳入中医辨治的认识范畴，故不能成为中医临床的辨治依据，使中医诊疗难以由患者的主观不适延伸到客观检测依据层面，这对中医诊疗进步的影响是巨大的。

异常的人体检测指标难以纳入中医辨治范畴，使中医临床治疗缺少针对性。因此，异常人体检测指标也难以成为中医临床疗效判定的主要依据。这无疑使中医临床疗效的客观性评价大受影响。尽管业内均已意识到这一现象普遍存在，并在努力改变着，但这一领域与西医学的差距，极大地影响了中医疗效优势。

中医临床若不能有效地运用现代客观检测指标，对隐藏在"证"背后的西医学疾病的认识也难以深刻与准确，对生命健康的损害程度与预后转归等的认识也变得模糊。因此，常难以有效地规避医疗风险。

如：中医"噎膈"病，其涵盖的西医学病种颇广，包括食管癌、贲门癌、贲门痉挛、食管—贲门失弛缓症、食管憩室、食管炎、胃食管反流病、食管狭窄等。其中，食管癌、贲门癌属恶性肿瘤，早期病机处于噎证阶段，后期则向膈证发展，即癌毒搏结痰瘀，阻于脘管，闭塞不通；而除食管癌、贲门癌之外的其他疾病，如贲门痉挛、食管—贲门失弛缓症、食管憩室、食管炎、胃食管反流病、食管狭窄等，则始终处于"噎证"阶段，却不发展至"膈证"，病机证素多为气滞痰凝，病机过程中无"癌毒为患、伤正走注"等，临床表现中也少有瘀滞阻结之饮食难下。"噎"与"膈"的中医临床辨证与诊断，在疾病早期临床表现尚不显露时，是离不开消化内镜与细胞病理形态学检测指标的。

西医学在治疗药物的研发运用上远远落后，与疾病的病理生理认识难以同步，对尚难构成诊断的异常检测指标更是束手无策。但中医却有自己的治疗绝技。虽然其中有技巧的、思辨的、经验的，或借鉴西医与现代药理的因素，却总能找到适当的方法而进行异常指标的治疗。如果中医临床忽视对现代人体异常检测指标的治疗探索，那么，也可能使中医丰富的治疗方法这一优势渐失。

综上，若不能将现代人体检测指标纳入中医辨治体系，便难以成为辨证依据、治疗目标与疗效标准等，难以产生相关认识，更不可能发展为成熟的系统中医理论。这对当今科技形势下中医辨治体系的进一步发展是致命的，中医临床辨治理论体系将难以得到与时俱进的发展。

第二章 研究目标与思路对策

第一节 研究目标

对现代异常人体检测指标进行系统而规范的中医辨治研究，将其纳入中医辨治体系，探讨其中医病因病机，使之成为辨证依据、治疗靶的，进而引导处方，评价疗效，最终发展完善中医辨治体系，应是解决诸问题的关键。

一、辨证依据

既然中医临床医生已将人体检测指标作为现代中医临床资料组成的一部分，那么试图将它变成辨证的依据，或诊病的根据，并由此形成相应的认识，应是可能的。现举笔者亲诊一例，加以说明。

夏某，女，50岁，左乳腺癌术后一年余，局部淋巴结转移（2/15），其后行化疗6次，放疗25次。昨日CT：右肺大叶可疑小结节灶。刻感时有烘然汗出，或怕冷，涕多，体乏，纳可。舌苔薄，舌质较暗，脉濡细。证型综合诊断可为：癌毒痰瘀，蕴结肝经，伤及气阴，走注入肺。本案病性证素有癌毒（已确诊乳腺癌）、痰瘀（右肺大叶可疑小结节灶）与气阴不足（临床表现有体乏、脉细等）等；病位证素为肝、肺（原病位为左乳，系肝经循行部位，后转移至右肺）。其中，"癌毒痰瘀，蕴结肝经，走注入肺"的辨证诊断，便是根据病理形态、CT的检查结果（已确诊乳腺癌，并发现右肺大叶可疑小结节灶）而进行的（参见下篇 实例解析 案八十七）。

二、治疗靶的

将现代人体检测指标作为辨证或诊病的依据，那么，就可能成为治法拟定的依据，进而成为处方治疗靶的。相关研究工作在中医临床早已开展。以上述病案为例，中医治法可拟定为抗癌解毒、软坚散结。该治法针对靶的为"癌毒"与"痰瘀"，其中"癌毒"的病性诊断依据是病史中的细胞病理检测结论，而"痰瘀"的病性诊断，却是根据CT的检测结果而推断的。治疗目的是抑遏癌毒、消除癌肿。除此之外，中医临床实践中，尚有大量的事实说明这一问题。如：血管超声发现动脉血管内斑块，治拟"活血化瘀"；血液生化检测结果提示血脂异常升高，治拟"化痰降脂"，等等。这些均是将异常指标作为治疗靶的，进而拟定针对性治法进行治疗的。

三、引导处方

将异常的人体检测指标引入中医临床辨证施治范畴，在进行处方施治时，便多了新的内涵，即对这些异常指标进行施治。根据指标的性质特点，部分指标是可以在利用专业知识的基础上，通过类比、演绎等思维方法，将其轻易地转变为中医病因病机证型而进行处方治疗的，如前述之血管内斑块、血脂偏高等。但有些指标却很难转变为直观的、适于辨证的临床资料，如泌乳素、血尿酸、甲胎蛋白等的升高。对这样的指标，该如何认识？如何中医处方施治？自然，不管采取怎样的治疗方法，最终的治疗目的均是要通过择药配伍组方来实现的。对异常指标的关注程度与认识深度，引导着处方的结构设计，而对指标病理意义的理解，又决定了复法处方中针对性治疗药物的比例、剂量等，这些左右着处方的配伍。

笔者曾治一例如下。

徐某，男，54岁，患有"慢性肾炎、肾衰、尿毒症"。自觉精神、体力较差，时有头昏，面色少华，纳食一般，腹泻日行2次。苔腻，舌淡胖，舌尖有齿痕，脉细。查肾功能：尿素氮32.49mmol/L，肌酐524.4μmol/L，尿酸817.9μmol/L。

辨证：久病脾肾亏虚，脾失转输，肾失蒸化，浊毒潴留。

治法：健脾培肾，泄浊排毒。

处方：熟地黄10g，山茱萸10g，制女贞子10g，炒怀山药12g，制大黄10g，泽泻15g，六月雪15g，荠菜花12g，生黄芪15g，砂仁3克（后下），草薢12g，石菖蒲10g，鬼箭羽12g，土茯苓15g。7剂，日1剂，水煎，分两次温服。

本案慢性肾炎至尿毒症阶段，其中医病机多表现为虚中夹实，虚则脾肾亏虚、阴血不足，如腰酸体乏、面色少华等；实则浊毒内蕴，表现为头昏、腹泻、苔腻，以及尿素氮、肌酐、尿酸增高等。治疗以培益脾肾、泄浊排毒为原则，方中用熟地黄、山茱萸、制女贞子、炒怀山药、生黄芪等培脾滋肾、益气养阴；制大黄、泽泻、六月雪、荠菜花、萆薢、土茯苓前后分消、泄浊排毒，是针对肾功能指标异常的治疗（现代药理学研究表明：其中相当部分中药有改善肾功能，降低尿素氮、肌酐与血尿酸的药理效应）；石菖蒲化浊开窍，以防浊毒蒙闭神机；砂仁理气和中、开胃助纳，并防滋补碍胃；鬼箭羽能活血通络。用该方加减治疗两月余，至六诊时（2004年6月27日），血液透析已停1个月，查尿素氮12.54mmol/L、肌酐286.4μmol/L、尿酸正常，血压156/94mmHg，自觉一切尚可，苔薄，舌质淡，脉濡细。继续原方巩固治疗（参见下篇　实例解析　案十四）。

案例处方中，制大黄、泽泻、六月雪、荠菜花、萆薢、土茯苓等泄浊排毒之品的伍入，便是针对肾功能指标异常的治疗，占有相当的处方用药比例。

四、评价疗效

既然将人体检测指标作为中医临床治疗的重要靶的之一，那么，人体检测指标也就自然成了中医临床疗效的标准之一。由于检测指标的客观实在性被中、西医学公认，因此，通过指标值的变化来说明中医临床疗效的确实性、客观性与科学性，便能有效地沟通中、西医学，增加两大不同医学体系间的学术交流，使中医学得到广泛的认可。

在上述徐某"慢性肾炎、肾衰、尿毒症"的中医辨治一案中，经过数月的治疗，最终对疗效的表述，除患者"血液透析已停""自觉一切尚可"外，在肾功能检测的血液生化指标中，尿素氮、肌酐、尿酸等客观指标数值下降的变化记录，也是显示疗效的重要方面之一。

目前，在中医临床相关研究课题的申报与科研成果展示中，选用相应的客观检测指标是必不可少的内容，也是基本要求之一。

五、完善辨治

面对当下的医疗环境，由于对检测指标的中医认识不足，针对性治疗严重欠缺，必然导致疗效指标的显示度不足。因此，借助西医学的实验室检查结果来加强中医临床的综合分析能力，使中医对生理功能、病理变化、病证诊断与疗效判断的认识更加精确，无疑是中医学进一步发展的正确途径。

中医临床诊疗，开启于搜集临床资料。其中，现代人体检测指标涉及血液、生化、免疫、形态、分泌物、排泄物、体液、脏器功能、病原体及辅助检查等。有关现代人体异常检测指标的搜集，对已接受西医学教育的中医临床医生而言，已是轻而易举的事情。接着，便是对异常指标进行中医辨证认知了。若能认知，便能顺利进入中医临床的"法、方、药"环节，进行处方治疗与疗效观察。如此，便能借助疗效，即借鉴方药治疗后异常指标的变化而对中医辨治认知正确度进行评价了。反复修正后便达成共识，形成成熟的理论知识，融入中医临床辨治理论体系。

因此，有必要系统地建立人体异常检测指标的中医病因病机认识假说，使中医理论体系能相应地得到与时俱进的发展。只有这样，才有可能在尚未被中医理论体系覆盖的，已被观察到的大量异常检测指标的临床事实基础上，产生认识，形成系统知识，填补空白。

第二节　思路对策

对于相关研究工作的思路、方法与对策等，应结合中医传统发展模式、认识的一般规律、中医的特殊认知方式以及检测指标等的特点进行。

一、开放吸纳

中医药学正面临着新的诊疗环境的挑战，如何应对？应采取吸纳、包容的理念与开放的思维。否则，难以适应现代医疗环境与形势的要求，且可能在不久的将来被逐步边缘化，或因大量丢失临床阵地而萎缩。中医的发展，应立足临床，过程中包含着诸多临床新问题的探索解决，并在此基础上形成认识，再将认识上升至理论。这样才能不断使中医药理论体系做出适应性改变，不断指导临床实践运用，以适应发展着的医疗形势。

中医学在发展的历史过程中，限于当时自然科学发展水平，难以对客体进行深入细致的观察，故传统的中医思维只得停留在表象的观察与分析上。中医学在认识深度与精度上的不足，应逐步改善。分析中医方法的历史局限性，提出中医方法学当前面临的主要问题，探讨中医方法学未来的发展方向，是当前中医科研工作的重要任务。根据中医思维的特色，中医学既要发挥其直观、思辨、整体的思维方式优势，有条件地吸收、移植现代科学中的各种技术与方法，特别是分析还原方法、实验方法以及各种检测技术手段等，并结合相应的先进思维方式，将宏观与微观等不同层次的思维方式进行互补，又要借助西医学的理化检测结果来加强自己的综合分析与处方施治能力，并不断将认识上升至理论，及时吸收与更新知识，使中医学对生理功能、病理变化、病证诊断与疗效判断更加精确，临床疗效更加科学、切实与可靠。这无疑是自己走出困惑、发扬光大的正确途径。

其实，对异常人体检测指标的中医认识相关研究工作早已开展。如在 20 世纪 80 年代初，便将凝血、血液流变、微循环障碍等指标的异常作为"血瘀证"的诊断标准而运用活血化瘀法治疗[1]；20 世纪 90 年代，有学者根据肌酐升高指数，认为是肾失气化、"浊毒"潴留，故治拟泄浊排毒[2]；21 世纪有学者根据 B 型超声检测仪的"脂肪肝"诊断，认为与"痰浊瘀结"有关，治拟化痰祛瘀、软坚消结[3]；也有学者直接将显微镜下的细胞异型恶变，拟诊为"癌毒"而运用抗癌解毒法治疗[4]，等等。

西医学是与中医学并驾齐驱的医学体系，它明显受到现代科学技术的渗透与影响，其发展与时代同步。当代的中医临床医师们，基本上掌握了西医学知识与技能。因此，借鉴西医学的理念、知识、方法、手段等来发展中医，避免现代科技的冲击，应是最可行的捷径。

回首中医药学的发展历史，作为中华优秀文化的杰出代表之一，其博大的胸怀曾汲取过诸多优秀的外来文化财富，却从来没有因此而变质。因为，一切为我所用的选择性吸纳，是在正视现实、注重实践、强调实效理念的前提下发生的。因此，没有必要担心这样做会改变中医，如果说中医理论体系有所变动，那就是任何一门学科随着时代变迁而必然发生的事情，即学术体系自身的不断发展与完善。

---

[1] 中国中西医结合研究会第一次全国活血化瘀学术会议. 血瘀证诊断试行标准 [J]. 中西医结合杂志, 1983, 3 (3): 封 2.

[2] 庚及弟. 芍药甘草汤加味治疗尿毒症末梢神经病变 30 例 [J]. 北京中医药大学学报, 1995, 18 (1): 21-23.

[3] 尹天雷, 刘天舒, 朱沛, 等. 肝脂康胶囊对浊瘀型脂肪肝的证病疗效及其相关性研究 [J]. 中国中西医结合消化杂志, 2009, 17 (3): 183-185.

[4] 赵延华, 赵智强, 吴勉华, 等. 论恶性肿瘤中医证型诊断 [J]. 南京中医药大学学报, 2018, 34 (4): 334-336.

二、始于观察

认识始于观察，从中医临床资料搜集的实际观察对象出发，以观察内容为突破口，将现代人体检测指标归为中医临床资料的一部分。由此产生认识，成为辨证依据、治疗靶的与疗效准绳，实现基于新的临床事实基础之上的中医理论体系的补充与完善，是这一研究方面的基本技术过程。

那么，面临的首要问题是如何将其纳入中医临床的辨证与治疗范围。其步骤是：首先，将异常人体检测指标转变为中医临床资料，即突破传统中医临床"望、闻、问、切"搜集临床资料的局限，将异常的人体检测指标也纳入中医临床辨证依据范围；其次，是对异常指标进行"辨证"，即从中医视角对指标进行分析，形成中医的病因病机学认识（病机或证的假说）；继之便是据"证"设定相应的治法，治法的表述可按假说内容与治疗目的进行；其后择药组方进行治疗，即在复方治疗时，根据异常指标的致病性质、严重程度与治疗意义等，或多法施治，或部分兼顾，或仅选药"对症处理"。

三、辨证探索

辨证施治是中医治疗疾病的主要方式，也是中医理论体系的灵魂。对现代人体检测指标而言，必须进行中医病因病机与辨证认识，才是解决一系列理论与临床问题的前提。

首先，是指标的辨证依据化。即将指标作为观察对象，根据指标的性质特点，形成中医病因病机（或证型）学认识。那么，其可行性如何呢？虽然有相当的难度，知识层面的跨越也较大，但根据笔者多年的临床体验，认为是可行的。因为任何指标的异常均是由机体的病理生理导致的，而病理生理与中医的病因病机之间存在着相当的内在必然联系。同时，疾病的病理生理变化又产生了相应的临床表现，根据这些临床表现进行假设辨证，便可得出相应的病因病机或证型。因此，以疾病的病理生理与临床表现等为媒介，异常指标与中医病因病机证型之间定是存在着某种客观联系的。

近年来，相关临床尝试已取得了令人欣慰的成果，现举一例加以说明。对HPV 的研究表明，其高危型是诱发宫颈癌的主要元凶，绝大部分宫颈癌患者有高危型 HPV 感染史。那么，对高危型 HPV 感染患者，中医该如何认识呢？怎样辨治呢？

由于人乳头瘤病毒致病隐匿而凶险，似属中医病因的"伏毒"范畴；易致宫颈部位组织细胞癌变，可理解为"邪滞胞宫"，且易酿生"癌毒"；因病位在宫颈，归经可属下焦与肝。综合来看，病机证型可理解为"毒滞胞宫"。因此，治法可拟为"解毒"，可在清热解毒药中，择用有较强抗病毒效应的中药组成复方治疗。若宫颈部位组织细胞检测发现已有恶变者，还可加用"抗癌"治法，即"抗癌解毒药"（选择具有抗宫颈癌生物靶向的中药），进行一段时期的试探性治疗。然后根据 HPV 与细胞形态学复检结果，对指标的中医病因病机认识假说的科学性及治疗的有效性做出评价或修正（参见下篇　实例解析　案三十四、案三十六）。

临床疗效对异常指标的中医认识假说，有评价、反馈、引导与修正作用。经过反复临床实践，便能加深异常指标的中医内涵认识，最终确定将某异常指标设为某病因病机或证型。因此，中医临床面对大量现代人体检测指标的出现，应认真探索异常指标的中医学认识与辨证价值，扩大中医辨证的临床资料范围，并进行试探性治疗，克服"望、闻、问、切"临床资料搜集给辨治带来的局限性。

四、复法施治

对异常人体检测指标进行中医辨证认识，是为了有效地治疗，而治疗终究是通过择药组方来实现的。将异常的指标直接或间接地转变为处方用药依据，认识角度大致涉及两个方面：①对异常指标"辨证"，在中医病因病机认识的基础上，根据传统中药功效表述，从中选择适合者，组成复方进行治疗，属于辨证施治范畴；②对那些目前尚难建立中医病因病机认识假说的异常指标，也可基于现代药理药效学成果进行。如某些中药对该指标有显著治疗作用，也可选择相关中药组方治疗，属于非辨证施治范畴。

其中，借鉴现代药理药效学成果用药已是一个重要的方面。因为，随着对中药药理药效学研究的深入，大量中药的现代药理药效机制已被逐步阐明，可结合相应研究成果来指导治疗，使检测指标恢复正常，以弥补传统中医辨证施治的不足。如甘油三酯与胆固醇增高者，选用制大黄、生山楂、玉米须等以降血脂；血尿酸升高者，选用土茯苓、六月雪、泽泻、制大黄等以降低血尿酸，改善肾功能等。

在处方的结构布局方面，纠治异常指标所用药物的比例是依据病情与治法要求来决定的，即根据治疗目标的轻重缓急来制定相应治疗药物在处方中所占比例。这种比例的体现，往往是以选药的味数与剂量的多少来表达的。

处方作用于病体后，指标会有怎样的反应？指标变化、治法设计、处方选药配伍之间的逻辑必然性如何？是否有不当之处？以上问题，有时尚需较长时间的思索与修正，或复诊时再次对临床实效进行验证与评价。如此反复，使对异常指标的中医学认识，建立在临床实效基础之上，方是妥当的、正确的。

第三章　思维方法、知识关联与异常指标辨治

第一节　思维方法

对异常指标进行中医辨证认识，最常用的方式是根据异常指标揭示的病理生理，或疾病的相关临床表现，进行"辨证"。通过这种间接的中医"辨证"，从而完成异常指标的中医病因病机认识假说。如对中性粒细胞减少的中医病因病机认识：在中性粒细胞减少时，机体因抵抗力下降而容易出现感染的临床表现，故中医辨证为正气不足，难御外邪。治拟益气扶正固表，以御外邪入侵，常选用生黄芪、党参、炒白术、防风、一枝黄花、白花蛇舌草（其中部分中药有明显的升高白细胞效应）等组成复方治疗。再如对血清泌乳素增高的病机认识：因该指标增高时，临床常见急躁易怒、乳汁分泌、月经停闭、难以受孕等，类似于中医肝郁化火、冲任不畅的临床表现，故辨证可为肝失疏泄，郁而化火。治拟疏肝解郁、清泻肝火，药如香附、川芎、郁金、白芍、夏枯草、黄芩、牡丹皮、炒栀子、当归、益母草等。

对异常指标进行中医辨证认识，除依据临床表现外，有时还需结合病理生理来进行中医病机的表述。如对肝病所致血氨升高的中医病因病机认识：因血氨升高多见于慢性肝病晚期，是肝细胞功能严重损害后，难以解除氨毒性，氨在中枢神经系统积蓄，引起肝性脑病。综观临床表现，并结合病理生理，可辨证为肝体受损，疏泄不利，浊毒潴留，引动肝风，扰乱神明。其中医病机表述，是"模拟"慢性肝病晚期失代偿后的血氨升高病理生理而进行的。治拟平肝泄浊、息风开窍，药如天麻、钩藤、郁金、石菖蒲、炙远志、泽泻、制大黄、生薏苡仁、法半夏、炙僵蚕、全蝎等。

对少部分特殊的异常指标进行中医辨证认识，有时完全是根据病理生理学特点进行的。如对幽门螺杆菌抗体阳性的中医病机认识：由于幽门螺杆菌寄生

于胃黏膜，可致局部炎症、溃疡、异型增生、癌变等，致病隐匿而凶险，具有"伏毒"的致病特点，故可辨证为毒邪滞留胃体。治拟解毒祛邪为主，选药组方可结合现代药理进行，选用具有抑杀幽门螺杆菌效应的中药，如蒲公英、黄芩、百合等。

对异常指标进行中医辨证认识，除依据临床表现，并结合病理生理外，有时尚离不开病理形态，对形态类检测指标尤其如此。如对前列腺增生的中医病机认识：因前列腺增生肥大，挤压男性尿道，导致小便困难。综合临床表现、病理生理与病理形态，中医辨证属痰瘀蕴结下焦，膀胱气化不利，溲管不畅。其中的"痰瘀"表述，是根据超声检查的"前列腺增生"诊断结果而进行的。治拟化痰祛瘀、软坚消积、助膀气化。药如穿山甲、炙鳖甲、莪术、土鳖虫、炙僵蚕、制天南星、制大黄、浙贝母、青皮、王不留行、乌药、肉桂等。在某些特殊的病种中，中医辨证认识完全是以病理形态指标为主而进行的。如病理形态学观察发现癌前病变（低、中级别异型增生、瘤化），或已癌变（高级别异型增生、肉瘤等），中医辨证属癌毒为患，搏结痰瘀。治拟抗癌解毒、化痰祛瘀、软坚消肿。可根据现代药理学研究成果，择用抗肿瘤中药组成复方治疗。如膀胱癌多选用生薏苡仁、石上柏、萆薢、土茯苓、漏芦、半枝莲、龙葵、大蓟、小蓟、猪苓、蜂房、炙蟾皮、炙蜈蚣、山慈菇、海藻等；恶性淋巴瘤多选用干蟾皮、海藻、猫爪草、白毛夏枯草、穿山甲、皂角刺、黄药子、制天南星、牡蛎、浙贝母、炙僵蚕、炙鳖甲等。

有时，因异常指标的特殊性而难以进行中医辨证认识时，或可直接借鉴中药药理学成果进行针对性治疗。如因不明原因的肝功能异常，检测指标表现有丙氨酸氨基转移酶与天冬氨酸氨基转移酶增高，可选用垂盆草、五味子等治疗（现代药理研究表明：垂盆草与五味子等有较好的降低丙氨酸氨基转移酶与天冬氨酸氨基转移酶效应）。

综上，是利用异常指标与疾病病理生理、疾病病理生理与临床表现、临床表现与中医病机证型等知识之间的逻辑关系，进行一系列专业思想活动，而这些专业思想活动均离不开思维方式的引导，即选择与组合相关知识，并恰当地运用于异常指标的中医认知、相关治疗问题的解决等。这些思维活动，不外乎人类最基本的科学思维方法，包括科学抽象方法、逻辑思维方法与非逻辑思维方法。

一、逻辑思维

思维，可分为抽象思维与形象思维两大类。抽象思维，是以概念为思维基本单元、以抽象为基本思维方法、以语言和符号为基本表达工具的思维形态。其基本特点可概括为：概念性、抽象性、逻辑性和语言符号性。抽象思维又称概念思维，具体可分为形式逻辑思维与辩证逻辑思维两大类。习惯上将逻辑思维称为形式逻辑思维，故逻辑思维隶属于抽象思维，是其中的一大类。

逻辑思维是以分析方法为主，是以事物相对静止、稳定的质的规定性为客观依据来反映和把握对象的。它将对象分解为各个部分与要素，在此基础上，抓住其共同的、必然的、本质的东西。逻辑思维是以分析逻辑关系为中心环节，以探讨对象关系作为解决问题的突破口。逻辑思维追求的是确定性，以真假、是非、对错作为目标。逻辑思维是以概念、命题和推理等思维形式作为传递知识和信息的媒介而进行的，没有概念、命题和推理，就不可能进行正常的逻辑思维。如果概念的内涵和外延不确定，命题的真假不清楚，推理的结构关系不明晰，就无法正确地进行逻辑思维。定义是提示概念内涵的逻辑方法，其作用主要是可以确定概念的内涵，借以总结和巩固人们对事物规律及其本质的认识。

关于逻辑思维方法，应是围绕着概念、命题和推理等这些基本形式而展开的，它有许多具体的形式与方法。除了概念、判断、推理这些我们通常所熟悉的形式外，还包括比较、分类、类比、分析、综合、归纳、演绎等形式和方法。对异常指标的中医辨证认识，思维的基础是基于如前所述的知识内在关联，即异常指标、病理生理、临床表现、病机变化、辨证（或证型）诊断、处方治疗之间的关系。

概念的运用，由于中医临床过程中的任何环节均离不开对已有知识的应用，因此从某种意义而言，概念的运用将伴随整个临床过程，如搜集临床资料信息时检测指标量值的概念，与指标相关的病理生理概念，诊病辨证时的疾病证型诊断概念，选药组方时的中药药效概念，观察治疗效果时的疗效标准概念，等等。

判断的运用，主要体现在临床资料搜集时相关检测指标异常状态的辨别、指标与疾病的病理生理关系、辨证诊断的确定、治疗后指标变化程度、疗效评估等方面。

　　演绎推理，是由一般原理知识推出特殊场合知识的思维过程。归纳推理，是由特殊场合知识推出一般原理知识的思维过程。类比推理，是由特殊场合知识推出特殊场合知识的思维过程，亦即由两个对象的某些相同属性，推出它们在别的属性上也相同的推理思维过程。推理思维在中医临床上的运用：归纳推理主要用于病、证的综合诊断，类比推理主要用于理解现代疾病病理生理与中医病机的相关性，演绎推理主要用于指标变化与预后相关的推测认知方面。

　　比较思维的应用，是比较宽泛的，也贯穿临床的全过程，如异常检测指标的鉴别搜集、指标诊断价值认识、药物的优先选择运用、疗程中的指标量值变化、疗效等级的判别等。

　　分类的应用，主要体现在诊断时检测指标的归类与治疗阶段的择药组方上，即根据药物的功效分类，按治法要求选择相应的治疗药物以组方。

　　类比思维在中医理论形成过程中起着较大的作用。在相关研究中，利用病理生理与中医病因病机间的某些相同属性——相似的临床表现等，对异常指标提出中医病因病机认识假说，主要的思维方式便是类比思维，被用于推断起病原因与解释病情。中医思维方式中的特色"象"思维，主要是以类比思维为基础而形成的。

　　分析的方法，是中医临床最基本的思维方法，贯穿于整个临床过程，如早期对临床资料中异常指标诊断价值的逐一思考，中期对治疗后指标变化的病情认识，后期对指标变化的疗效思考等，均是分析思维方法的临床运用。

　　综合的方法，在中医临床相关领域，也是一种常用的、重要的思维方法。如证型诊断，一般是通过对症状、体征及理化检测指标结果进行分析，然后综合，最终经判断而做出。又如择药组方完成后，对方中各药物作用进行分析，综合评估药物集成的复方功效等。

　　归纳推理，可以使我们发现问题，促进认识的深化。根据各种特殊的实例，通过归纳可以提出认识假说。如凝血指标与血液流变学异常、血脂增高、动脉硬化等，这些指标的任何一项异常，均可增加血液流动的困难，故对这些指标中的任何一项，均可归纳推理出"血脉瘀滞"的病机假说。此外，在中医临床，从临床检测指标的变化可以归纳推断出病机的变迁，从药物的加减变化可以归纳推断出处方的整体效能等。

　　演绎法的运用，主要体现在治疗后根据指标变化来判断预后方面。当运用其他思维方法，从临床资料的变化推断出中医病因病机或证型后，进行辨证施治，通过演绎推理方法可以进行预后判断。从逻辑上预估指标的变化状况，进而指导、修正目前的诊疗方案，以提高疗效。

二、非逻辑思维

中医学是一门基于中华文化母体的医药文化，中医学中蕴涵着众多优于西方医学的思维方法。传统中医药学是以应用中华民族古代逻辑思维方法为主，在整理医学经验及理论知识的基础上，所形成的知识逻辑体系。中医临床诊疗活动虽离不开人类最基本的科学思维方法，但与中医学的人文科学性相适应，非逻辑思维方法中的象思维、经验思维与直觉思维被大量使用。在中医的特色思维中，主要包括"象"思维，经验思维，直觉、灵感与顿悟思维等。

对异常人体检测指标的中医辨证认识、拟法、选药、组方及药物剂量的确定过程中，医者的个体经验表现更为突出，而且还会因临床场景而出现形象、直觉、灵感、顿悟等思维活动。

形象思维是在反映客体的具体形状或姿态的感性认识基础上，通过意象、联想和想象来揭示对象本质及其规律性的思维形式。在异常指标的中医认识方面，主要表现为影像形态学检测指标的病因病机假说认识。如CT检查提示肺部结节阴影，属中医有形之结范畴，病性证素与"痰瘀"有关，故病因病机似属"痰瘀搏结于肺"。因此，形象思维是以感性认识为基础，对大量感性材料中存在的具体形象进行提炼、概括，并弃去其中偶然的、非本质的形象，抽取反映客体对象本质特征的形象。故形象思维能在表象的基础上，具体、生动地反映客体的本质特征，能使对象的本质形象化。

直觉思维不受逻辑规律的约束，不按通常的演绎与归纳推理方式，比较直接、迅速、自由，常常表现为思维操作的简约，直接认识事物的性质与关联。直觉思维产生结果往往特别迅速，对问题的思考来不及推理就能立即作出判断，得出结论，是一种自动完成的闪电式动作思维。从表面上看，直觉思维似乎是由于受到某种启发而偶然产生的，但实际上它是在人主动指向一定的思考目标，努力寻求解决方法的情况下才能启动并发生的。所以，直觉思维既不是盲目的推测，也不是靠侥幸取得成功，是在相关知识积累的基础上，在意向的驱动下，思想高度关注，思绪骤然爆发的结果。

灵感思维也是人类的一种基本思维方式，是指不经过严格的逻辑思维论证而对事物本质的顿然觉悟。它与直觉思维有相类似之处，是一种比较特殊的认识事物的思维形式，具有突然爆发与直接深入的特点。只是灵感思维的发生，需要相当的基础条件，也是建立在实践基础上，以长期的知识经验积累为条件。若没有广博的实践经验与知识，正确的灵感思维是不可能会发生的。如经肠道内镜观察后，细胞病理学分析提示有"异型增生""瘤化"等，属癌前期病变，中医可辨证为"邪滞肠腑，酿生癌毒"。该认识的初始产生，即与直觉、灵感思维有关。

对实践性很强的中医临床医学而言，"顿悟"也是一种常见的思维方式。当临床资料搜集完毕，对患者的检测指标有相当的了解之后，就会立即联想到某中医病因病机或某证型，或径直用某法、某药进行治疗。其时，医生并未进行严格的逻辑分析、推理与证明，却直截了当地做出诊断，甚或无须诊断，径直提出治疗方案，这便是"顿悟"迅捷、直接的特点。如经血液流变学指标检查，发现全血黏度增高，即以活血化瘀药为主组方治疗。此即顿悟思维的运用，因全血黏度增高与中医病机"血脉瘀滞"相关。

第二节 知识关联

将异常人体检测指标所揭示的病理生理，转变为中医的病因病机学认识，进而按某中医临床证型进行处方治疗，是各种思维活动有效借鉴了相关知识媒介的结果。这些知识媒介内容主要涉及异常指标、病理生理、临床表现、中医病机、临床证型等之间的知识逻辑关系。

一、异常指标与病理生理

疾病过程中的任何信息表现，包括人体检测指标的异常，都是疾病的病理生理导致的。疾病在发生、发展与变化的过程中，会导致机体各器官出现相应的病理生理变化。这些变化，有物理的、化学的、生物的、心理的、社会能力方面的，等等。但无论怎样的变化，都会以相应的信息方式存在与表现，并被患者、医者发现与感知。人体检测指标的异常，正是运用各种物理、化学、生物、影像技术方法捕捉到的相关病理生理信息。对这些指标的生物学价值进行分析，便能了解相关疾病的病理生理，进而得出相关诊断。因此，疾病的病理生理变化导致检测指标的特异性改变，而特异性改变的检测指标又反映了疾病的病理生理变化。

二、病理生理与临床表现

每一疾病，均有自己独有的病理生理过程。这种病理生理，便会导致独特的临床表现。若是主观不适，便是症状；若是医师查体发现的异常，便是体征。不同的临床表现，在一定程度上反映了不同的疾病及病理生理。不同疾病的病理生理，导致了具体的、生动的、较为特异的临床表现。因此，西医学正是通过这些临床表现，并结合病史与实验室检测指标等推断疾病的病理生理，进行疾病诊断的。

三、病理生理与中医病机

西医学疾病与中医病机的相关性是客观存在的。从某种意义上而言，是西医学疾病的病理生理变化决定了中医病机的具体变化与转归等。如糖尿病的病理生理变化：由于胰岛素靶组织对胰岛素的抵抗，而引起机体一系列代谢紊乱。典型症状为多尿、多食、多饮与体重减轻，并发糖尿病肾病、视网膜病变、心脏病变、脑血管病变、神经病变、糖尿病足及多种感染，包括化脓性细菌、结核、真菌感染等。中医对消渴病的病机认识：该病的发生以阴虚为本，燥热为标，病久入络，导致血脉瘀滞，且消渴病多种并发病证的发生与血瘀密切相关。消渴病常病及多个脏腑，影响广泛，并发多种病证。如肺失滋养，日久可并发肺痨（肺结核）；肾阴亏损，肝失濡养，不能荣目，可并发雀目（白内障）；燥热内结，营阴被灼，脉络瘀阻，腐败成脓，发为疮疖痈疽（化脓性感染）；阴虚燥热，炼液成痰，灼血为瘀，痰瘀闭阻或血溢脉外，发为中风偏瘫（脑血管病变）；阴损及阳，脾肾衰败，水湿潴留，发为水肿（糖尿病肾病），等等。其实，以上各种变证的中医病机表述，均是糖尿病特殊病理生理所导致的各种并发症的中医病机认识。

因此，现代疾病的病理生理与中医病机是密切相关的。由于中医病名涵盖的西医学病种较多，其中不同西医学疾病的病理生理各异。以中医病名命名的中医疾病，因其现代疾病内涵各异，故与病机的相关程度也表现不一。如中医消渴一病，既包括西医学的糖尿病，又包括尿崩症等。但尿崩症是不可能有上述相关中医病机变化的，病程中也不可能出现肺痨、雀目、耳聋、疮疖痈疽、中风偏瘫、水肿等病证，而有上述中医病机变化与转归的，唯其中糖尿病。换而言之，阴虚为本，燥热为标，病久入络，血脉瘀滞，引发多种并发症的病机变化，与消渴病中的"糖尿病"有关，却与消渴病中的"尿崩症"无关。

四、中医病机与临床证型

在将检测指标转换成中医病因病机或证型的认识过程中，了解中医对病因病机与证型的认识，以及病机与证型两者之间的关系，是必要的。

中华中医药学会中医诊断学分会于2007年8月审定了"中医证有关名词概念"，其中，关于证、证名、证型、辨证的约定，摘录如下。

证：中医诊断的一个特有概念。是对疾病某阶段机体整体反应状态所做的病理概括。

证名：证的名称。由病位、病性等证素所构成的诊断名称。如风寒束表证、肝胆湿热证、脾肾阳虚证等。

证型：证的类型。临床常用而规范的标准证名。如肝胆湿热型、心血虚型。

辨证：根据中医学理论，对证候（症状、体征）及相关资料进行分析，辨别病位、病性等证素，并做出证名诊断的思维认识过程。

以上是"中医证有关名词概念"约定的部分内容，其中未涉及"病机"的概念。从学术角度而言，证、辨证与病机的关系是最为密切的。

病机，其中"机"的含义，查阅《说文解字》与《辞源》，大意可归纳为如下五个方面：①事物的枢纽，如生机、契机；②对事情成败有重要关系的中心环节，如机密；③灵活与变化的意思，如机巧、机变；④合适的时候，如时机、机遇、机会；⑤有生命生物体器官的作用，如机体等。

那么，对"病机"该如何理解其含义呢？归纳而言，至少有这些相应含义：①疾病发生、发展、变化的关键因素（如邪正相争等）；②疾病病程中不同时机的机体变化状况（如脏腑功能失调、病势转归等）。因此，病机的概念应是疾病发生、发展、变化与转归过程中的内在脏腑病损机理。

病机，是不断变化着的，临床医师们如何把握？医师们根据搜集的临床资料，进行分析、归纳，得出目前的疾病机理与机体的病态状况。这种把握是即时的，是医者接触患者时的病情判断。然而，病机的变化是连续不断的。在不久的将来，疾病就可能有了新的变化。在急性外感热病中，这种变化更为迅速。因此，所谓辨证，即根据中医学理论，对临床表现及相关检测资料进行分析，辨别病位、病性等证素，做出证名诊断，而这也只是对疾病某阶段的病理概括。如果把疾病的病机当作是一个不断变化的病理过程，那么"证"便是医者在临诊这一时间点上对疾病的本质认识。因此，辨证的过程，就是主体对客体的认识过程，是诊时病情状态本质在医者思想里的呈现。

综上，可以这样认为：证是病机某阶段的，主体对客观的反映；辨证就是医者对诊时病机的捕捉与认识活动，并将这一诊时认识暂时定格，变成证型名称，以指导后续的治疗活动。因此，若对异常人体检测指标的相关病机进行分析，则可掌握诊时的证型表现，辨治后的指标变化则可提示相关证型的变化，进而推断病机变化，这更利于深入掌握病情。

五、异常指标与中医辨证

利用相关知识媒介与中医临床思维方法，便可对异常人体检测指标进行中医辨证诊断。由于疾病所致的异常检测指标明晰，即便患者无任何不适，中医临床医师也不会陷入无证可辨的窘态，依然可根据某异常指标所揭示的疾病临床表现进行中医证型诊断，进而组方治疗。如患者空腹血糖指标升高而无明显临床证候表现时，可以根据其"阴虚燥热"的基本病机，辨证为"阴虚燥热"，治拟清热生津润燥；再如肿瘤免疫指标异常增高，患者虽无任何不适，也可辨证为"正气不足，癌毒滞留"，治拟扶正抗癌解毒。

关于证名的构成，朱文峰教授在《证素辨证学》[①]中，将病位、病因与病性，统称为"证素"，即"辨证要素"。证素是通过对证候的辨识而确定的病理本质，是构成证名的基本要素。证素主要分为病位证素与病性证素：病位主要有心、肝、脾、肺、肾等，病性主要有气血阴阳之虚与痰饮水湿、气滞血瘀等之实。病性证素中既包含病因，也包含病理因素与正气的亏虚不足等，反映了正邪相争的致病本质。临床上常见的规范证名，都是由病位证素与病性证素相互组合而成的。如痰热蕴肺证，病位证素是"肺"，病性证素是"痰热"；寒湿困脾证，病位证素是"脾"，病性证素是"寒湿"。

中医临床对证的诊断，有时仅凭病性证素与病位证素两者相结合是不够的。如慢性肾功能不全晚期，患者表现为浮肿、无尿、呕吐、神惫或昏蒙等，检测指标中尿素氮与肌酐显著升高。病位证素涉及肾、胃、心等，病性证素涉及气虚、浊毒等，综合病情。证型诊断为：肾失蒸化，浊毒潴留，胃失和降，

---

① 朱文峰. 证素辨证学［M］. 北京：人民卫生出版社，2008.

蒙闭心包。其中，肾失蒸化是对病态的诊断；浊毒潴留，胃失和降，蒙闭心包，便是对病势的诊断。因此，对危重疾患异常检测指标的证名诊断，尚应包括病态与病势等。

六、中药药理与指标施治

由于现代实验技术手段的发展，单味中药的现代药理机制被逐步阐明。因此，复法组方治疗时，有时即便对异常指标的中医病机与证型认识困难，为加强治疗针对性，也可结合现代药理研究成果，选用相关中药进行治疗，以弥补传统辨证治疗的不足。如血脂增高、动脉硬化者，可选用制大黄、生山楂、泽泻、制丹参等以降血脂、软化血管；谷丙转氨酶与黄疸指数升高，选用垂盆草、五味子、茵陈、车前子、郁金等以改善肝脏功能、消退黄疸；冠心病患者 S-T 段下移，选用川芎、炙水蛭、制丹参以改善心脏冠状动脉血液循环；肾功能不全而出现尿素氮、肌酐升高者，可选用六月雪、荠菜花、泽泻改善肾功能；对消化道黏膜异型增生伴癌前病变倾向者，可伍用莪术、白花蛇舌草、仙鹤草、八月札、石见穿等抗癌变中药。

第三节　异常指标辨治

将异常指标纳入中医辨治体系，对异常指标的中医病因病机学认识是前提。因此，必须建立相应的认识假说，而假说建立的主要依据是基于相关中西医学知识、临床实践经验积累与科学研究成果等，假说的验证则主要依据临床疗效。其实，这是千百年来中医学理论体系建立与发展的基本模式，只是在西医学高度发展的今天，建立中医假说的依据又多了西医学知识与科学研究成果内容，知识来源显得更为丰富、客观罢了。

对异常人体检测指标进行中医病因病机学认识假说，是这一研究领域的关键问题，现尝试探析如下。

一、实验诊断检测类

（一）血液一般检查

1. 血红蛋白与红细胞偏低：中医辨证为血虚不足，机体失养。因发病多与肾精亏虚，或气虚不足，难以生血有关，故治拟补气养血为主，或滋肾填精，药用如：炒当归、鸡血藤、阿胶、白芍、熟地黄、山茱萸、制黄精、炙龟甲等。

2. 白细胞总数与中性粒细胞偏高、淋巴细胞增多：临床多见于细菌性疾病与寄生虫感染，中医辨证为邪伤机体，正气抗邪。治拟祛邪为主，可选用清热解毒与驱虫药为主组方治疗。清热解毒药如：黄连、黄芩、栀子、生石膏、知母、连翘、金银花、蒲公英、金荞麦根等。驱虫药则根据不同的寄生虫病原体，选用相应的中药进行治疗。

3. 异常增生性粒细胞增多：临床见于急、慢性粒细胞白血病患者，属癌毒窜入血分，搏结痰瘀，走注为患。治拟抗癌解毒为主，选药组方可根据现代药理学研究成果，择用抗血液系统肿瘤中药治疗，药如：白花蛇舌草、半枝莲、青黛、黄药子、龙葵、菝葜、漏芦、炙鳖甲、玄参、土鳖虫、蚤休、土茯苓、蟾酥、山豆根等。

4. 中性粒细胞减少：临床表现为因抵抗力下降而容易出现感染者（由某些血液病、药物及理化因素、脾功能亢进、自身免疫性疾病等引发），中医辨证为正气不足，难御外邪，治拟扶正固表，以御外邪，药如：生黄芪、制黄精、怀山药、防风、一枝黄花、白花蛇舌草（其中部分中药有明显的升高白细胞效应）等。因病毒感染而致中性粒细胞减少者，中医可辨证为外邪伤体，正气受损，治拟祛风散邪、清热解毒为主。可在解表散邪、清热解毒药物中，选用具有抗病毒效应的中药组成复方，药如：防风、羌活、大青叶、板蓝根、金银花、连翘、紫花地丁、田基黄、蒲公英等。

5. 嗜酸性粒细胞增多：临床见于变态反应性疾病、寄生虫感染者。根据临床表现，中医可辨证为血分风热为患，或虫邪侵体。对变态反应性疾病者，治拟祛风凉血为主，药如：防风、蝉蜕、苍耳草、炙僵蚕、生地黄、赤芍、牡丹皮等；寄生虫感染者，则根据不同的寄生虫病原体，选用相应的驱虫药进行治疗。

6. 血小板减少：若属生成障碍者，为气虚不摄，难以固约血脉，治拟补气摄血，药如：炙黄芪、党参、仙鹤草、炮姜、茜草炭等；因损耗过多而减少者，多与免疫异常有关，辨证属血分瘀热，损伤脉络，血离经外溢，治拟凉血化瘀止血，药如：生地黄、赤芍、牡丹皮、大蓟、小蓟、白茅根等；因脾功能亢进而破坏过多者，可辨为瘀血阻络，血不归经，治拟化瘀止血，药如：

三七、炒蒲黄、制丹参、泽兰等。

7. 毛细血管抵抗力试验阳性、出血时间延长、血小板黏附率降低、血小板聚集功能降低、血块收缩不良、凝血时间延长等，多为血管壁、血小板功能及凝血因子病理性损害所致，似属脉道失约，血溢脉外；血浆纤维蛋白原降低、血浆抗凝血酶Ⅲ活性增高、血浆纤维蛋白（原）降解产物增高、血浆硫酸鱼精蛋白副凝试验阳性等，多见于纤溶亢进，中医可辨为瘀血阻络，血不循经而外溢；血小板黏附率增高、血小板聚集功能增高、凝血时间缩短、血浆纤维蛋白原增高、血浆抗凝血酶Ⅲ活性降低、血液黏滞度增高、红细胞变形性降低、红细胞电泳时间延长等，多见于血液高凝、高黏与栓塞性疾病，属血液黏稠、血脉瘀滞、脉道不通。对脉道失约，血溢脉外者，治拟补气摄血为主（参见上述血小板减少用药）；对瘀血阻络，血不循经而外溢者，治拟化瘀止血为主（参见上述血小板减少用药）；对血液黏稠、血脉瘀滞、脉道不通者，治拟活血化瘀为主，药如：当归、鸡血藤、川芎、郁金、丹参、红花、姜黄、赤芍、炙水蛭等。

（二）血生化检查类

1. 糖类检查：血糖升高、葡萄糖耐量降低、血清糖化血红蛋白升高，为糖尿病的主要诊断依据，根据对该病的中医病机研究成果，其基本病机可辨为阴精不足，燥热煽灼。治拟清肺胃燥热，益肺胃肝肾之阴，药如：生石膏、知母、天花粉、地骨皮、牡丹皮、生地黄、麦冬、天冬、葛根、玄参、制黄精、炙女贞子、熟地黄、枸杞子等。此外，尚可结合现代实验药效学成果，选用具有降糖功效的中药，如苍术、泽泻等。

血糖降低者，临床多有体乏、头昏、冷汗、面苍无华等症状，中医辨证多属气虚不足，清阳不升。治拟补气升清为主，药如：人参、炙黄芪、制黄精、怀山药、炒当归、葛根、升麻、肉桂、楮实子等。

2. 脂质与脂蛋白检测：血清总胆固醇增高、血清甘油三酯增高、高密度脂蛋白—胆固醇降低、低密度脂蛋白—胆固醇增高等，均为脂质和脂蛋白代谢异常，中医可辨证为血中浊脂痰瘀为患。治拟化痰祛瘀、降脂泄浊，药如：制大黄、生山楂、玉米须、泽泻、炙僵蚕、海藻、制何首乌、制黄精（可结合现代实验药效选用具有降脂功效的中药）等。

载脂蛋白 A_1 偏低，或载脂蛋白 B 增高，由于这两种指标与冠心病、动脉硬化有较大的相关性，故中医辨证属血脉不畅，心脉瘀阻，胸阳失旷。治拟降脂化瘀、畅通心脉、宽胸通阳，药如：制大黄、生山楂、玉米须、泽泻、炙僵蚕、红花、制丹参、川芎、炙水蛭、桂枝、薤白、瓜蒌皮等。

（三）肝脏相关检查

1. 血清总蛋白降低、白蛋白/球蛋白比值降低或倒置、血清蛋白电泳异常、血清前白蛋白降低：多为肝病中晚期营养不良的重要指标，中医辨证为肝体受损，血脉瘀滞，精气耗伤。治拟养阴柔肝、活血软坚，佐以健脾助运。药如：制黄精、白芍、石斛、枸杞子、当归、柴胡、赤芍、炙鳖甲、莪术、炒白术、陈皮、炒薏苡仁、炙鸡内金、砂仁等。

2. 凝血酶原时间延长、活化部分凝血活酶时间延长、凝血酶时间延长：为肝脏疾病后凝血因子的合成减少所致，中医辨证为邪伤肝体，瘀阻肝络，肝不藏血，溢于脉外。治拟滋阴柔肝、化瘀止血。药如：制黄精、山茱萸、白芍、阿胶、炙龟甲、三七、赤芍、炒蒲黄、茜草等。

3. 血清总胆红素偏高、尿胆原增多：可按"黄疸"病论治，辨证为邪伤肝体，肝失疏泄，胆汁外溢。治拟疏肝利胆、化湿退黄。药如：柴胡、黄芩、郁金、海金沙、茵陈、虎杖、鸡骨草、金钱草、车前子、泽泻、生薏苡仁等。

4. 尿胆原减少：因多见于胆道阻塞引发的黄疸，故可辨证为胆腑阻滞，胆汁不循常道而外溢。治拟利胆通腑，化湿退黄。药如：柴胡、黄芩、郁金、海金沙、金钱草、炙鸡内金、大黄、枳实、厚朴、茵陈、虎杖、鸡骨草等。

5. 丙氨酸氨基转移酶增高、天冬氨酸氨基转移酶增高、碱性磷酸酶增高、γ-谷氨酰转移酶升高、乳酸脱氢酶增高：多为肝脏炎症时，肝细胞受损，细胞膜通透性增加，释放入血浆所致，属湿热瘀毒伤肝，肝体受损所致。治拟清化肝经湿热瘀毒为主。药如：柴胡、赤芍、郁金、蒲公英、田基黄、蚤休、虎杖、贯众、垂盆草、茵陈、茯苓、陈皮等。其中，碱性磷酸酶增高、γ-谷氨酰转移酶升高，尚与胆腑瘀滞有关，可在前方基础上酌加大黄、海金沙、炙鸡内金、枳实等。乳酸脱氢酶增高还可能与心肌细胞缺血受损有关，故可结合临床表现，辨证为心脉瘀滞、胸阳失旷。治拟活血宽胸通阳，药如：制丹参、川芎、红花、炙水蛭、桂枝、瓜蒌皮、薤白等。

6. Ⅲ型前胶原氨基末端肽、透明质酸、脯氨酰羟化酶、单胺氧化酶升高：为肝纤维化的标志，中医辨证属肝病日久，久病入络，肝血瘀阻，渐成癥积。

治拟活血化瘀，软肝消积。药如：柴胡、郁金、赤芍、青皮、川芎、当归、红花、紫草、莪术、炙鳖甲、土鳖虫、穿山甲等。

7. 乙型病毒性肝炎标志物阳性：中医辨证为正虚邪恋，邪毒伤肝。治拟清肝解毒为主，佐以扶正。药如：蒲公英、田基黄、蚤休、虎杖、贯众、垂盆草、白花蛇舌草、半枝莲、一枝黄花、炙黄芪、防风等。

8. 血氨升高：多见于慢性肝病晚期，结合临床表现，可辨证为肝体严重受损，难以疏泄，浊毒潴留，肝风欲动，扰乱神明。治拟疏肝泄浊排毒为主，佐拟平肝息风，开窍醒神。药如：柴胡、赤芍、郁金、制大黄、草薢、生薏苡仁、法半夏、炒白芥子、龙胆草、天麻、钩藤、炙僵蚕、全蝎、石菖蒲、炙远志，并可合用安宫牛黄丸、紫雪丹、至宝丹等治疗。

（四）肾脏相关检查

1. 血尿素氮与肌酐增高、内生肌酐清除力下降、血 β_2- 微球蛋白升高、肾小球滤过率下降、浓缩稀释异常、尿渗量减低：多因肾小球损害，滤过功能障碍所致。中医可辨为肾体受损，蒸化失司，水毒潴留。治拟培补肾体以助蒸化，兼顾泄浊排毒。药如：熟地黄、制黄精、炒怀山药、炙女贞子、淫羊藿、肉桂、制大黄、泽泻、草薢、生薏苡仁、六月雪、荠菜花等。

2. 血清尿酸增高：由于病损多伴见下肢尿酸性关节炎与泌尿系结石等，故中医可辨证为湿热浊邪，蕴结下焦，肾之蒸化不利，难以排泄。治拟利湿泄浊排毒为主，佐以培肾以助气化。药如：泽泻、制大黄、草薢、生薏苡仁、防己、六月雪、荠菜花、秦艽、土茯苓、制黄精、炒怀山药、炙女贞子、淫羊藿、肉桂、乌药等。

3. 尿 α_1- 微球蛋白升高：因该指标反映近端肾小管的重吸收功能，故属肾体受损，开阖不利，开多阖少，分清失司。治拟补肾固摄为主。药如：熟地黄、制黄精、炒怀山药、山茱萸、菟丝子、补骨脂、桑螵蛸、益智仁、五味子、肉桂、乌药等。

（五）心脏相关检测

1. 血清肌酸激酶及同功酶 MB 升高：临床多见于心肌缺血，或病毒性心肌炎等所致的心肌组织受损，故中医辨证属病邪伤心，心体受损。治拟培益心之气阴为主，药如：太子参、麦冬、五味子、天冬等。因心肌缺血者，伍以活血化瘀、宽胸通阳之品，药如：制丹参、红花、川芎、炙水蛭、桂枝、薤白；病毒性心肌炎所致者，伍以清热解毒之品（具有抗病毒效应的中药），药如：金银花、连翘、大青叶、板蓝根、蒲公英、田基黄、蚤休、半枝莲、防风等。

2. 心肌肌钙蛋白 T 升高、心肌肌钙蛋白 I 升高、肌红蛋白升高：临床多见于急性心肌梗死与不稳定型心绞痛，故中医辨证似属心脉痹阻，胸阳失旷，心阳欲脱。治拟活血化瘀，宽胸通络，温阳强心。药如：制丹参、红花、川芎、炙水蛭、太子参、麦冬、五味子、制黄精、山茱萸、附子、桂枝、汉防己、炒葶苈子等。

（六）内分泌激素指标检测

1. 甲状腺素和游离甲状腺素升高、三碘甲状腺原氨酸和游离三碘甲状腺原氨酸升高：为甲状腺功能亢进的主要诊断指标，故似属中医"瘿病"范畴，辨为心肝火旺，痰瘀交阻。治拟清心肝之火，化痰祛瘀消结。药如：夏枯草、黄连、黄芩、牡丹皮、炒栀子、赤芍、青皮、莪术、炙鳖甲、炙僵蚕、浙贝母、山慈菇等。

2. 血浆睾酮降低：因临床多见于男性睾丸发育不良、性腺功能减低等，故中医病机似属肾气不足，肾不作强，阳痿不举。治拟益肾壮阳。药如：熟地黄、黄精、山茱萸、怀山药、菟丝子、淫羊藿、仙茅、炙蜈蚣、阳起石、九香虫等。

3. 血清泌乳素增高：该指标增高时，临床常见急躁易怒、乳汁分泌、月经停闭、难以受孕等，似属肝失疏泄，郁而化火。治拟疏肝解郁，清泻肝火。药如：香附、郁金、白芍、夏枯草、牡丹皮、炒栀子、川芎、当归、益母草、制大黄等。若伴垂体肿瘤者，尚可加入青皮、八月札、炙鳖甲、炙僵蚕、浙贝母、山慈菇等化痰软坚消结之品。

（七）免疫学检测

1. 血清免疫球蛋白 Ig（G、A、M、E）降低或升高：由于升高见于各种免疫异常亢进性疾病，降低见于免疫功能低下性疾病等。故前者属邪袭机体，正气抗邪，血分风热瘀邪为患，治拟凉血化瘀为主，辅以祛风脱敏，药如：水牛角、生地黄、赤芍、牡丹皮、炙僵蚕、蝉蜕、防风、苍耳草等。后者为正气不足，难以御邪，治拟扶正固表为主，辅以祛邪解毒。药如：生黄芪、党参、制黄精、怀山药、防风、一枝黄花、蚤休、白花蛇舌草等。

2. 总补体溶血活性测定值降低、T 细胞花结形成及转化率下降：前者临床见于各种免疫性、感染性、重症营养不良性疾病，后者临床多见于免疫缺陷性疾病，两者均可辨证为邪伤机体，正气大伤。治拟扶正补虚为主。药如：西洋参、人参、炙黄芪、党参、黄精、熟地黄、怀山药、当归、鸡血藤、白芍、附子、肉桂等。

3. 抗链球菌溶血素 "O" 升高、类风湿因子阳性：抗链球菌溶血素 "O" 升高，表示近期有 A 群溶血性链球菌感染，属风湿热邪侵袭机体；类风湿因子阳性，多见于类风湿性疾病，故多为风湿侵袭，痹阻经络。治拟祛除风湿，宣通络痹，凉解血热。药如：防风、防己、羌活、独活、秦艽、炙僵蚕、威灵仙、生地黄、赤芍、牡丹皮等。

4. 幽门螺杆菌抗体阳性：由于幽门螺杆菌寄生于胃黏膜，故中医辨证似属毒邪滞留胃体。治拟祛邪解毒为主。药如：蒲公英、黄连、黄芩、百合等（可结合现代药理，择用具有抗幽门螺杆菌作用的中药进行组方治疗）。

5. 血清甲胎蛋白、癌胚抗原、组织多肽抗原、鳞状上皮细胞癌抗原、癌抗原 50、癌抗原 125、癌抗原 153、癌抗原 724、癌抗原 424、糖链抗原 199、前列腺特异抗原、前列腺酸性磷酸酶、神经元特异性烯醇化酶、α-L- 岩藻糖苷酶：以上指标均为肿瘤标志物检测，是由肿瘤细胞本身合成、释放，或机体对肿瘤细胞反应而产生的一类物质。这些指标升高的中医学认识，似属癌毒酿生，滞留机体为患。但以上各指标所属中医病位（病位证素）各有不同，如血清甲胎蛋白进行性升高，提示癌毒侵肝；癌抗原 153 升高，多提示癌毒侵袭乳腺；前列腺酸性磷酸酶升高，多提示癌毒侵袭前列腺；糖链抗原 199 升高，多提示癌毒侵袭胰腺，等等。治拟抗癌解毒为主。可根据病变脏器病位，结合现代相关研究成果，选择相应的抗癌毒归经中药，进行复方治疗。如鼻咽癌，多选用半边莲、半枝莲、白毛夏枯草、白花蛇舌草、蚤休、马勃、山豆根、菝葜、龙葵、牛蒡子、浙贝母、胆南星、山慈菇等；膀胱癌多选用生薏苡仁、石上柏、萆薢、土茯苓、漏芦、半枝莲、龙葵、大蓟、小蓟、猪苓、蜂房、炙蟾皮、蜈蚣、山慈菇、海藻等；恶性淋巴瘤多选用干蟾皮、海藻、猫爪草、白毛夏枯草、穿山甲、皂角刺、黄药子、制天南星、生牡蛎、浙贝母、炙僵蚕、炙鳖甲等；消化道肿瘤多选用石见穿、仙鹤草、八月札、石上柏、威灵仙、莪术、菝葜、山慈菇等；肝癌多选用三棱、莪术、龙葵、刘寄奴、水红花子、半枝莲、白花蛇舌草等；肺部肿瘤多选用山慈菇、泽漆、菝葜、海藻、猫爪草、蜀羊腺、白毛夏枯草、制天南星等。

6. 抗核抗体阳性、抗DNA抗体阳性、狼疮细胞阳性：由于多见于红斑狼疮疾病等，故多为风湿热毒之邪侵袭，燔灼血分，痹阻经络。治拟凉解血热、通络除痹。药如：水牛角、生地黄、赤芍、牡丹皮、凌霄花、紫草、蜂房、炙僵蚕、秦艽、防风、防己、威灵仙、忍冬藤、制天南星等。

7. 抗线粒体抗体阳性：多见于原发性胆汁性肝硬化，中医病机似属瘀阻肝络，胆汁外溢。治拟养肝化瘀通络、利胆退黄。药如：制黄精、女贞子、山茱萸、白芍、赤芍、当归、鸡血藤、泽兰、莪术、炙鳖甲、郁金、茵陈、鸡骨草、海金沙、生薏苡仁等。

8. 抗甲状腺球蛋白抗体阳性、抗甲状腺微粒体抗体阳性：中医辨证似属血分瘀热，伤及颈旁肝络，或致瘿病。治拟凉解血热、消瘀散结。药如：水牛角、生地黄、赤芍、牡丹皮、紫草、蜂房、炙僵蚕、炙鳖甲、青皮、秦艽、防风、制天南星等。

9. 抗肾小球基底膜抗体阳性、抗肝肾微粒体抗体阳性、抗平滑肌抗体阳性：因系免疫性损害，可理解为血分瘀热，损伤肾体，或损伤肝、肾之体，或侵及筋肉。治拟凉血化瘀祛风为主。药如：水牛角、生地黄、赤芍、牡丹皮、蝉蜕、紫草、蜂房、炙僵蚕、防风、秦艽、全蝎、制天南星等。

（八）排泄物检测

1. 痰

（1）痰检脓细胞：中医辨证为痰热蕴肺。治拟清肺化痰。用药可选：生石膏、黄芩、桑白皮、金荞麦根、瓜蒌皮、杏仁、炙紫菀、桔梗等。

痰检红细胞：中医辨证为肺络受损，血溢脉外。治拟清肺和络止血。用药如：桑白皮、黄芩、地骨皮、牡丹皮、生地黄、白茅根、侧柏叶、茜草、三七等。

（2）痰检含铁血黄素细胞：由于在心功能不全所致的肺瘀血常见，故中医辨证似属心体受损，心气衰弱。治拟益心气、温心阳、回阳固脱。药如：人参、炙黄芪、黄精、附子、防己、葶苈子、万年青根（可结合现代药理研究成果选用抗心力衰竭中药）。

（3）痰检寄生虫及虫卵：中医辨证为虫邪伤肺。治拟驱虫杀虫，可根据不同寄生虫而择用相应中药，如使君子杀虫驱蛔，槟榔驱杀绦虫、姜片虫，苦楝根驱杀蛔虫、蛲虫，蜂房可驱蛔虫、绦虫，大蒜可治钩虫、蛲虫等。

（4）痰检癌细胞：中医辨证为癌毒痰瘀，蕴结于肺。治拟抗癌解毒、软坚消结。可择用具有抗肺部肿瘤效应的中药为主组方。药如：莪术、白花蛇舌草、蜂房、泽漆、菝葜、白毛夏枯草、海藻、猫爪草、制天南星等。

（5）痰检分枝杆菌：中医辨证为瘵虫伤肺。治拟抗痨杀虫，可择用具有抗痨效应的中药为主组方，如百部、白及、黄连、功劳叶、猫爪草等。

2. 尿液检查

（1）血尿与血红蛋白尿：中医辨证为邪伤阴络，或气虚不摄，血离经而外溢，可按"血淋病""尿血"辨治。治拟凉血止血，清热通淋。药如：小蓟、生地黄、白茅根、牡丹皮、炒蒲黄、滑石、淡竹叶、仙鹤草、侧柏叶等；或补气摄血，药如：炙黄芪、制黄精、怀山药、仙鹤草、白及、白茅根、炮姜炭、茜草炭、侧柏炭等。

（2）胆红素尿：为胆汁不循常道而外溢，下注膀胱，可按"黄疸病"辨治。治拟利湿退黄为主。药如：茵陈、鸡骨草、虎杖、郁金、栀子、泽泻、车前子、生薏苡仁等。

（3）乳糜尿、尿蛋白阳性：中医辨证为湿浊下趋，伤及肾体，或固摄乏力，精微下泄。治拟清热利湿，或益肾固摄。清热利湿药如：黄柏、苍术、生薏苡仁、萆薢、土茯苓、泽泻；益肾固摄药如：炙黄芪、黄精、怀山药、山茱萸、益智仁、菟丝子、桑螵蛸、金樱子等。

（4）尿白细胞偏高、脓尿与菌尿：中医辨证为湿热之邪，下注膀胱。治拟清热利尿通淋。药如：黄柏、知母、车前子、生薏苡仁、萆薢、马鞭草、土茯苓、泽泻、乌药、肉桂等。

（5）尿糖阳性：因多见于糖尿病，故可从"消渴病"论治。可参考前述血糖升高的辨治。治拟清热养阴生津。药如：生石膏、知母、天花粉、地骨皮、生地黄、麦冬、制黄精、炙女贞子、熟地黄等。

（6）尿酮体阳性：糖尿病酮症酸中毒时呈强阳性反应，症见烦躁、头痛、呕恶、呼吸深快、昏迷、肢厥等，故中医辨证属消渴之病，阴液极度耗损，虚阳浮越危候。治拟滋阴潜阳、平肝开窍。药如：黄精、山茱萸、女贞子、太子参、炙龟甲、白芍、天麻、钩藤、黄芩、炙僵蚕、泽泻、石菖蒲、郁金、半夏等。

（7）移行上皮细胞：肾盂肾炎、输尿管炎症时可成片脱落，故中医辨证为湿热蕴结下焦，膀胱气化不利。治拟清利下焦湿热，助膀气化。药如：黄柏、知母、肉桂、乌药、车前子、萆薢、马鞭草、土茯苓、泽泻等。

（8）细胞、颗粒、脂肪、蜡样管型及肾小管上皮细胞：多见于急慢性肾小球肾炎、肾病综合征、慢性肾衰竭等，故根据免疫损害的病理生理，中医可综合辨证为血分瘀热，肾体受损。治拟凉血化瘀、滋阴益肾。药如：生地黄、赤芍、牡丹皮、炙僵蚕、蝉蜕、女贞子、山茱萸、黄精等。对慢性肾功能衰竭者，还可酌入助肾蒸化与泄浊排毒之品，药如：肉桂、乌药、制大黄、泽泻、萆薢、六月雪、荠菜花、生薏苡仁等。

（9）肾衰型管型：在肾功能衰竭时多见，故中医可辨证为肾体衰败，蒸化无权。治拟益肾体、培阴阳、助气化，辅以泄浊排毒。药如：熟地黄、山茱萸、制黄精、炙女贞子、石斛、炙龟甲、菟丝子、淫羊藿、肉桂、乌药、制大黄、泽泻、萆薢、六月雪、荠菜花等。

3. 大便检查

（1）隐血试验阳性：中医辨证为肠胃脉络受损，血溢脉外。治拟止血为主，可结合辨证选药。药如：炮姜、侧柏炭、仙鹤草、三七、生槐花、茜草炭、地榆、炙乌贼骨等。

（2）粪胆原定量偏低：由于多见于阻塞性黄疸，故可辨证为肝胆瘀阻，胆汁难以注泄肠腑。治拟通腑导滞、利胆退黄。药如：柴胡、黄芩、海金沙、金钱草、炙鸡内金、郁金、大黄、枳实、厚朴、茵陈、虎杖、泽泻等。

（3）寄生虫体：为虫邪寄生肠腑，治拟驱虫杀虫。可根据不同寄生虫而选用相应的驱虫、杀虫中药进行治疗。药如：使君子、苦楝皮、槟榔、南瓜子、鹤草芽、雷丸、鹤虱、榧子、芜荑等。

（4）大量白细胞：多见于肠道炎症，可辨证为湿热蕴结肠腑。治拟清肠化湿为主。药如：黄芩、黄连、马齿苋、蒲公英、凤尾草、地锦草、白头翁、苍术、藿香、泽泻、茯苓、佩兰等。

（5）食物残渣多量出现：在消化、吸收功能障碍时多见，故中医可辨证为脾运不健，食积难消。治拟健脾助运、消食导滞。药如：白术、茯苓、炒薏苡仁、陈皮、炒枳实、炙鸡内金、炒山楂、炒六神曲、炒麦芽等。

4. 精液与前列腺液检查

（1）血精与红细胞增多：中医可辨证为络伤而血渗精室。治拟止血为主，可结合辨证选用止血药。药如：大蓟、侧柏炭、三七、生槐花、炒当归、炒蒲黄、茜草炭、白茅根、紫珠等。

（2）无精子：根据其病理生理，中医辨证为精道阻塞，或睾体受损、禀赋异常等。治拟化瘀通络、培肾益精。药如：柴胡、川芎、制大黄、炙蜈蚣、炙水蛭、炮穿山甲、路路通、丝瓜络、熟地黄、怀山药、黄精、龟甲、菟丝子、淫羊藿等。

（3）精子计数偏少、精子活动力差、畸形精子偏多：中医可辨证为肾气虚弱，肾不作强，藏精不足。治拟益肾温阳以壮精虫。药如：熟地黄、黄精、怀山药、山茱萸、龟甲、补骨脂、菟丝子、淫羊藿、巴戟天、炙蜈蚣等。

（4）病原生物（细菌、病毒、支原体和原虫等）、白细胞大量增多：邪毒虫体，伤及下焦，酿生湿热，蕴结精道。治拟清利下焦湿浊热毒。药如：蒲公英、蚤休、半边莲、黄柏、车前子、土茯苓、泽泻、生薏苡仁、萆薢、冬葵子等。

（5）分化不一畸形细胞（癌）：中医辨证属癌毒蕴结下焦。治拟抗癌解毒为主。药如：白花蛇舌草、蚤休、菝葜、土茯苓、半枝莲、半边莲、墓头回、蒲公英、冬凌草、蜂房、莪术、八月札、肿节风、山慈菇、穿山甲、白僵蚕、天南星、生薏苡仁等。

5. 阴道分泌物检测

（1）病原菌：邪毒虫体，伤及下焦。辨证治疗同"精液与前列腺液检查"中的"病原生物（细菌、病毒、支原体和原虫等）"。

（2）肿瘤细胞：癌毒蕴结下焦。辨证治疗同"精液与前列腺液检查"中的"分化不一畸形细胞（癌）"。

（九）脑脊液检测

1. 白细胞总数及中性粒细胞增高：多由细菌感染所致，故可辨证为热毒炽盛，上犯于脑。治拟清热解毒为主，或佐以平肝息风、开窍。药如：金银花、连翘、大青叶、蒲公英、生石膏、生地黄、牡丹皮、黄连、黄芩、栀子。引动肝风，蒙蔽神志者，酌加天麻、钩藤、白僵蚕、郁金、石菖蒲、炙远志、牛黄等息风开窍。

2. 病原体与嗜酸性粒细胞增高：多与寄生虫感染有关，故可辨证为虫害伤脑。治拟杀虫驱虫。用药参见前述"大便检查"中的"寄生虫体"。药如：

使君子、苦楝皮、槟榔、南瓜子、鹤草芽、雷丸、鹤虱、榧子、芜荑等。

3. 血性脑脊液：多系脑室与蛛网膜下腔出血所致，故中医可辨为脑腑络脉破损，血溢脉外。治拟平肝息风、凉血止血。药如：夏枯草、黄芩、天麻、钩藤、白僵蚕、槐花、大蓟、水牛角、生地黄、牡丹皮、侧柏叶、茜草炭、白茅根等。

4. 癌细胞：中医可辨证为癌毒蕴结脑腑。治拟抗癌解毒为主。药如：白花蛇舌草、半枝莲、半边莲、蜂房、莪术、海藻、菝葜、山慈菇、白僵蚕、天南星、漏芦等。

5. 乙脑病毒抗原阳性：临床多用于乙脑的早期诊断，故可辨证为热毒伤脑。治拟清热解毒为主。药如：大青叶、板蓝根、金银花、连翘、田基黄、蚤休、白花蛇舌草、蒲公英、生石膏、知母、黄芩、栀子等。

6. 结核杆菌阳性：中医可辨证为瘵虫伤脑。治拟抗痨杀虫，可根据现代药理择用抗结核中药。药如：百部、白及、黄连、冬虫夏草、功劳叶、葎草等。

7. 溶菌酶活性增高：因多见于结核性脑膜炎，其次为化脓性脑膜炎与病毒性脑膜炎，故辨证为瘵虫或热毒伤及脑膜。对结核性脑膜炎，治拟抗痨杀虫；对化脓性脑膜炎与病毒性脑膜炎，治拟清热解毒，用药参见前述相关内容。

（十）浆膜腔积液检测

1. 血性积液：中医辨证为脉络破损，血溢脉外。治拟止血为主。药如：大蓟、小蓟、侧柏叶、白茅根、三七、白及、仙鹤草、血余炭、艾叶、炮姜等。

2. 各分类细胞增多：渗出液中各种细胞增多的临床意义各有不同，但不外乎感染、创伤与寄生虫等，故可综合辨为邪伤腔膜。对感染引发者，治拟清热解毒；对创伤所致者，治拟化瘀止血；对寄生虫引发者，治拟杀虫驱虫。用药参见相关内容。其中，清热解毒药如：大青叶、板蓝根、金银花、连翘、白花蛇舌草、蒲公英、生石膏、知母、黄芩、栀子等；抗痨杀虫药如：百部、白及、黄连、冬虫夏草、功劳叶、葎草等；杀虫驱虫药如：使君子、苦楝皮、槟榔、南瓜子、鹤草芽、雷丸、鹤虱、榧子、芜荑等。

3. 恶性肿瘤细胞：是诊断原发性与继发性肿瘤的重要依据，中医可辨证为癌毒侵害。治拟抗癌解毒为主。用药参见相关内容，如白花蛇舌草、半枝莲、半边莲、蜂房、莪术、八月札、石见穿、海藻、菝葜、山慈菇、白僵蚕、天南星等。

4. 狼疮细胞：因见于狼疮性浆膜炎，故中医可辨证为血分风毒瘀热为患。治拟凉血化瘀、祛风解毒。药如：水牛角、生地黄、赤芍、牡丹皮、凌霄花、紫草、秦艽、蜂房、白僵蚕、炙全蝎、防风、防己、威灵仙等。

5. 乳酸增高：主要提示细菌感染，故中医可辨证为热毒之邪，损伤腔膜。治拟清热解毒为主。药如：生石膏、黄芩、金银花、连翘、紫花地丁、蒲公英、白花蛇舌草、大青叶、板蓝根、生栀子等。

（十一）病原体

病原体检测阳性（细菌、病毒、真菌、寄生虫）：中医可辨证为外邪热毒与虫害伤体。治拟清热解毒，或杀虫驱虫。用药参见前述相关内容。

二、影像与超声检测诊断类

（一）颅脑

1. 发育异常、脑变性：多见于阿尔茨海默病、帕金森病、肝豆状核变性等，属老年性及遗传性脑损害。中医可辨证为肾精亏虚，脑腑失养，脑络瘀滞，窍机不开，肝风上潜。治拟填补肾精、化瘀开窍、平肝息风。药如：熟地黄、黄精、石斛、山茱萸、龟甲、菟丝子、制丹参、川芎、炙水蛭、天麻、钩藤、白蒺藜、磁石、白僵蚕、炙全蝎等。

2. 感染（化脓等）：中医辨证为邪毒伤脑，脑质受损，酿生痰热，引动肝风。治拟清热解毒、化痰开窍、平肝息风等。药如：生石膏、知母、黄芩、黄连、栀子、金银花、连翘、大青叶、蒲公英、石菖蒲、郁金、炙远志、天麻、钩藤、白僵蚕等。

3. 肿瘤：中医辨证为癌毒搏结痰瘀，蕴结脑腑，伤害脑质，引动肝风。治拟抗癌解毒、化痰软坚。药如：白毛夏枯草、白花蛇舌草、漏芦、山慈菇、皂角刺、炮穿山甲、法半夏、制天南星、白僵蚕、泽漆、白芥子、白附子、川芎、丹参、水蛭。引发癫痫抽搐者，可加入平肝息风之品，药如：全蝎、天麻、钩藤、蒺藜、石决明、紫贝齿等。

4. 缺血梗死：中医辨证为脑络瘀滞，脑质坏死。治拟化瘀通络荣脑为主。

药如：川芎、丹参、水蛭、桃仁、红花、三七等。肾藏精，生髓充脑，故为提高疗效，可加入益肾填精之品，以充脑荣脑。药如：熟地黄、制黄精、山茱萸、炙龟甲、炙女贞子、菟丝子等。伴有肢体活动障碍者，可加入祛风通络或培益气血之品。

5. 出血：中医辨证为脑络破损，离经外出，积于脑腑。治拟止血为主，或伍以平肝息风，配以开窍醒神。止血药如：侧柏叶、白茅根、三七、白及、茜草、紫珠、仙鹤草、血余炭、大蓟、小蓟、炮姜、生槐花等。

（二）甲状腺

1. 弥漫性肿大：多见于原发性甲状腺功能亢进症，与特异性自身免疫异常有关，中医辨证为瘀热痰邪，结于颈前肝脉。治拟凉血化瘀、疏肝理气、化痰消结。药如：生地黄、赤芍、牡丹皮、紫草、鬼箭羽、莪术、蜂房、炙鳖甲、夏枯草、柴胡、川芎、青皮、八月札、白僵蚕、制大黄等。或可酌入清心凉肝宁神之品，药如黄连、栀子、合欢皮、茯神、生牡蛎等。

2. 结节：多与反复炎性病变后的组织修复、增生有关，可辨证为肝经气滞，痰瘀留结。治拟化痰祛瘀、软坚散结。药如：制天南星、白僵蚕、炒白芥子、莪术、蜂房、鬼箭羽、赤芍、牡丹皮、夏枯草、炙鳖甲、青皮、八月札、制大黄等。

3. 肿瘤：中医可辨证为癌毒搏结痰瘀，蕴结颈前肝脉。治拟抗癌解毒、软坚消结。药如：白花蛇舌草、半边莲、夏枯草、制天南星、炙鳖甲、青皮、八月札、莪术、土鳖虫、蜂房、白僵蚕、炒白芥子、炮穿山甲等。

（三）呼吸系统

1. 炎症：多为肺部感染所致，中医可辨证为邪伤肺体，肺失宣降，肺络不利。治拟清解宣肺、活血和络。药如：黄芩、虎杖、桑白皮、金荞麦根、制麻黄、杏仁、桔梗、平地木、苏木、赤芍、路路通、丝瓜络等。

2. 脓肿：多为化脓性细菌感染后形成的局限性化脓病灶，中医可辨证为肺叶生疮，形成痈疡。治拟清热解毒、消痈排脓。药如：生石膏、黄芩、金银花、鱼腥草、金荞麦根、鸡血藤、赤芍、蒲公英、紫花地丁、芦根、生薏苡仁、冬瓜子、桔梗等。

3. 结核：中医可辨证为瘵虫侵蚀肺体，耗伤肺阴。治拟养肺阴、杀瘵虫。

药如：北沙参、麦冬、玉竹、百合、白及、黄连、冬虫夏草、功劳叶等。

4. 肺纤维化：为原因不明性、弥漫性、纤维性肺泡炎症所致，近年来认为系免疫性疾病，中医可辨证为瘀热伤肺，肺络瘀滞，日久成积。治拟凉血祛瘀、通络消积。药如：生地黄、赤芍、牡丹皮、紫草、鬼箭羽、蜂房、白僵蚕、郁金、丝瓜络、路路通、炙鳖甲、莪术、土鳖虫等。

5. 结节与肉芽肿：系免疫性损害而致增生，中医可辨证为血分热邪，搏结痰瘀，蕴结肺体。治拟凉血化瘀、化痰散结。药如：牡丹皮、赤芍、鬼箭羽、蜂房、制大黄、白僵蚕、制天南星、炙鳖甲、莪术、海藻、白毛夏枯草、猫爪草、炒白芥子、浙贝母等。

6. 尘埃沉着病：中医可辨证为尘埃吸入，沉着肺体。治拟宣肺散邪、化瘀和络。药如：制麻黄、杏仁、桔梗、苏木、平地木、川芎、红花、制丹参、丝瓜络、路路通、制大黄等。

7. 肿瘤：中医可辨为癌毒搏结痰瘀，滞留肺叶。治拟抗癌解毒、软坚消结。药如：天花粉、制天南星、泽漆、浙贝母、白僵蚕、山慈菇、蜂房、菝葜、猫爪草、白花蛇舌草、漏芦、炙蜈蚣、土鳖虫、莪术、炮穿山甲等。

8. 胸腔积液：可按悬饮病辨治。中医辨证为病邪干肺，肺气失宣，络脉不利，饮停胁下。治拟泻肺逐饮。药如：葶苈子、桑白皮、紫苏子、瓜蒌皮、杏仁、丝瓜络、椒目、猪苓、泽泻、冬瓜皮、甘遂、大戟、芫花等。

（四）消化系统

1. 食管痉挛、贲门失弛缓症：属中医"噎病"范畴，辨证属痰气交阻于食管、脘口。治拟理气开郁、化痰降逆。药如：柴胡、川芎、郁金、陈皮、炒枳壳、紫苏梗、砂仁、茯苓、法半夏、浙贝母、赭石等。

2. 食管、胃、肠、肝、胆肿瘤：中医辨证系癌毒搏结痰瘀，留结为患。治拟抗癌解毒、软坚散结，可结合归经选用中药。其中，食管癌、胃癌病机要素为癌毒、气滞、痰阻、瘀结。治拟抗癌解毒、行气祛瘀、化痰降逆为主。药如：紫苏梗、香附、陈皮、枳壳、砂仁、瓜蒌皮、厚朴、法半夏、姜竹茹、莱菔子、威灵仙、八月札、青皮、山慈菇、制天南星、蜣螂、土鳖虫、莪术等。肠癌主要病机是湿毒瘀滞肠腑，腑气不利。治拟抗癌解毒、清肠化湿、祛瘀通腑为主。药如：黄连、黄芩、石上柏、制大黄、鸡血藤、凤尾草、地锦草、马齿苋、地榆、苍术、厚朴、槟榔、生薏苡仁、八月札、石见穿、白花蛇舌草、土鳖虫、独角蜣螂等。肝、胆道恶性肿瘤，多以湿热瘀毒郁结肝胆为主要病机，治拟抗癌解毒、散结消癥、清化湿热瘀毒为主。药如：柴胡、茵陈、黄连、黄芩、蒲公英、半边莲、半枝莲、白花蛇舌草、垂盆草、鸡骨草、田基黄、土茯苓、龙葵、平地木、苍术、厚朴、法半夏、青皮、枳实、八月札、水红花子、莪术、土鳖虫、炙鳖甲、炮穿山甲等。

3. 胃潴留：中医辨证为腑气不通，胃气壅滞，脾运不健，纳降消谷，运化失司。治拟消食导滞、理气运脾、降逆通腑。药如：炒山楂、炒六神曲、炒谷芽、炒麦芽、炙鸡内金、炒白术、陈皮、茯苓、炒薏苡仁、大黄、枳实、厚朴，或加用黄连、黄芩、半夏、干姜等辛开苦降之品。

4. 胃、十二指肠溃疡：中医辨证为胃肠肌膜失于濡养，溃破难愈。治拟健中生肌、制酸敛疮，佐以活血荣养。药如：炙黄芪、党参、炒白术、茯苓、怀山药、陈皮、白及、仙鹤草、炙乌贼骨、煅瓦楞子、制丹参、三七、九香虫等。

5. 小肠克罗恩病：好发于青壮年胃肠道的非特异性节段性肉芽肿炎性病变，是发生于肠腑的有形之结。中医可辨证为血分热毒，搏结痰瘀，蕴结肠腑。治拟凉血解毒、化痰祛瘀、散结消肿。药如：生地黄、赤芍、牡丹皮、紫草、鬼箭羽、制大黄、白僵蚕、制天南星、浙贝母、莪术、土鳖虫等。

6. 胃、肠、胆囊息肉：为良性增生性病变，中医可辨证为痰瘀留结胃、肠、胆腑。治拟活血祛瘀、化痰软坚、散结消肿。药如：白毛夏枯草、青皮、莪术、八月札、白僵蚕、菝葜、土鳖虫、制天南星、浙贝母、白花蛇舌草、生薏苡仁等。

7. 肠梗阻与肠套叠：中医辨证属邪气内结，腑气不通。治拟泻下通腑。药如：生大黄、炒枳实、厚朴、槟榔、大腹皮、沉香、火麻仁、郁李仁等。

8. 阑尾周围脓肿：中医辨证属瘀热阻滞少腹，肠腑血败肉腐。治拟清热解毒、化瘀排脓。药如：金银花、蒲公英、鸡血藤、败酱草、赤芍、大黄、牡丹皮、桃仁、冬瓜仁、生薏苡仁等。

9. 肝弥漫性病变与肝硬化：多因慢性肝病日久，导致肝脏实质变形、变硬，中医辨证为邪伤肝体，肝络瘀滞，日久成积。治拟活血化瘀、软坚消积。药如：柴胡、赤芍、当归、红花、紫草、制丹参、莪术、炙鳖甲、土鳖虫、炮穿山甲等。

10. 脂肪肝：多因肝内脂肪贮量过多而致，中医可辨证为肝失疏泄，浊脂浸渍肝体。治拟疏肝理气、化痰降脂。药如：柴胡、郁金、赤芍、制大黄、生山楂、炒白芥子、半夏、泽漆、玉米须、海藻、白僵蚕、茵陈、泽泻等。

11. 肝脓肿：分细菌性与阿米巴性两种，可辨证为热毒或虫毒伤肝，血败肉腐。治拟清肝解毒、排脓消肿，或佐以驱虫杀虫。药如：夏枯草、黄芩、柴胡、赤芍、郁金、虎杖、蒲公英、垂盆草、连翘、生薏苡仁、莪术、炙鳖甲、土鳖虫、冬瓜仁、鸡血藤等。

12. 胆囊炎、胆道结石：中医辨证为胆腑湿热，煎出砂石，留结胆腑。治拟疏肝泻热、利胆排石。药如：柴胡、黄芩、郁金、金钱草、海金沙、炙鸡内金、白芍、香附、川楝子等。

13. 脾肿大：中医辨证为瘀血日久成积，留于腹中。治拟活血化瘀、软坚消结为主。药如：柴胡、青皮、川芎、八月札、三棱、莪术、炙鳖甲、土鳖虫、炮穿山甲等。

14. 急、慢性胰腺炎：中医辨证为湿热瘀毒，阻滞气机，腑气不利。治拟清化湿热瘀毒、行气通腑。药如：黄芩、金银花、蒲公英、紫花地丁、虎杖、赤芍、牡丹皮、枳实、厚朴、延胡索、生大黄、芒硝等。

15. 腹腔积液：中医辨证为脾运不健，水聚大腹。治拟理气运脾、利水消肿。药如：炒白术、茯苓、陈皮、炒枳实、生薏苡仁、泽泻、大腹皮、水红花子、鸡血藤、路路通等。

16. 腹膜脓肿：中医辨证为邪毒入腹，蕴而化热，血败肉腐，形成脓疡。治拟清热解毒、活血消痈。药如：金银花、蒲公英、紫花地丁、连翘、赤芍、鸡血藤、败酱草、生薏苡仁、冬瓜子、大黄、桃仁等。

（五）循环系统

1. 心瓣膜病：多为风湿性瓣膜损害，中医辨证属风湿伤及心体，发为心痹。急性期治拟清热凉血、祛风除痹为主。药如：生石膏、知母、生地黄、赤芍、牡丹皮、紫草、丹参、防风、秦艽、威灵仙、忍冬藤、桂枝等。

2. 心占位性病变：中医辨证属痰瘀搏结，留结心体。治拟化痰祛瘀、软坚消积。药如：白僵蚕、制天南星、泽漆、炒白芥子、海藻、山慈菇、法半夏、莪术、炙鳖甲、土鳖虫等。

3. 心肌病：中医辨证属邪伤心体，心体受损，心用不健。治拟补心气、养心阴、温心阳为主，佐以活血以畅心脉。药如：炙黄芪、太子参、麦冬、五味子、制黄精、炙甘草、淡附子、桂枝、制丹参、当归、红花等。

4. 心包积液：中医辨证属邪伤心包，脉络不利，水饮停留。治拟宽胸通阳、逐饮和络。药如：瓜蒌皮、薤白、桂枝、泽漆、防己、炒葶苈子、泽泻、泽兰、水红花子、鸡血藤、路路通等。

5. 动脉粥样硬化与闭塞：中医辨证属脉络不畅，瘀滞不通，痹阻胸阳，心体失养。治拟活血化瘀、宽胸通阳为主。药如：制丹参、当归、赤芍、桃仁、红花、川芎、泽兰、炙水蛭、制大黄、生蒲黄、三七、瓜蒌皮、薤白、桂枝等。

6. 静脉血栓：因多发于下肢，且伴下肢浮肿，故中医辨证属脉道瘀阻，津液难循常道而外溢。治拟活血化瘀、利水消肿。药如：制丹参、川牛膝、当归、红花、川芎、泽兰、炙水蛭、鸡血藤、路路通、泽泻、防己、生薏苡仁等。

（六）泌尿生殖系统

1. 肾积水：中医辨证属肾蒸化不利，尿液潴留，积于肾体。治拟培肾以助气化，利水逐饮。药如：桑寄生、制黄精、怀山药、菟丝子、肉桂、乌药、炒葶苈子、防己、生薏苡仁、泽泻、泽漆、萆薢、冬葵子、冬瓜皮等。

2. 泌尿系结石：中医辨证属砂石内结，阻滞气机，肾与膀胱气化不利。治拟利尿排石通淋。药如：金钱草、海金沙、萹蓄、瞿麦、炙鸡内金、王不留行、冬葵子、车前子、石韦、肉桂、乌药等。

3. 肾囊性疾病：中医辨证属先天禀赋异样，或高年精血耗伤，肾体失养。治拟填补肾精以荣肾体为主，佐以活血生肌。药如：熟地黄、制黄精、怀山药、山茱萸、炙龟甲、炙女贞子、菟丝子、制丹参、当归、紫草、红花、炙黄芪、仙鹤草、白及等。

4. 肾、膀胱、前列腺、睾丸、乳房、宫颈、子宫内膜、卵巢等恶性肿瘤：中医辨证属癌毒搏结痰瘀，蕴结为患。治拟抗癌解毒、软坚散结，临证应结合病位归经择药。药如：生薏苡仁、苦参、石上柏、土茯苓、漏芦、半枝莲、龙葵、猪苓、山慈菇、白僵蚕、海藻、白毛夏枯草、青皮、八月札、橘核、菝葜、白花蛇舌草、蒲公英、王不留行、天冬、昆布、大贝母、皂角刺、墓头回、刘寄奴、蜂房、炙鳖甲、土鳖虫、蜈蚣等。

5. 肾体积缩小：中医辨证属邪伤肾体，或脉络瘀阻，肾体失养，痿弱不用。肾体缩小多因慢性肾炎所致，系免疫性疾病，故瘀热伤肾因素也应重视。治拟滋填肾精以养肾体为主，佐以凉血化瘀以通络荣养。药如：熟地黄、制黄精、怀山药、石斛、山茱萸、炙女贞子、菟丝子、炙黄芪、肉桂、生地黄、赤芍、牡丹皮、制丹参、制大黄等。

6. 前列腺增生：中医辨证属痰瘀蕴结下焦，尿管不畅。治拟活血祛瘀、化痰软坚。药如：制大黄、炙鳖甲、莪术、土鳖虫、白僵蚕、制天南星、浙贝母、青皮、王不留行、乌药、肉桂等。

7. 乳腺炎：中医辨证属热毒蕴结肝经，气血瘀滞，甚或血败肉腐。治拟清热解毒、化瘀消痈。药如：夏枯草、牡丹皮、赤芍、青皮、紫花地丁、蒲公英、连翘、野菊花、八月札、枸橘、浙贝母、鸡血藤、制大黄等。

8. 乳腺增生与良性肿瘤、子宫肌瘤、卵巢囊肿：中医辨证属肝失疏泄，气机不畅，痰瘀留结。治拟疏肝理气、化痰祛瘀、软坚散结。药如：柴胡、香附、青皮、八月札、枸橘、白僵蚕、浙贝母、山慈菇、莪术、制大黄、炙鳖甲、土鳖虫等。

9. 鞘膜积液：中医辨证属肝络不畅，津液运行不利，留于睾体。治拟疏肝理气、利湿软坚。药如：柴胡、香附、青皮、八月札、炒枳实、路路通、鸡血藤、防己、泽泻、泽漆、延胡索、昆布、海藻、白僵蚕、莪术、炙鳖甲等。

（七）骨骼系统

1. 骨发育不良、退行性骨关节病：中医辨证属肾精不足，经络不畅，骨失所养。治拟补肾填精、活血荣骨。药如：制何首乌、制黄精、炒怀山药、山茱萸、炙龟甲、桑寄生、续断、杜仲、狗脊、骨碎补、千年健、当归、鸡血藤、白芍等。

2. 骨折：中医辨证属筋骨折断，血脉瘀滞。治拟活血化瘀、接骨续筋。药如：制丹参、红花、苏木、三七、当归、鸡血藤、川芎、赤芍、自然铜、刘寄奴、续断、骨碎补等。

3. 骨缺血坏死：中医辨证属脉道瘀阻，骨失所养。治拟活血化瘀、养血荣骨。药如：炙水蛭、鬼箭羽、桃仁、制丹参、红花、当归、鸡血藤、川芎、透骨草、土鳖虫、白芍、熟地黄、黄精等。

4. 骨肿瘤：中医辨证属癌毒痰瘀，附骨为患。治拟抗癌解毒、软坚散结。药如：白花蛇舌草、漏芦、半枝莲、龙葵、制大黄、山慈菇、白僵蚕、菝葜、王不留行、大贝母、皂角刺、透骨草、刘寄奴、蜂房、土鳖虫、炙蜈蚣等。

5. 化脓性骨关节炎：中医辨证为热毒蕴骨，经络瘀滞，血败骨腐。治拟清热解毒、生骨排脓。药如：黄连、黄芩、连翘、金银花、蒲公英、紫花地丁、赤芍、鸡血藤、皂角刺、透骨草、制大黄、骨碎补等。

6. 强直性脊柱炎、类风湿关节炎：中医辨证属风湿痹阻骨节，经络不利。治拟祛风湿、止痹痛、强筋骨。药如：羌活、独活、防风、防己、威灵仙、姜黄、制天南星、蜂房、乌梢蛇、炙蜈蚣、炙全蝎、马钱子、桑寄生、鹿衔草等。

7. 椎间盘突出、椎管狭窄：中医辨证属肾精不足，血脉瘀滞，脊骨失养。治拟补肾填精、化瘀和络、荣骨壮骨。药如：熟地黄、制黄精、炒怀山药、炙龟甲、当归、鸡血藤、土鳖虫、制天南星、独活、桑寄生、续断、狗脊、骨碎补等。

三、器械检查类

（一）肺功能

1. 潮气、补吸气、补呼气、残气容积减少，深吸气量、肺活量、功能残气量、肺总量降低，肺通气量与用力肺活量下降，气体分布异常、通气/血流比值失调、弥散功能下降，闭合容积与闭合总量增加：其中，潮气、补吸气、补呼气、残气容积为肺容积指标；深吸气量、肺活量、功能残气量、肺总量为肺容量指标；肺通气量与用力肺活量为通气功能指标；气体分布、通气/血流比值、弥散功能为换气功能指标；闭合容积与闭合总量为小气道功能指标。以上异常指标，中医均可辨证为：邪气干肺，肺体受损，宣降失司，难主呼吸之气。偏实者，治拟祛邪宣肺、肃肺降气，药如：制麻黄、杏仁、桔梗、炒紫苏子、炒葶苈子、桑白皮、厚朴、沉香等；偏虚者，治拟培益肺气，佐以培肾摄纳，药如：炙黄芪、党参、制黄精、怀山药、补骨脂、菟丝子、五味子等。

2. 动脉血氧分压降低：中医辨证属实邪干肺，肺失肃降，或肺气虚弱，难以纳新。治拟祛邪宣肺或培补肺气，重在肃肺纳新。药如：炒紫苏子、炒葶苈子、款冬花、沉香、桑白皮、炙黄芪、五味子、山茱萸、制黄精、怀山药、补骨脂、菟丝子等。

3. 动脉血二氧化碳分压升高：中医辨证属实邪干肺，肺失宣肃，或肺气虚弱，难以吐故。治拟祛邪宣肺或培补肺气，重在宣肺吐故。药如：制麻黄、杏仁、桔梗、炒紫苏子、炒葶苈子、炙紫菀、北沙参、炙黄芪、制黄精、怀山药等。

（二）心电图

1. 心房与心室肥大：中医辨证为心体已损，心用不健。治拟补心气、益心阴、强心用。药如：炙黄芪、太子参、麦冬、五味子、炙甘草、制黄精、玉竹、制丹参、防己、淡附子等。

2. 心肌梗死与缺血：中医辨证为心脉瘀滞，心体失养。治拟活血化瘀、宽胸通阳。药如：制丹参、川芎、炙水蛭、红花、当归、鸡血藤、桂枝、薤白、瓜蒌皮、太子参、麦冬、五味子等。

3. 心律失常：中医辨证为邪扰心神，或心体失养。治拟宁心安神为主。药如：炙甘草、苦参、合欢皮、茯神、炒酸枣仁、炙远志、煅龙骨、煅牡蛎等。

（三）消化道内镜检查

1. 急性炎症：多表现为黏膜充血、水肿、糜烂等，中医辨证为邪伤胃肠，蕴而化热。治拟清热和中。药如：黄连、黄芩、生石膏、蒲公英、马齿苋、地锦草、赤芍、干姜、陈皮、茯苓、佩兰、炙乌贼骨、白残花等。

2. 溃疡：中医辨证多属脾胃虚弱，或瘀血阻滞，胃肠肌膜失于濡养而溃破。治拟生肌敛疮为主，或结合补益，或伍以活血，或辅以制酸。药如：仙鹤草、白及、炙黄芪、党参、制黄精、怀山药、白术、茯苓、三七、制丹参、当归、炙乌贼骨、煅瓦楞子等。

3. 狭窄：中医辨证属痰瘀阻滞，腑气通降不利。治拟祛瘀化痰、通降腑气。药如：制大黄、桃仁、当归、莪术、白僵蚕、制天南星、石见穿、沉香、蜣螂、陈皮、炒枳实、厚朴、生白术等。

4. 息肉：中医辨证属痰瘀留结胃肠。治拟化痰祛瘀、软坚消瘤。药如：白僵蚕、山慈菇、制天南星、大贝母、皂角刺、八月札、石见穿、青皮、菝葜、王不留行、制大黄、莪术、土鳖虫等。

5. 恶性肿瘤：中医辨证属癌毒搏结痰瘀，留结胃肠。治拟抗癌解毒、软坚消瘤。药如：白花蛇舌草、菝葜、王不留行、白僵蚕、山慈菇、生薏苡仁、八月札、石见穿、石上柏、制大黄、莪术、土鳖虫等。

四、病理形态诊断类

病理形态诊断是根据病变组织细胞的形态学变化进行的诊断，对临床诊断有着重要的支撑作用。在现代诊疗活动中，病理诊断被认为是"金标准"，在国家病情统计资料中被列为第一诊断。因此，对病理诊断结果进行中医辨证学价值的探索有着极其重要的意义。

诊断病理学涉及的范围虽广，但无非是组织细胞病损后的一系列基本形态的异常变化，主要包括病理性损伤后的炎症、渗出、变性、增生、瘤化、癌变等。从实际临床价值来看，主要是细胞异常增生、瘤化、癌变等方面的病理形态变化与生命质量、预后等关系重大。现避开具体细节（不同病位、不同组织细胞等），主要从病理形态诊断共性方面的内容进行初步的中医病因病机假说认识。

（一）炎性充血、浸润、渗出、水肿

中医辨证属邪伤机体，气血不利，络道不通，痰湿滞留。治拟清热活血、和络消肿。药如：黄芩、紫花地丁、生地黄、赤芍、牡丹皮、红花、川芎、紫草、鸡血藤、路路通等。

（二）化脓、坏死

中医辨证属邪毒伤体，气血瘀滞，机体失养，血败肉腐。治拟清热解毒、活血化瘀、消痈排脓。药如：生石膏、黄连、黄芩、金银花、连翘、紫花地丁、赤芍、牡丹皮、红花、鸡血藤、紫草、败酱草等。

（三）各种变性

各种变性包括胶样变性、透明变性、纤维蛋白变性、淀粉样变性等。中医辨证属气血阻滞，痰瘀留滞，机体失养，形质受损。治拟活血化瘀、化痰软坚。药如：当归、制丹参、赤芍、牡丹皮、红花、川芎、姜黄、紫草、鸡血藤、莪术、白僵蚕、海藻、牡蛎等。

（四）增生与良性肿瘤

增生与良性肿瘤包括疣、瘤样增生、腺瘤、息肉、肉芽肿、结节、囊肿性

病变、脂肪瘤等。中医辨证属痰瘀搏结，留滞为患。治拟化痰祛瘀、软坚消瘤。用药参见前述"消化道内镜检查"中的"息肉"治疗。

（五）癌前病变与癌变

癌前病变与癌变包括不同级别异型增生、瘤化、癌变、肉瘤等。中医辨证属癌毒为患，搏结痰瘀，伤及机体。治拟抗癌解毒、化痰祛瘀、软坚消肿。用药参见前述恶性肿瘤治疗。

第四章　研究意义与运用问题

第一节　研究意义

对现代人体异常检测指标进行中医辨治学研究，其临床运用价值与理论学术价值是多方面的，对中医学的发展有着重要意义。

一、丰富搜集手段

现代中医院校培养出的中医临床医师们，已能熟练运用西医学视、触、叩、听、嗅与人体检测设备搜集各种临床信息资料。内镜与影像学检查，使临床医师的视野由体表进入体内；心电图与肺功能检查，可准确掌握这两个生命重要脏器的状况；实验室诊断技术更是日新月异，与现代科技同步，可通过生物、化学和物理等实验室检查方法，对患者的血液、体液、排泄物、组织细胞等标本进行检查，以获得疾病状态下的各种信息资料，包括病原体、组织病理形态改变或器官功能变化，等等。这些远比传统中医通过望、闻、问、切所搜集的临床资料范围广泛，且丰富、精细而准确。吸纳西医学临床资料的搜集手段，对扩大传统中医临床资料的搜集范围，有着重大意义。

二、拓展辨治范围

临床上常遇到这样的情况，患者自觉无特殊不适，但实验室检测指标异常，如体检时意外发现泌乳素增高，或心电图检查 S-T 段异常，或胃黏膜疣状结节增生，或甲胎蛋白持续阳性，或 B 超提示胆囊壁粗糙等。这些患者常常带着类似检查报告单前来求诊中医医生。由于临床症状缺失，使传统辨治难以进行。

在目前中医临床环境中，"疑难症"指疾病中某些难治性病变，既包括患者的主观不适，如头重、腹痛等，更包括提示某种病理状态的异常指标，如CA19-9异常增高、尿素氮升高等。如此，中医关于疑难症内涵与外延的认识，已发生了很大的变化，已由原来的主观不适扩展至现代客观检测指标异常范畴。此外，患者对异常指标复常的治疗诉求，已成为中医临床必须正视的问题。

将异常的人体检测指标纳入中医疑难症的辨治范畴，这无疑扩展了中医临床的治疗范围。将辨治的触角，由机体的外部表现深入至体内的病理生理，由患者的主观不适延伸到客观检测指标。这对中医诊疗的进步乃至学术的进步有着巨大的意义，也意味着中医辨治疑难症进入更深的领域。

三、强化疾病防治

探索中医临床对异常检测指标的认识与治疗，在疾病预防治疗学方面还有着重大意义。

相关研究资料显示：在当今人群中，真正意义上的健康人群只占5%，在医院里患病被确诊的人群约占20%，而另外的75%人群多处于亚健康状态。所谓亚健康状态，是指患者已有一些不适症状，如体乏神疲、夜寐不安、大便稀溏、食欲不振等。这些人的客观检查指标或许也有一些异常发现，若按照西医学的疾病诊断标准来衡量的话，是不符合疾病诊断依据的。因此，仍属无病的、健康的。有时，也有这样的情况：经人体检测设备的检测，发现某些检测指标异常，但西医学暂无治疗良策。如例行体检时，经消化道内窥镜细胞病理检查发现肠黏膜组织"瘤化""异型增生"等，提示癌前病变，患者自觉却无任何不适。若用中医处方治疗，经"抗癌解毒、软坚消结"治疗数月后，病理复检，就可能明显好转，甚或临床治愈。因此，中医对人体检测指标进行辨治，有时可截断或中止疾病的进一步发展，这对疾病的早期防治意义是重大的。这充分显示了中医"治未病"思想内涵的深刻性，也是西医学应该深刻反省并努力赶上的。

四、准确了解病情

中医临床在运用现代诊察手段后，通过疾病指标的观测，了解病理生理与器官组织结构的变化等，对病情的认识也更加客观、全面而精确。对隐藏在"证"背后的西医学疾病的认识也更加深刻，对生命健康的损害程度与预后转归等的认识也变得明晰。利用人体检测指标的变化，可预测疾病的趋势。由于异病同证普遍存在，同证而不同的疾病，其病情的轻重、病势的变化、病机的转归等都有明显的区别。因此，为了深刻把握证的内涵，了解其轻重与转归等，有必要了解导致"证"发生变化的疾病状况，特别是西医学范畴内的病理生理，而对病理生理的把握，则离不开客观检测指标。如便血的中医辨证，由急性肠炎、痔疮引起的便血，则预后较好；由消化道肿瘤引起者，则病情较重，往往预后也差。但对便血的现代疾病诊断（急性肠炎、痔疮、消化道肿瘤等），显然要借助消化内镜提示的观察检测结果。又如咳嗽，急性支气管炎引起者，则容易治疗，且预后亦佳；结核病引起者，则病程较长，治疗较难；肺癌引起者，则预后较差。这显然又要依据 X 线、CT 影像检测结果等进行分析鉴别。

五、加深病机认识

由于现代疾病与中医病机的相关性是客观存在的，如前所述，在相当程度上，疾病的病理生理变化决定了中医病机的变化与转归等，而要把握西医学疾病的病理生理变化，仍必须以相关检测指标结果为依据。因此，观察人体检测指标的变化，了解疾病的病理生理，可间接地加深对中医病机的认识。如由急性肝炎发展至肝硬化腹水的中医病机变化，相关的中医病名涉及"胁痛""黄疸""癥积""臌胀"。其中，"胁痛"与"黄疸"，是急、慢性肝炎时的主要症状与体征，"癥积"，是肝硬化时肋下较硬肿块的体征表现；"臌胀"，指"腹大如鼓"，是肝硬化腹水时的体征表现。但当临床表现不显著时，就难以进行辨证，对病变过程中的病机认识也就难以进行了。但若能借助现代检测设备，顺利诊断肝炎、黄疸性肝炎、肝硬化、肝硬化腹水等，便可间接地诊断相应的中医病名，病机认识也就明晰了。相应的病机变迁为：湿热邪毒蕴结，肝失疏泄，肝络失和，则发为胁痛（肝炎）；湿热邪毒，蕴结肝体，胆汁不循常道而外溢，则发为黄疸（黄疸性肝炎）；病久肝络瘀滞，则发为癥积（肝硬化）；肝气不疏，血脉瘀滞，脾运不健，水湿潴留，则病为臌胀（肝硬化腹水）。

六、提示中医诊断

中医诊断包括两个方面：中医病名诊断与中医证型诊断。

在中医病名诊断方面，由于中医疾病与西医学疾病有一定的相关性，有些疾病甚至是一对一的关系，如西医学恶性肿瘤与中医癌病，故中医临床可利用现代诊察手段所得的信息资料，间接地进行中医病名的诊断。如中医临床对"癌病"的诊断，主要借鉴西医学影像与病理学资料，并结合临床表现进行。凡经病理形态学检查确诊为恶性肿瘤者，中医"癌病"的病名诊断随之成立。又如在糖尿病早期，其临床表现有时并不明显，当血液生化检测发现空腹血糖偏高波动时，也可做出中医"消渴"的病名诊断。

在中医证型诊断方面，有时仍离不开人体检测指标的提示。西医学检测设备中，有相当一部分是关于形态学方面的，如内镜、影像与组织细胞形态学检查等，主要用于病理解剖诊断，明确病变的部位、范围、性质以及组织结构的改变等。据此，可在辨证时，对病位与病性（病理因素）证素进行判别。现仍以恶性肿瘤为例，来说明人体检测指标对中医证型诊断的意义。若CT检查发现右上肺阴影，且范围较大，结合穿刺，进一步做组织形态学检查，提示肺癌。那么，这些检测结果对中医病位与病性诊断的临床价值在于：①病位在肺（CT检查发现右上肺阴影）；②病理因素涉及癌毒与痰瘀（病理形态学检查提示细胞癌变，故中医病性诊断属癌毒为患；CT检查发现局部阴影肿块，系有形之结，病性诊断属痰瘀留结），故综合辨证为癌毒搏结痰瘀，蕴结于肺。

此外，利用人体检测指标结果，可以了解西医学疾病的病理损害程度，从而减少中医临床的辨治失误。如某患者有"慢性肾炎、肾功能不全、尿毒症"病史，近日血液生化检查显示尿素氮与肌酐异常升高，临床表现有腹泻、纳食量少、泛恶欲吐等。若忽视疾病史与肌酐等升高而辨证，可得出"脾运不健，胃纳失和"的证型诊断，相应的治法为"健脾和胃、降逆助纳"。但若结合相关病史与人体检测指标的异常来进行中医辨证的话，差别就大了，应辨证为"肾失蒸化，水毒潴留，脾运失司，胃失纳降"，属中医"关格"病，相应的治法为"培肾泄浊、健脾和胃"，处方治疗完全不同。

七、彰显中医疗效

多年来，基于"望、闻、问、切"传统诊察手段搜集临床资料的中医疗效判别方式，因缺少客观性而一直受人诟病，少数民族虚无主义者甚至因此而否定中医学的科学性与实用价值。因此，若将人体检测指标引入中医临床资料的搜集范围并纳入疗效判定依据，在这一领域无疑是巨大的进步。中医对疗效的评价也是双重的，既有反映患者自我感觉的生活质量辨证标准，又有体现疾病病理生理变化的客观检测指标标准。若通过中医药治疗，在患者自我感觉改善、生活质量提高的基础上，复加异常检测指标的好转复常，那么，便能极大地彰显中医疗效优势。如早在 20 世纪 70 年代，大量临床研究案例表明，中医学的"活血化瘀"治法，不仅能显著改善心脑等生命重要脏器因缺血而导致的主观不适，如胸闷胸痛、气短体乏、头昏眩晕等，且能有效地改变患者的凝血、纤溶、血液流变、血管硬化、微循环等指标，因而使该治法成为心脑血管疾病的核心治法，得到广泛认可。

八、促进学术发展

认识始于观察，既然中医临床医生已将认识的视角对准现代人体检测指标，并努力将其纳入辨证依据、治疗目标与疗效评判标准等，那么，反复临床实践后的感悟，就可能在相关领域形成经验与认识，再经历时间意义上的、有价值的认识积累，便会形成一定的理论。这种经临床验证的新理论将逐渐渗透至中医理论与中医临床辨治的各个方面，推动着中医学术理论体系的发展。这种发展能够适应变化着的客观医疗形势，并保持与时代同步，是在传承基础上的发展与演变，是自我完善。最终，形成与西方医学并驾齐驱的、内涵更为丰富、临床优势更加显著、富含中华民族文化特色、兼纳西医学知识内容的、国内外同行认可的中国新医学。

这里，举例谈谈恶性肿瘤中医辨治理论体系的建立。由于历代中医典籍关于癌病的记载极少，仅提及一些相关病名，如乳岩、肠覃、石瘕、癥积、石瘿、噎膈等，辨治方面内容几近空白。中医临床对癌病的诊断主要是依据现代影像与细胞病理形态学等指标进行的，一旦满足恶性肿瘤的西医学诊断依据，中医癌病的病名诊断随即成立。因病位不同，故有上述乳岩、肠覃、石瘕、癥积、石瘿、噎膈等的区别。由于恶性肿瘤致病的剧烈性与难治性，故病因以"癌毒"立论。参照恶性肿瘤的临床特点，故相应的中医表述有"起病隐匿、致病剧烈、易搏痰瘀、耗伤正气、侵袭走注"等。根据恶性肿瘤的病理生理变化，相应的中医病机表述为："在多种相关病因的作用下，导致正气亏虚，酿生癌毒。癌毒一旦滋生，则搏结痰瘀，形成局部肿块，阻滞气机，导致相关脏腑功能失调，进而耗伤气血津液，走注为患，使机体步入损途。[1]"

---

① 赵智强，赵延华. 恶性肿瘤中医辨治与案例［M］. 北京：中国中医药出版社，2015.

根据基本病机路线，治疗过程中的方法大致包括四个方面：一则抗癌解毒，以绝根本；二则化痰软坚、祛瘀散结，以消局部肿块；三则调理脏腑，以顾其功能失调；四则培益正气，以复体虚。但在探讨"抗癌解毒"治法内涵时，遇到了一些棘手问题。因为"抗癌解毒"中药在中医历代典籍中未曾记载。其实，借助现代实验药理药效学的研究成果来寻求"抗癌解毒"中药是可行的，因为已有大量具有抗肿瘤生物效应的中药被发现。这些被药理实验证实的、具有抗肿瘤生物效用的中药是具有"抗癌解毒"功效的，如白花蛇舌草、菝葜、白毛夏枯草、莪术、八月札、石见穿、山慈菇、蜂房、猫爪草、肿节风等。中药学的功效表述也应与时俱进，传统中药药效理论也应汲取现代中药实验研究成果而发展、完善。

第二节 运用问题

由于临床场景复杂多变，在异常人体检测指标的临床辨证认识与应用方面，还存在一系列问题。

一、认知问题

（一）异常指标的判定

按指标的性质，有数值计量类（如血液生化指标、肿瘤免疫指标）、图像类（如超声、心电图）、影像类（如X线、CT、核磁）、实物类（如病原微生物、狼疮细胞、细胞异型增生瘤化）等的不同。关于指标是否异常的解读判断，对数值计量类，主要根据正常的数量阈值进行判别，由主诊医生自行判断；对图像、影像与病理形态类，主诊医生可参考专业检测人员解读后的指标诊断结果进行中医辨治。

（二）中医认知困难性

部分异常指标的临床意义较多。由于知识水平的局限，或认知过程中知识媒介不足，或缺乏专家共识，或缺少特异性，故只能对其中部分临床意义的内容进行中医病因病机认识。如嗜酸性粒细胞的异常增多，与过敏性疾病、寄生虫病、皮肤病、血液病、某些恶性肿瘤、部分传染病、风湿性疾病、脑腺垂体功能减低症、肾上腺皮质功能减低症、过敏性间质性肾炎等有关。对其中过敏性疾病、风湿性疾病者，中医可辨证为"血分风热"，而对发生在其他疾病的嗜酸性粒细胞的异常增多表现者，目前尚难进行中医病因病机认识。类似的情况还有如免疫指标中的总补体溶血活性降低、抗链球菌溶血素"O"升高等。此外，部分指标的临床意义虽然明确，但因指导中医临床治疗价值有限，或中医辨治疗效较差等，故对这些指标也难作中医病因病机的认识探究，如心脏室间隔缺损、动脉血管瘤、胃肠穿孔、主动脉夹层等。

（三）结合病理生理

对部分指标的中医病机进一步深化认知，有时需借助西医学的病理生理。如对血小板减少这一指标的中医病因病机认识：若血小板生成障碍者，多为脾气不足，难以约摄血脉；因免疫异常而损耗过多者，多属血分瘀热，损伤脉络；因脾脏肿大、脾功能亢进而破坏过多者，似属瘀血阻络，血不归经。

（四）不同指标或有相同中医病机

不同的异常指标，有时可能有相同的现代疾病诊断意义，故也有可能具有相同的中医病因病机认识。如心电图与心脏超声检查：经这两种不同的检查方法得出的异常指标，若均揭示"心肌缺血"，那么对这两个不同的异常指标而言，"心脉瘀滞，胸阳失旷"的中医病因病机认识是一致的。

（五）指标与临床表现辨证异同

传统中医辨证是依据临床表现而进行的，并不涉及人体检测指标的异常。但将异常的人体检测指标纳入中医临床资料范畴后，异常人体检测指标也成了辨证的依据之一。具体辨证认知，大致有两种情况：①异常指标与临床表现的病机相同：如某患者临床表现有头昏、心悸、寐差、面色无华、爪甲苍白等，实验室检查有血红蛋白与红细胞偏低，对于异常指标与临床表现分别进行辨证，均可辨为"血虚不足，机体失养"；②异常指标与临床表现病机相异：如某一患者，临床表现有失眠、急躁、头痛等，但实验室检查发现 HPV 阳性。对该患者的临床表现，辨证为"肝经郁热、心神不定"；对检测指标 HPV 的辨证，则为"毒滞子门"。故可综合辨证为"肝经郁热、心神不定、毒滞子门"。因此，如何综合权衡，掌握重点，兼顾妥当，需要临场细察，方使辨证表述妥当、全面、可信，使处方治疗有据可循。再如某冠心病患者，心前区绞痛时作，常因劳累与情绪激动而诱发，胸部憋闷，口唇发绀，舌苔薄，质偏暗，脉细涩。中医辨证为"心脉瘀滞、胸阳失旷"。若查血液生化指标，发现甘油三酯偏高，该指标辨证系"血脉瘀滞"，与据临床表现辨证的"心脉瘀滞、胸阳失旷"中的"心脉瘀滞"同类，故辨证结论可维持"心脉瘀滞、胸阳失旷"原样。但若同时查见甲胎蛋白进行性增高，中医对该指标的辨证为"癌毒伤肝"。那么，综合辨证结论或改为"心脉瘀滞、胸阳失旷、癌毒滞肝"。

二、治疗问题

由于临床表现与异常指标的关系各异，或异常指标的临床意义各有不同，对异常指标的中医处方治疗，其配伍用药思路大致包含以下五个方面：

（一）指标与临床表现的辨证认识相一致

当指标与临床表现的辨证认识相一致时，如上述患者，临床表现有头昏、心悸、寐差、面色无华、爪甲苍白等，实验室检查为血红蛋白与红细胞偏低，对于指标与临床表现分别进行辨证，均辨为"血虚不足，机体失养"，故治疗可按"补气生血"，或"填精补血"等择药处方。

（二）异常指标不伴有其他临床表现

当异常指标不伴有其他临床表现者，如前述患者，仅见甲胎蛋白升高而求诊，治疗可按甲胎蛋白的中医病因病机认识进行处方择药，以"抗肝经癌毒"为主。

（三）异常指标伴有其他临床表现

当异常指标伴有其他临床表现，异常指标与临床表现的辨证认识不一致时（如前所述，临床表现有失眠、急躁、头痛等，但实验室检查发现 HPV 阳性者），多采取复合辨证，即为"肝阳上亢、毒滞子门"，治拟"平肝潜阳、扶正解毒"，复法处方。

（四）非辨证施治方法

由于部分异常指标在辨证认知上存在困难，为取得疗效，也可采取非辨证施治的方法，即借鉴现代中药实验药效学成果而择药组方治疗。如前述抗链球菌溶血素"O"升高的治疗，因该指标临床意义较多，缺乏特异性，但提示免疫功能异常，故可直接根据现代药理药效学实验研究成果，在具有抗过敏与调节免疫功效的中药中择用相关药物治疗，如防风、苍耳草、秦艽、白僵蚕、蝉蜕等，这不失为一种有益的尝试。

（五）异常指标在处方中的施治比例

由于异常指标所提示的临床价值各不相同，故在综合性治疗处方中的份额比例也有所不同。在患者现病史中，有时表现为同类临床意义的异常检测指标有多个，也可有表现为临床意义各不相同的指标达到多个，甚至仅有大量异常指标而基本无临床表现者，或有大量临床表现而仅存在个别异常指标者，或异常指标虽少却提示病理损害严重者，等等。对此，施治的组方原则是：①当指标与临床表现的辨证认识一致时，可依据指标与临床表现两者相同的辨证结果进行施治，不必关注组方中的用药占比。②当异常指标与临床表现的辨证认识不一致时，当权重兼顾。若临床资料中以临床表现为主，异常指标较少，且异常指标揭示的病情不太严重时，可按临床表现辨证施治为主，同时兼顾指标的辨证治疗；若临床资料中以异常指标为主，临床表现较少且轻者，则以异常指标的辨治为主，兼顾临床表现的辨治。③异常指标检出虽少，但其临床意义重大，任其发展，可能损害重要脏器功能，或危及生命安全时，则组方治疗应偏重异常指标所提示的病况。如某患者，临床表现有腹胀不适，但消化内镜的病理诊断为"瘤化""中度异型增生"，提示癌前期病变，则治疗应以大剂量归经胃肠的抗癌解毒药（抗消化道恶性肿瘤中药如：八月札、石见穿、石上柏、菝葜、莪术、白僵蚕、仙鹤草、白花蛇舌草、土鳖虫等）为主组成复方治疗，迅速扭转病变，截断病情的进展。

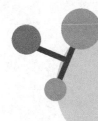

下　篇
实例解析

第五章 实验诊断检测

第一节 血常规及生化检测异常案

案一 孔某，女，18 岁，中学学生。2003 年 11 月 23 日初诊。

患者长期患血小板减少症，拟诊为"特发性血小板减少性紫癜"，平素血小板为：（0.3～1.5）×10⁹/L，皮下瘀斑密布，无明显齿龈出血与鼻衄现象。苔薄微黄，舌质稍红，边尖有齿痕，脉细小数。今查血小板计数：3.8×10⁹/L，余无特殊情况。

辨证：肾阴素亏，阴伤血热，血离经外溢。

治法：凉血止血，佐以培肾养阴。

处方：水牛角（先煎）20g，生地黄 10g，赤芍 10g，牡丹皮 10g，紫草 12g，炙女贞子 10g，墨旱莲 12g，仙鹤草 15g，白及 10g，茜草 15g，侧柏炭 10g，生槐花 10g，炙僵蚕 10g，炙龟甲（先煎）20g，雷公藤 5g，生黄芪 20g，制黄精 10g，鹿角霜 10g。7 剂，每日 1 剂，水煎，分两次温服。

2003 年 11 月 30 日二诊：血小板升至 5×10⁹/L，皮下未见明显出血。苔薄，舌质淡红，脉濡。

处方：初诊方。7 剂，每日 1 剂，水煎，分两次温服。

2003 年 12 月 7 日三诊：今查血小板计数：9.2×10⁹/L，皮下出血已止，未见新发。苔薄，微黄，舌质淡红，脉濡。继续原方巩固治疗。

处方：原方。14 剂，每日 1 剂，水煎，分两次温服。

【按语】

1. 本案患者自幼患血小板减少症，拟诊为"特发性血小板减少性紫癜"。

因系免疫性疾病，故仍从血分瘀热立论，即热伤血络，血不循经而外溢，或溢于脉外，因血脉瘀滞，经络阻塞而难归其经。临床表现中虚不显，且皮下瘀斑密布，苔薄黄，舌质红，脉数，不妨从瘀热立论施治。但患者从幼得病，正值青春期，病史已有多年，故辨证尚应考虑先天不足、肾阴素亏的病机因素。因禀赋不足，肾阴素亏而致火热燔灼，伤络迫血，血妄行而离经。

2. 平素血小板数量很低，如何迅速提高血小板数量以达到安全范围，应是处方考虑的重点。初诊方运用大剂凉血止血之品，药如水牛角、生地黄、赤芍、牡丹皮、紫草、炙女贞子、墨旱莲、仙鹤草、白及、茜草、侧柏炭、生槐花等；为提高疗效，结合补气以摄血，用药如黄芪、制黄精等；而培肾益精可选用炙龟甲、鹿角霜等血肉有形之品，峻补阴阳，以化生精血。以上诸药中，多味药有明显升高血小板的药理效应。

3. 因本病的发生与自身免疫功能失调而致血小板破坏过多有关，故结合现代药理，择用炙僵蚕、雷公藤等，调节免疫功能，降低对血小板的破坏。二诊时血小板计数升至 $5\times10^4/mm^3$，三诊时血小板计数已达 $9.2\times10^4/mm^3$，且皮下出血已止，未见新发，故守原方续服。

案二 张某，女，56岁，农民。2003年9月28日初诊。

患者近年来鼻衄反复发作，皮下易出现瘀斑，口干明显，但不欲饮，体乏无力。骨蒸潮热，纳食量少，苔薄，舌质淡红，脉小弦。查血小板计数：$8.6\times10^9/L$，B超：肝脾未见肿大。

辨证：气虚不摄，阴虚血热，血不循经而外溢。

治法：益气养阴，清热凉血。

处方：炙黄芪15g，制黄精10g，仙鹤草15g，茜草15g，生地黄10g，炮姜炭6g，阿胶10g（烊化冲服），白茅根15g，白薇10g，玄参10g，牡丹皮10g，墨旱莲12g，蒲黄炭10g，砂仁4g（后下），炙鸡内金10g，川牛膝12g。7剂，每日1剂，水煎，分两次温服。

另：强的松10mg口服，每日两次，服用7天。

2003年10月5日二诊：患者诉一切正常，症情平稳，出血已止，纳食有增，体力稍差，舌质暗红，苔薄微黄，脉濡。

处方：原方。14剂，每日1剂，水煎，分两次温服。

另：强的松5mg口服，每日一次，服用7天。

2003年10月19日三诊：强的松已停一周，夜卧前额头痛，鼻咽干燥，患者原有"干燥综合征"病史，苔薄，舌质稍红，脉小弦，继续原方缓图。

处方：初诊方，去白茅根、蒲黄炭；加陈皮10g，石斛12g，麦冬10g。7剂，每日1剂，水煎，分两次温服。

2003年10月26日四诊：患者诉症情平稳，双目干涩感较显著，出血未作，苔薄，舌质稍红，脉小弦。继续原方缓图。

处方：原方。7剂，每日1剂，水煎，分两次温服。

2003年11月2日五诊：鼻衄与皮下出血已止，双目干涩亦缓，查血小板计数升至$11.2×10^9$/L，苔脉同前。

处方：初诊方，去白茅根、蒲黄炭；加川石斛15g，麦冬10g。7剂，每日1剂，水煎，分两次温服。

【按语】

1. 本案治疗目标为两个方面，一则临床症状的好转与痊愈，二则血小板量的复常。从临床表现辨证而言，鼻衄、紫癜，病属血证，因兼有体乏无力、骨蒸潮热、口干而不欲饮等，且病程较长，故可辨证为气虚不摄、阴虚血热。

2. 治疗上，虽拟益气养阴、清热凉血之法，然止血药的选择仍以凉血止血与收敛止血为主，药如生地黄、白茅根、玄参、牡丹皮、墨旱莲、茜草、阿胶、仙鹤草等，并可结合化瘀止血、温经止血等，药如蒲黄炭、炮姜。其中伍用炮姜，意在反佐；伍用蒲黄炭，使血止而不留瘀；川牛膝引血下行，以加强鼻衄的"对症处理"。

3. 若本案初诊时患者无明显临床表现，仅见血小板减少的异常检测指标，治疗大法也多为补气摄血、凉血止血、化瘀止血之法，这是基于对血小板减少症的中医病机认识。因临床表现未见明显出血，故止血之品可略减，结合现代中药药理，针对性地升高血小板的中药应较多择用。本案因出血的临床表现与血小板减少指标同见，故用药思路是在培益气阴的基础上，择用大剂凉血止血与收敛止血之品，以凉其血、凝其血、止其血（其中有多味升高血小板效应的中药）。至五诊时，鼻衄与皮下出血已止，复查血小板计数已升至$11.2×10^9$/L，疗效满意。

案三 王某，女，51岁，渔民。2007年9月23日初诊。

去年五月，患者因齿衄在当地县医院检查：抗核抗体（ANA）+；抗干燥综合征A抗原（SSA）+；抗干燥综合征B抗原（SSB）+，提示：粒系、红系巨核系增生明显活跃，粒系巨核系成熟障碍。诊断为："自身免疫性贫血，血小板减少性紫癜，干燥综合征"，随即经中西医结合治疗，少效。血小板数量始终低下，口服强的松每日10mg，维持治疗。刻下：自觉体乏无力，皮下出血性紫癜少发，面部虚浮，色暗少泽，纳食尚可，苔薄，舌质稍红，脉细弦。血液检查，血红蛋白：94g/L，血小板计数：20×10^9/L。

辨证：津气两伤，营血伏热，血不循经而外溢。

治法：凉血止血，佐以益气养阴。

处方：水牛角（先煎）15g，生地黄10g，凌霄花10g，制黄精12g，怀山药15g，山茱萸10g，鸡血藤12g，陈皮10g，砂仁（后下）4g，茜草炭12g，炮姜4g。7剂，每日1剂，水煎，分两次温服。

2007年9月30日二诊：患者诉药后体力有增，未见皮下出血，今查血小板计数：58×10^9/L；白细胞分类，淋巴细胞：18.3%，中性粒细胞：78.9%。苔薄，舌质淡红，脉细。

处方：原方，加生黄芪15g，炙女贞子10g。14剂，每日1剂，水煎，分两次温服。

2007年10月14日三诊：患者诉体力有增，纳食、睡眠均佳，苔薄，舌质淡红，脉细。嘱强的松减至每日5mg。继续原法中药巩固治疗。

处方：原方。21剂，每日1剂，水煎，分两次温服。

2007年11月4日四诊：患者病情平稳，诉已无明显不适，今查血小板计数：72×10^9/L，苔脉同前。

处方：初诊方，加生黄芪15g，炙女贞子10g，炙僵蚕10g。14剂，日一剂，水煎，分两次温服。

2007年11月18日五诊：患者诉体力增加，气色转佳。今日血液检查，血小板计数：106×10^9/L，红细胞：3.89×10^{12}/L，血红蛋白：126g/L。苔薄、舌质淡白，脉细。嘱停服强的松。

处方：原方。14剂，每日1剂，水煎，分两次温服。

【按语】

1. 从本案患者的临床表现来看，气虚而不能摄血的病机是存在的，如体乏无力、面部虚浮等。虽然，其临床表现中"瘀热"的依据不足，但因本病系自身免疫性疾病，故为提高临床疗效，病机中还是复入了"血分瘀热"这一主要因素。如此认识，既渗入了中医病机的现代研究成果，也结合了笔者的临床体验。

2. 在治疗上，以凉血止血为主，药如水牛角、生地黄、炮姜、茜草炭等，配伍制黄精、怀山药、山茱萸、炙女贞子以益气养阴、脾肾双培；凌霄花与鸡血藤养血活血，以消皮下紫癜；陈皮、砂仁理气运脾和中，以防清凉与补益碍胃。在指标的治疗上，运用"凉血养阴、益气摄血"之法，可使血小板计数得以提升。

3. 二诊至四诊时加入生黄芪、炙女贞子，意在加强培益脾肾之力。加炙僵蚕，意在抗过敏，调节免疫功能，减少对血小板的破坏。这种中医治法，是基于血小板减少的现代病理生理与中药的现代药理学研究成果而进行的。至五诊时，患者临床表现明显缓解，且复查血小板计数已达 106×10^9/L，红细胞为 3.89×10^{12}/L，血红蛋白为 126g/L，指标显示疗效满意。

案四　邢某，女，60 岁，家庭妇女。2017 年 12 月 2 日初诊。

患者血小板减少病史 30 余年，近查血小板计数：50×10^9/L，体乏无力，皮下青斑，入夏易作，目胀。苔薄，舌质稍红，脉小弦。

辨证：气虚不摄，阴虚血热，血不循经而外溢。

治法：益气养阴，清热凉血止血。

处方：炙黄芪 30g，制黄精 12g，怀山药 15g，炒当归 10g，水牛角（先煎）15g，生地黄 12g，赤芍 10g，牡丹皮 10g，仙鹤草 15g，炮姜 8g，茜草炭 15g，鸡血藤 12g，怀牛膝 15g。14 剂，每日 1 剂，水煎，分两次温服。

2017 年 12 月 23 日二诊：药后少有腹泻，少有头昏耳鸣。苔薄，舌质稍红，脉小弦。

处方：原方，加炒白术 12g，党参 12g，陈皮 12g。14 剂，每日 1 剂，水煎，分两次温服。

2018 年 1 月 13 日三诊：今日复查血小板计数：102×10^9/L，头痛目胀已止，体力有增，仍少有腹泻，余无不适。苔薄，舌质淡红，脉濡缓。

处方：12 月 2 日方，加炒白术 12g，炒薏苡仁 15g，陈皮 12g。14 剂，每日 1 剂，水煎，分两次温服。

【按语】

1. 本案患者年高体虚，加之血小板减少病史 30 余年，病程冗长，临床表现有体乏无力、皮下青斑、入夏易作等，似属"血证"范畴，中医辨证属"气虚不摄"无疑。

2. 处方治疗可补气摄血，药用炙黄芪、制黄精、怀山药等。但为加强治疗针对性，提高血小板数量，还可参考现代病理生理机制。因血小板减少与自身免疫性疾病有关，故可从"血分瘀热"施治，药选凉血化瘀之品，如水牛角、生地黄、赤芍、牡丹皮等，构成处方主流；仙鹤草、茜草炭可收敛止血，炮姜温经止血，兼以反佐，防诸药寒凉太过；炒当归、鸡血藤养血活血以止血。诸药协同，有复法围攻之意，目的是升高血小板数量，制止出血。方中伍用怀牛膝一味，是针对"体乏无力"而设，与补气药相伍，目的是缓解下肢乏力。

3. 二诊时少有腹泻，故加炒白术、陈皮、党参补气健脾止泻，其中伍用党参，尚有加强补气摄血的治疗意图；三诊时，临床症状已明显改善，且血小板也升至正常水平，成为显示疗效的主要指标。

案五 颜某，男，49 岁，工人。2003 年 11 月 9 日初诊。

患者腹泻一年余，日行三次，色暗而黏滞不爽，呈漆样，伴肠鸣，左侧腹痛，有糖尿病史，畏寒怕冷，苔薄，舌红，脉小弦滑。查空腹血糖 9.8mmol/L。查肠镜：溃疡性结肠炎。

辨证：脾虚津伤，湿热壅滞，肝木乘侮，大肠传导失司。

治法：健脾养阴，清化湿热，缓肝理脾。

处方：党参 12g，炒白术 10g，怀山药 15g，防风 10g，白芍 10g，乌梅 10g，煨木香 10g，炒山楂、六神曲各 12g，川石斛 15g，生石膏（先煎）15g，知母 8g，桑白皮 15g，炒苍术 10g。14 剂，每日 1 剂，水煎，分两次温服。

2003 年 11 月 30 日二诊：近日大便初硬后溏，每日便次 1 次至 2 次不等，肤痒，视物模糊，苔薄，舌稍红，脉小弦。查空腹血糖 8.23mmol/L。

处方：原方，加菊花 10g，地肤子 10g，凌霄花 8g。7 剂，每日 1 剂，水煎，分两次温服。

2003年12月7日三诊：今查空腹血糖6.67mmol/L，大便初硬后稀，肤痒已缓，苔薄，舌稍红，脉小弦。

处方：初诊方。7剂，每日1剂，水煎，分两次温服。

2003年12月14日四诊：血糖已降至正常，大便溏软情况缓解，已基本成形，肤痒已除，苔薄，舌质淡红，脉细。

处方：初诊方，加炒薏苡仁15g，赤石脂12g。14剂，每日1剂，水煎，分两次温服。

2003年12月28日五诊：查血糖正常范围，大便成形，日行一次，色黄褐，矢气稍多，苔薄，舌质淡红，脉细。继续原方巩固治疗。

处方：原方。14剂，每日1剂，水煎，分两次温服。

【按语】

1. 本案辨证分为两端，一则依据临床表现而行，似属脾虚肝旺，肝木乘侮之泄泻；二则按血生化指标进行，似属津伤内热之消渴。患者自觉畏寒怕冷，实系热蕴阳郁、气机不达体表所致。

2. 治疗目标亦分为两个方向，一则仿参苓白术散与痛泻要方之意，健脾缓肝以止泻；二则用苍术白虎汤加减，清热生津以疗消渴，改善空腹血糖指标。

3. 二诊时加用菊花清肝明目以治视物模糊，地肤子、凌霄花祛风以疗肤痒；四诊时空腹血糖已达正常，大便也基本成形，加炒薏苡、赤石脂以健脾涩肠止泻，巩固疗效。

案六 张某，男，41岁，私营公司经理。2006年3月28日初诊。

患者有高血压与脂肪肝病史5年。近查空腹血糖16.9mmol/L，血压210/120mmHg。刻下：头昏目眩，视物模糊，急躁不安，形体肥胖，体力欠佳，纳食一般，尿沫不显，余无特殊情况，舌质淡红，稍暗，苔薄白，脉弦。

辨证：肺胃燥热，肝阳上亢，津伤血滞。

治法：清热润燥，平肝潜阳，少佐活血通脉。

处方：生石膏（先煎）25g，知母10g，天花粉15g，石斛12g，决明子10g，桑白皮12g，山茱萸10g，炒白术10g，制大黄10g，泽泻20g，天麻

10g，钩藤（后下）15g，炙僵蚕10g，海藻15g，沙苑子12g，蒺藜12g，制黄精10g，佩兰10g，泽兰10g，炒白芥子10g，制丹参20g，炙水蛭4g。14剂，每日1剂，水煎，分两次温服。

另：北京降压零号，1粒，每日一次。

2006年4月13日二诊：今查，患者空腹血糖12.94mmol/L，血压160/100mmHg，体力稍增，头晕及视力好转，舌质淡红，苔薄白，脉小弦。

处方：原方，去炒白芥子；加生山楂15g，制大黄10g。14剂，每日1剂，水煎，分两次温服。

2006年4月27日三诊：近日查，患者血糖10.8mmol/L，血压157/102mmHg，自觉视力与体力恢复显著，头昏不显，余症均缓，苔脉同前。

处方：原方。14剂，每日1剂，水煎，分两次温服。

2006年5月11日四诊：近日一切尚可，唯性功尚差，阳事难举，查血糖7.2mmol/L，血压145/90mmHg，舌质淡红，苔薄白，脉小弦。

处方：初诊方，去佩兰；加淫羊藿10g，生山楂15g。14剂，每日1剂，水煎，分两次温服。

【按语】

1. 本例患者病情较为严重，涉及糖尿病与高血压。糖尿病早期，基本病机多属阴虚燥热；而高血压，其中医病机多为阴分不足，肝阳上亢。两种疾病的中医初始病机是相似的，即阴虚是其共同，也是其根本，阴虚方显燥热，阴虚方致阳亢。

2. 迅速缓解病情，降低血糖值与血压值，是当务之急。处方结构上，填补肾精是治疗基础，药如石斛、山茱萸、沙苑子、制黄精等，培益肝肾之阴；其后用生石膏、知母、天花粉清润燥热以疗消渴；天麻、钩藤、炙僵蚕、蒺藜、决明子、泽泻等平肝降逆息风，以疗肝旺阳亢之血压偏高；观患者形体肥胖，原本痰湿之体，加之阴虚内热，耗津灼液，更使血脉不畅，痰瘀相兼，故方中伍用多味化痰降脂与通利血脉之品，药如海藻、炒白芥子、泽兰、制丹参、炙水蛭、制大黄等。

3. 初诊方中伍用多味活血化瘀药，目的是降低高血糖、高血压对血管的损害。综合辨治至四诊时，治疗目标基本实现，临床症状明显减轻，血糖与血压值也已接近正常。

案七 缪某，女，53岁，农民。2006年4月9日初诊。

患者近日因视力下降而就医发现糖尿病，今晨查，空腹血糖9.80mmol/L。刻下：视物模糊，体乏，脘腹不适，面色少华，"三多"表现不显，苔薄，舌质淡红，脉细弦。

辨证：肺胃燥热，气津不足。

治法：清泄肺胃，益气生津。

处方：生石膏（先煎）20g，知母10g，桑白皮10g，炒苍术10g，天花粉15g，制黄精10g，炙女贞子10g，鬼箭羽12g，石斛15g，决明子10g，枸杞子10g，泽泻15g。7剂，每日1剂，水煎，分两次温服。

2006年4月16日二诊：视力稍复，体力仍差，脘胀不适，苔薄，舌质淡红，脉细弦。

处方：原方，加陈皮10g。14剂，每日1剂，水煎，分两次温服。

2006年4月30日三诊：患者服药三周，今查，空腹血糖6.21mmol/L，自觉口苦，脘胀，轻咳，苔薄，舌质淡红，脉细弦。

处方：初诊方，加川黄连4g，南、北沙参各10g，炙鸡内金10g。14剂，每日1剂，水煎，分两次温服。

2006年5月14日四诊：今查，空腹血糖5.25mmol/L，自觉下肢乏力，左拇指疼痛，活动受限，轻咳，苔薄，舌质淡红，脉小弦。

处方：初诊方，加炙全蝎5g，怀山药15g，怀牛膝15g，南、北沙参各10g。14剂，每日1剂，水煎，分两次温服。

2006年6月4日五诊：今查，空腹血糖5.34mmol/L，自觉一切均可，体力稍差，苔脉同前。

处方：初诊方，加怀山药15g，怀牛膝15g。14剂，每日1剂，水煎，分两次温服。

2006年6月18日六诊：前日查，空腹血糖4.83mmol/L，双侧背胁胀痛感，苔薄，舌质淡红，脉濡细。

处方：初诊方，加片姜黄10g，延胡索10g。21剂，每日1剂，水煎，分两次温服。

2006年7月9日七诊：昨日查，空腹血糖5.55mmol/L，余无特殊情况，有时脘中不适，苔脉同前。

处方：初诊方，加砂仁（后下）3g，炙乌贼骨（先煎）12g。14剂，每日

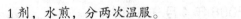

1剂，水煎，分两次温服。

2006年7月23日八诊：今查血糖正常范围，诉无明显不适，苔薄，舌质淡红，脉小弦。

处方：初诊方，加砂仁（后下）4g。14剂，每日1剂，水煎，分两次温服。

【按语】

1. 本案患者相关症状不多，唯见视物模糊、面色少华、体乏等精亏不荣、气虚不用的表现。因查空腹血糖偏高，故可按"消渴"基本病机"阴虚为本、燥热为标"施治。

2. 初诊方拟清热生津大法，药如生石膏、知母、桑白皮、天花粉、炙女贞子、石斛、栀子等。方中用决明子，与石斛、炒苍术等相配，意在清肝养阴明目；加用制黄精，一则养阴，二则补气；泽泻泄浊降糖。由于本病晚期多兼血瘀为患，故合用鬼箭羽活血通络，以防内热搏血为瘀。

3. 二诊后方中曾加入陈皮、炙鸡内金、砂仁、炙乌贼骨等，意在和中理胃，是针对脘部不适而设；片姜黄、延胡索意在活血和络止痛，以治背胁胀痛；怀山药、怀牛膝培肾壮腰，兼顾下肢乏力之治。四诊后，多次复查空腹血糖，均在正常范围，且自觉已无明显不适。

案八　黄某，男，46岁，个体业主。2007年12月25日初诊。

患者自6年前血糖升高，餐前空腹血糖曾达16～17mmol/L，经西药降糖治疗5年，血糖控制不佳，今年4月起始用胰岛素。11岁曾有心肌炎病史，平素心律不齐或心动过速，两年前始感胸闷、乏力、汗出，诊断为心肌扩张、心功能不全，随即服用"地高辛"治疗。2007年12月7日测餐后2.5小时血糖7.1mmol/L。刻下：视物模糊，消谷善饥，口干乏力，但饮水不多，体重减轻不显。自觉胸闷心悸，时感肩背疼痛，头及后项疼痛（颈椎病史）。大便欠成形，日行3至4次。舌质淡暗，苔腻微黄，脉弱，快慢不均，时结。

辨证：燥热燔灼，阴津耗伤，心气不足，血脉瘀滞。

治法：清热润燥，益气强心，活血通脉。

处方：生石膏（先煎）15g，知母10g，制黄精12g，太子参15g，麦冬10g，五味子6g，炙水蛭5g，炒葶苈子10g，防己10g，怀山药12g，淫羊藿10g，川桂枝4g，制丹参15g，玉竹10g，炒苍术10g。14剂，每日1剂，水煎，分两次温服。

2008年1月8日二诊：今晨查，空腹血糖9.1mmol/L，自诉与近日饮食控制不佳有关，视物模糊、体乏、腹鸣便稀，下腹轻疼，口黏且干，但胸闷、心悸、疼痛等缓解，苔薄，舌质淡红，稍暗，脉沉细，时结。

处方：原方，加佩兰10g，炒薏苡仁15g。14剂，每日1剂，水煎，分两次温服。

2008年1月31日三诊：大便欠成形，腹鸣有减，双目涩痛，体力明显恢复，胸闷心痛缓解，苔薄，舌质暗，脉细。

处方：初诊方，炒薏苡仁15g，石斛15g，桑白皮12g。21剂，每日1剂，水煎，分两次温服。

2008年2月26日四诊：患者诉一般感觉尚可，但时有腹泻、心悸、胸闷，苔薄，舌质暗，脉细。

处方：初诊方，炒薏苡仁15g，石斛12g。21剂，每日1剂，水煎，分两次温服。

2008年3月18日五诊：患者自觉体力已佳，目前地高辛已停用，胰岛素用量减半。有时胸闷且痛，肢麻，苔薄黄，舌质暗，脉细。

处方：初诊方，加瓜蒌皮12g。7剂，每日1剂，水煎，分两次温服。

2008年3月25日六诊：患者自觉有时心悸气短，胸闷且痛，偶有腹泻，苔薄微黄，舌质暗，脉虚数欠调。

处方：初诊方，加炒薏苡仁15g，广郁金10g，瓜蒌皮15g。7剂，每日1剂，水煎，分两次温服。

2008年4月1日七诊：患者症情平稳，自觉无特殊不适。今查空腹血糖5.9mmol/L，餐后血糖7.6mmol/L。苔薄微黄，舌质暗，脉虚数不调。

处方：初诊方，加炒薏苡仁15g，广郁金10g，瓜蒌皮15g。7剂，每日1剂，水煎，分两次温服。

2008年4月8日八诊：地高辛停用1月，胰岛素停用1周，今晨空腹血糖7.2mmol/L，常腹痛、腹泻，余无特殊不适，苔薄微黄，舌质暗，脉弱时结。

处方：初诊方，加炒薏苡仁15g，乌梅10g，瓜蒌皮15g，石菖蒲12g。14剂，每日1剂，水煎，分两次温服。

2008年4月22日九诊：患者诉有时视物昏花，少有腹泻，体力尚可，未见胸闷心悸，今晨空腹血糖6.4mmol/L，苔薄黄，舌质暗，脉细。

处方：初诊方，加炒薏苡仁 15g，乌梅 10g，石斛 15g。7 剂，每日 1 剂，水煎，分两次温服。

【按语】

1. 本案属中医"心悸""消渴"范畴。"消渴"之病，阴虚为本，燥热为标。津伤而虚热内灼，可使血行不畅而留瘀。"心悸"之病，系邪损心体，体阴而用阳，故先表现为心阴受损，继之心功能亦伤，表现为心悸、体乏、气短等。综合病机为气阴两伤，燥热燔灼，血脉瘀滞，心体受损。治疗目标主要是血糖值的降低与心脏功能的恢复。

2. 在处方结构上，宜清燥火、养阴液、培心气、通血脉。重点是身心的强健、燥热消退与阴津的恢复。本案临诊时"血瘀"症状不显，但仍伍用活血之品，是因消渴每致血脉瘀滞。初诊方用生石膏、知母清燥热；太子参、制黄精、怀山药、麦冬、玉竹、五味子益心气，养心阴，生津而润燥；炒葶苈子、防己、川桂枝强心气（现代药理研究表明葶苈子、防己有强心功效）、通心阳；炙水蛭、制丹参行心血、通经脉；炒苍术健脾燥湿，并降血糖；淫羊藿温肾阳，取其阳生阴长。

3. 二诊时合入佩兰、炒薏苡仁运脾化湿，以疗腹鸣便稀。三诊时伍用石斛、桑白皮。其中石斛养阴明目，以兼治视物模糊；桑白皮清泻肺热以加强消渴的治疗。至八诊时，已分别停用地高辛与胰岛素。九诊时，患者自觉已无明显不适，查空腹血糖，接近正常范围。

案九 王某，男，59 岁，企业干部。2008 年 1 月 22 日初诊。

患者有高血压、高脂血症、高血糖、肾内囊肿、多发性腔梗等病。近日查血生化，血糖：7.5mmol/L，总胆固醇：6.59mmol/L，甘油三酯：2.27mmol/L，尿素氮：12.1mmol/L，肌酐：232.4μmol/L。尿常规，红细胞：0～2/HP。轻度脂肪肝，前列腺增生Ⅱ度。自觉尚可，有时腰酸，尿沫较多，夜尿较频，苔薄微黄，舌质较暗，脉细。

辨证：肾虚胃热，痰瘀搏结，浊毒留滞。

治法：滋肾清胃，化痰行瘀，泄浊排毒。

处方：熟地黄 10g，山茱萸 10g，怀山药 15g，制黄精 12g，石斛 10g，天花粉 15g，生石膏（先煎）15g，炒苍术 10g，炮穿山甲（先煎）10g，知母

10g，泽泻 20g，生山楂 15g，玉米须 15g，六月雪 12g，荠菜花 12g，制大黄 10g，郁金 10g，菟丝子 10g，炙水蛭 5g。7 剂，每日 1 剂，水煎，分两次温服。

2008 年 1 月 31 日二诊：患者症情平稳，尿沫仍多，性功能下降，测血压：118/68mmHg。苔薄黄，舌质暗，脉细弦。

处方：原方，加白茅根 12g。21 剂，每日 1 剂，水煎，分两次温服。

2008 年 2 月 21 日三诊：患者诉症情平稳，自觉一切尚可，苔薄微黄，舌质稍暗，脉细。

处方：初诊方，去怀山药；加海藻 15g，土茯苓 12g。21 剂，每日 1 剂，水煎，分两次温服。

2008 年 3 月 13 日四诊：患者稍觉体乏，下肢抽筋，苔薄黄，舌质稍暗，脉濡细。

处方：初诊方，去怀山药、荠菜花；加片姜黄 10g，木瓜 10g。14 剂，每日 1 剂，水煎，分两次温服。

2008 年 4 月 1 日五诊：患者自觉体乏无力，颈项僵硬，伴头昏，苔薄微黄，舌质暗，脉细。

处方：初诊方，加木瓜 10g，怀牛膝 15g，砂仁（后下）4g。28 剂，每日 1 剂，水煎，分两次温服。

2008 年 5 月 6 日六诊：患者近日查血生化，血糖：6.5mmol/L，总胆固醇：6.30mmol/L，尿素氮：15.6mmol/L，肌酐：249.8μmol/L。自觉无特殊不适，苔薄黄，舌质稍暗，脉细。

处方：初诊方，去菟丝子；加海藻 15g，炒白芥子 8g。14 剂，每日 1 剂，水煎，分两次温服。

2008 年 5 月 22 日七诊：患者诉有时体乏，左下肢腓肠肌痉挛，苔薄黄，舌质淡红，脉细。

处方：初诊方，去荠菜花、菟丝子；加海藻 15g，木瓜 10g。14 剂，每日 1 剂，水煎，分两次温服。

继用初诊方加减治疗两月余。

2008 年 8 月 12 日十二诊：患者近日查血生化，尿素氮：20mmol/L，肌酐：269.1μmol/L，余均在正常范围。自觉体乏易疲，苔薄黄，舌质暗，脉细。

处方：初诊方，去菟丝子、怀山药；加土茯苓 15g，防己 10g，桔梗 6g。21 剂，每日 1 剂，水煎，分两次温服。

2008年9月2日十三诊：患者近日查血生化，肌酐：210μmol/L，余均在正常范围，腰酸，苔薄黄，舌质暗，脉细。

处方：初诊方，加土茯苓15g，防己10g。21剂，每日1剂，水煎，分两次温服。

【按语】

1. 本案患者自觉无特殊不适，主要表现为各种检测指标的异常，若从传统辨证而言，属无症（证）可辨。对该患者的中医病机认识，主要依据病史与各项检查指标，并借鉴现代中医药临床与科研成果进行。肾虚：患者年高，多病丛集，以老年病为多，且伴有腰酸、夜尿频。肺胃燥热：消渴病之基本病机以（肝肾）阴虚为本，（肺胃）燥热为标，故本例病机似与肝肾阴虚而肺胃燥热相关。痰瘀搏结：高脂血症、脂肪肝、前列腺增生等。浊毒留滞：尿素氮与肌酐偏高。故综合辨证为肾阴亏虚、肺胃燥热、痰瘀搏结、浊毒留滞。由于本病患者临床表现不显，故治疗目标以各项实验室指标的复常为主。

2. 在治疗上，拟方培肾防衰为主，结合清肺胃燥热以治消渴，化痰行瘀以降浊脂，排毒以泄血中浊毒。初诊方中用熟地黄、山茱萸、怀山药、制黄精、石斛、菟丝子等滋肾防衰，复其蒸化之能，延缓病势；生石膏、知母、天花粉清泄肺胃之热，养阴生津；治疗目标是高血糖，合入炒苍术、泽泻，以提高降糖效应；郁金、玉米须、生山楂、制大黄燥湿行瘀、化痰降脂，治疗目标是高脂血症；泽泻、制大黄与六月雪、荠菜花相伍，泄浊排毒，治疗目标是改善肾功能；炙水蛭、炮穿山甲通络软坚，以软化血管，并消前列腺增生。

3. 二诊时合入白茅根，是针对尿检中血尿而设；三诊时加入海藻、土茯苓，是加强软坚与排毒，因前列腺增生与尿素氮、肌酐偏高而用；四诊时加入姜黄、木瓜，是加强左下肢腓肠肌痉挛的"对症处理"；至十三诊，除肌酐外，其余各项生化检测指标均达正常范围。

案十　陈某，女，70岁，退休工人。2011年9月1日初诊。

患者去年体检发现血糖偏高，近日查空腹血糖7.27mmol/L，餐后两小时血糖25.92mmol/L。口干欲饮，视物模糊，急躁易怒，皮肤瘙痒，双足趾变形，体力尚可。苔薄，质稍暗，脉稍弦。

辨证：肝肾亏虚，燥热燔灼。

治法：滋补肝肾，清热滋阴。

处方：生石膏（先煎）15g，知母10g，天花粉15g，地骨皮25g，苍术12g，生地黄12g，玄参10g，苦参12g，制大黄10g，泽兰12g，泽泻12g，制丹参15g，广郁金10g，牡丹皮10g，白芍10g，鬼箭羽15g。7剂，每日1剂，水煎，分两次温服。

2011年9月8日二诊：服上药后，查空腹血糖6.86mmol/L，餐后两小时血糖10.87mmol/L，肤痒、口干稍缓，余症依然。苔薄微黄，质暗，脉细缓。

处方：初诊方，加太子参15g，川石斛15g。14剂，每日1剂，水煎，分两次温服。

2011年9月22日三诊：症情依然，但查空腹血糖6.12mmol/L，餐后两小时血糖11.06mmol/L。苔薄，质稍暗，脉细弦。

处方：原方。21剂，每日1剂，水煎，分两次温服。

2011年10月13日四诊：近查空腹血糖4.53mmol/L，餐后两小时血糖9.34mmol/L。口干、视物模糊缓解，肤痒告止，大便日行3～4次，欠成形，体力、精神尚可。苔薄微黄，质稍暗，脉微滑。

处方：初诊方，加川石斛15g，炒薏苡仁15g，怀山药15g，乌梅10g。14剂，每日1剂，水煎，分两次温服。

【按语】

1. 此案患者空腹与餐后两小时血糖较高，且临床表现相对明显。患者年老体迈，肝肾亏虚，水亏火旺，精不能上承而濡目，则视物模糊；燥热伤阴，无津上承润口，则口干欲饮；肝失滋养，难以条达，则急躁易怒；肤所失养，则见肤痒；瘀阻经络，趾失所养，则双足趾变形。综合病机，消渴之病，仍以阴虚为本，燥热为标，血瘀为患。

2. 处方的治疗目标仍以血糖的复常与临床症状缓解为主。本案患者异常指标与临床表现相关性较大，即血糖指标高则症状明显。治疗处理时，两者之间并无矛盾，血糖的下降便意味着临床表现的轻减。初诊方组方结构思路是：滋养阴液以复其本，清热润燥以治其标，活血和络兼治其瘀。方中生石膏、知母、天花粉、地骨皮清泄肺胃燥热；生地黄、玄参、白芍清热凉血生津，其中白芍与郁金相伍，兼能疏肝缓肝；广郁金与制大黄、泽兰、制丹参、牡丹皮、鬼箭羽等合用，又能活血消瘀、流畅血脉；苦参清热以止肤痒；泽泻、苍术泄浊燥湿以降血糖。

3. 二诊时血糖即已明显下降，但症状尚无明显缓解，加太子参、川石斛益气养阴明目。至四诊时，血糖已达正常范围，临床症状也大有好转，考虑初诊方清热润燥之力较强，而培肾固本相对不足，故再加川石斛、怀山药益肾培本，并加炒薏苡仁、乌梅健脾止泻。

案十一　唐某，男，63岁，个体经营者。2016年12月13日初诊。

患者诉有"冠心病、心绞痛、高血压、2型糖尿病、高脂血症、脂肪肝、频发室性期前收缩"病史。近日曾有癃病性多尿或小便失禁，自觉胃脘部烧灼感，嗳气，口腔溃疡严重，多在舌体、舌边及上腭。近十余日早醒，每夜仅睡3～4小时，体乏易疲，纳食尚可。近日测甘油三酯：12.38mmol/L。苔薄，舌质暗红，脉弦缓时结。

辨证：痰瘀痹阻，心脉不通，气阴两伤，心胃火燔，神志难宁。

治法：益气养阴，化痰祛瘀，清心和胃，安神定志。

处方：太子参15g，麦冬12g，五味子6g，丹参15g，炙水蛭6g，苦参15g，酸枣仁30g，炙甘草10g，黄连4g，肉桂（后下）2g，海螵蛸（先煎）15g，生蒲黄（包煎）12g，白残花8g，生石膏（先煎）15g，炙僵蚕12g，制大黄10g，生山楂15g，泽泻15g，煅龙骨（先煎）20g，煅牡蛎（先煎）20g，合欢皮15g，桑螵蛸15g。14剂，每日1剂，水煎，分两次温服。

2016年12月27日二诊：患者诉仍少有脘部烧心，小便失禁，余症均缓。有时手指挛急。苔薄，舌质暗红，脉弦缓时结。

处方：原方，加炙全蝎4g，炙桑枝15g。14剂，每日1剂，水煎，分两次温服。

2017年1月12日三诊：近日入院体检，病史同前。查甘油三酯：2.88mmol/L，葡萄糖：6.92mmol/L，尿素氮：9.71mmol/L，CA72-4：38.06U/L，FT3：2.59pmol/L，FT4：8.71pmol/L，促甲状腺激素：0.284μIU/mL。目前每日服用优甲乐半片。刻下：周身水肿轻作，有时下肢抽掣，夜寐欠安，时有双手指难以随意活动，口干且渴，耳鸣时作。苔薄，舌质偏暗，脉濡滑。

处方：初诊方，去海螵蛸、生蒲黄、白残花，加木瓜10g，鸡血藤15g，天仙藤12g，路路通10g，防己12g。14剂，每日1剂，水煎，分两次温服。

2017年2月16日四诊：患者诉诸症继续缓解，胃脘胀感，饭后明显，夜寐不佳，每日睡 4～5 小时。白昼体乏无力，夜尿 1 次。苔薄，舌质暗红，脉缓时结。

处方：太子参 15g，麦冬 12g，五味子 6g，制丹参 15g，炙水蛭 6g，苦参 15g，酸枣仁 30g，炙甘草 10g，黄连 4g，肉桂（后下）2g，海螵蛸（先煎）15g，白残花 8g，炙僵蚕 12g，制大黄 10g，生山楂 15g，泽泻 15g，煅龙骨（先煎）20g，煅牡蛎（先煎）20g，合欢皮 15g，桑螵蛸 15g，首乌藤 30g，薤白 10g，炙黄芪 20g。14 剂，每日 1 剂，水煎，分两次温服。

2017 年 3 月 7 日五诊：寐差，脘部不适，噫气，口苦且干，四肢乏力。近日查血生化，甘油三酯：7.58mmol/L；颈动脉彩超：颈动脉斑块。苔薄，舌质淡红，脉弦滑。

处方：原方，加陈皮 12g，炒枳壳 12g，炮穿山甲（先煎）10g，炙黄精 12g。14 剂，每日 1 剂，水煎，分两次温服。

2017 年 3 月 28 日六诊：患者有"高脂血症、高血压、高血糖、冠心病、频发室性期前收缩"病史数十年。2011 年冠脉造影示：左前降支及右冠狭窄约 60%；2017 年查颈动脉超声示：双侧颈动脉强回声斑块（右侧 4.0mm×2.4mm，左侧 9.8mm×2.5mm），较 2015 年有所增大。近日查甘油三酯：8.6mmol/L。刻下：剧烈活动后心前区疼痛，双下肢乏力，面部及双足轻度浮肿，自觉疲乏，有时头昏，纳食量少，夜寐早醒，二便尚调。苔薄，舌质偏暗，脉小弦缓。

处方：太子参 15g，麦冬 12g，五味子 6g，制丹参 15g，炙水蛭 5g，炙黄芪 20g，制黄精 15g，制何首乌 15g，泽泻 15g，制大黄 10g，生山楂 15g，玉米须 15g，炙僵蚕 10g，炒酸枣仁 30g，合欢皮 15g，黄连 4g，肉桂（后下）2g，夏枯草 15g，炒白术 15g，炙鸡内金 12g，炒白芥子 15g，海藻 15g，川芎 15g，炮穿山甲粉（另冲）8g，炒苍术 15g，法半夏 12g。14 剂，每日 1 剂，水煎，分两次温服。

2017 年 4 月 18 日七诊：患者诉心悸已不明显，疾步时心前区闷痛，夜寐已安，脘部已适，手足骨节疼痛仍存在。近日查尿酸：526.2μmol/L，甘油三酯：5.34mmol/L。苔薄，舌质稍暗，脉濡。

处方：太子参 15g，麦冬 12g，五味子 6g，制丹参 15g，炙水蛭 5g，炙黄芪 20g，制黄精 12g，泽泻 15g，制大黄 10g，生山楂 15g，玉米须 15g，炙僵蚕 10g，白芥子 15g，海藻 15g，炒苍术 15g，法半夏 12g，炮穿山甲粉（冲）

8g，川芎 10g，瓜蒌皮 15g，石菖蒲 10g，萆薢 15g，六月雪 15g。14 剂，每日 1 剂，水煎，分两次温服。

2017 年 5 月 11 日八诊：患者诉药后诸症均缓，心前区闷感，运动后心前区隐痛，休息后缓解，手足骨节疼痛减而未止，早搏较前减少。苔脉同前。

处方：七诊方，加薤白 10g，苦参 15g，姜黄 10g。14 剂，每日 1 剂，水煎，分两次温服。

2017 年 5 月 25 日九诊：3 天前外感发热（38.5℃），已输液抗感染治疗。刻下：体温正常。口干口苦，晨起明显；嗳气时作，情绪尚可；肠鸣时作，大便 2～3 日一行。入睡困难，易醒，醒后难以复睡，纳食尚可。苔薄，舌质稍暗，脉弦滑小数。

处方：七诊方，去石菖蒲，加炒酸枣仁 30g，合欢皮 15g，黄连 4g，肉桂（后下）2g。14 剂，每日 1 剂，水煎，分两次温服。

2017 年 6 月 6 日十诊：患者昨日查彩超，提示：双侧颈动脉斑块；左室舒张功能减退，轻度二尖瓣、三尖瓣、主动脉瓣关闭不全；心电图示：频发房性期前收缩、室性期前收缩，ST 段压低；血生化，总胆固醇：6.87mmol/L，甘油三酯：12.01mmol/L，高密度脂蛋白：0.82mmol/L，尿酸：468.7μmmol/L。刻下：诸症缓解，无明显不适，斑块缩小，室性期前收缩减少约 1/3。苔薄黄，舌质暗，脉弦滑。

处方：原方。14 剂，每日 1 剂，水煎，分两次温服。

2017 年 6 月 20 日十一诊：患者诉无明显不适，促甲状腺激素：4.36μIU/mL，CA72-4：75.68U/mL。苔薄，舌质暗，脉弦滑。

处方：七诊方，去石菖蒲，加炒酸枣仁 30g，合欢皮 15g，白花蛇舌草 15g，八月札 15g，石见穿 15g，山慈菇 12g。14 剂，每日 1 剂，水煎，分两次温服。

2017 年 7 月 6 日十二诊：患者口腔溃疡、目赤、视物模糊，嗳气时作，少有反酸。苔薄，舌质稍暗，脉弦。

处方：七诊方，加生蒲黄（包）12g，生石膏（先）15g，苦参 15g，厚朴 6g，滁菊花 12g，白花蛇舌草 15g，山慈菇 12g，八月札 15g。14 剂，每日 1 剂，水煎，分两次温服。

2017 年 7 月 20 日十三诊：患者诉药后口腔溃疡告止，脘部不适未作，视物模糊稍减，余无特殊情况。辅检，CA72-4：16.64U/mL，甘油三酯：

2.64mmol/L，高密度脂蛋白：0.72mmol/L，低密度脂蛋白：2.23mmol/L。心电图示：频发室性期前收缩。苔薄，舌质淡红，脉小弦。

处方：七诊方，去海藻、草薢、六月雪；加苦参15g，山慈菇12g，滁菊花12g，白花蛇舌草15g，八月札15g，炙甘草15g。14剂，每日1剂，水煎，分两次温服。

2017年8月3日十四诊：患者诉药后诸症皆平。偶觉胸闷，心率偏缓。苔薄，舌质偏暗，脉缓时结。

处方：原方。21剂，每日1剂，水煎，分两次温服。

2017年8月29日十五诊：患者近日做心电图，提示：偶发室性期前收缩、非特异性T波异常。尿素氮测定：7.44mmol/L，甘油三酯：2.01mmol/L，淋巴细胞百分比：41.0%。胸闷大减，少有视物模糊。苔薄，舌质偏暗，脉濡细。

处方：七诊方，去海藻、草薢；加苦参15g，白花蛇舌草15g，炙甘草15g，山慈菇15g。14剂，每日1剂，水煎，分两次温服。

2017年9月7日十六诊：患者诉药后症情大缓，四肢末端疼痛，骨关节灼热红赤，心悸、胸痛、胸闷不明显。苔薄，舌质偏暗，脉小弦缓。

处方：七诊方，去海藻、草薢；加苦参15g，炙甘草15g，生石膏（先煎）15g，知母10g，桂枝5g，秦艽10g。14剂，每日1剂，水煎，分两次温服。

2017年9月21日十七诊：患者诉近日双手及双足趾（指）间关节压痛，晨僵明显，红肿不显，局部肤温较高，偶有胸闷。苔薄，舌质偏暗，脉濡。

处方：生石膏（先煎）15g，知母10g，川桂枝5g，炙桑枝15g，秦艽12g，忍冬藤12g，赤芍12g，炙全蝎4g，太子参15g，麦冬12g，五味子6g，制丹参15g，苦参15g，炙甘草15g，制大黄10g，泽泻15g，炒酸枣仁25g，羌活12g，独活15g。7剂，每日1剂，水煎，分两次温服。

另有外用方：羌活24g，独活30g，威灵仙30g，防风24g，苍耳草30g，川芎20g。10剂，水煎，浸洗患处。

2017年9月28日十八诊：患者诉药后双手指间关节疼痛及晨僵好转，小便深黄，双足踝轻度浮肿，右侧明显，稍有口腔溃疡。苔薄，舌质偏暗，脉时结。

处方：原方，加炙水蛭5g，茯神15g。14剂，每日1剂，水煎，分两次温服。

2017年10月12日十九诊：患者诉手指骨节肿痛明显缓解，心悸亦缓，寐差。苔薄，舌质偏暗，脉细弦。

处方：十七诊方，加炙水蛭5g，薤白10g，合欢皮15g，茯神15g，炙远志12g。14剂，每日1剂，水煎，分两次温服。

2017年10月31日二十诊：患者诉双手指不适感基本告止，近日寐差（夜寐仅2～3小时），夜间小便频数，尿中泡沫较多，口渴。查血生化，血糖：6.66mmol/L，尿素氮：9.73mmol/L，总胆固醇：7.95mmol/L，低密度脂蛋白：4.39mmol/L。心电图示：T波低平；频发室性期前收缩，呈二联律。CA72-4：69.6U/mL。苔薄，舌质偏暗，脉细弦。

处方：黄连6g，肉桂（后下）2g，合欢皮15g，茯神15g，炒酸枣仁30g，地骨皮30g，泽泻15g，生石膏（先煎）15g，知母12g，天花粉15g，太子参15g，麦冬12g，五味子6g，苦参15g，山茱萸10g，桑螵蛸15g，淡附片6g，白花蛇舌草15g，八月札15g，石见穿15g，炙远志12g。14剂，每日1剂，水煎，分两次温服。

2017年11月21日二十一诊：患者双手已能自如活动，夜寐好转，已达4～5小时，夜尿次数减少。今日查空腹血糖：4.6mmol/L，甘油三酯：3.01mmol/L，总胆固醇：7.46mmol/L，低密度脂蛋白：3.38mmol/L。心电图示：频发室性期前收缩呈二联律、非特异性ST-T异常；CA72-4：74.02U/mL（0～6.90）。苔薄，舌质偏红，脉弦滑时结。

处方：原方，加炙甘草10g，山慈菇15g。14剂，每日1剂，水煎，分两次温服。

2017年12月7日二十二诊：患者诉夜寐4～5小时，夜尿1次左右，面部虚浮，双足浮肿，血糖已降，心悸，有时心前区短时闷痛，左足心疼痛。复查CA72-4：45.21U/mL，甘油三酯：2.42mmol/L。近期肠镜示：结肠多发性息肉。苔薄，舌质稍暗，脉弦滑。

处方：黄连4g，肉桂（后下）2g，合欢皮15g，茯神15g，炒酸枣仁30g，炙远志12g，地骨皮30g，泽泻15g，太子参15g，麦冬12g，五味子6g，苦参15g，山茱萸10g，桑螵蛸15g，淡附片6g，白花蛇舌草15g，八月札15g，石见穿15g，石上柏15g，鸡血藤12g，天仙藤12g，路路通10g，炙水蛭5g，制丹参15g。14剂，每日1剂，水煎，分两次温服。

2017年12月21日二十三诊：患者诉药后夜寐明显好转，下肢水肿也觉消退。仍感胸闷、心悸，双手晨起僵硬。苔薄，舌质稍暗，脉弦滑。

处方：原方。14剂，每日1剂，水煎，分两次温服。

2018年1月18日二十四诊：患者近日住院检查，出院诊断：冠心病、心律失常、频发室性期前收缩、糖耐量异常、高血压、ST段改变。查血生化指标已基本正常。异常检出指标仅为，BNP：558ng/L，CA19-9：16.08U/mL，CA72-4：6.05U/mL。刻下：自觉一切尚可。苔薄，舌质偏暗，脉时结。

处方：原方，加炙甘草15g，炙桑枝15g，秦艽12g，炙全蝎4g。14剂，每日1剂，水煎，分两次温服。

【按语】

1. 本案患者多病丛集，诊治过程中，涉及多指标异常，包括血糖、血脂、肾功能、甲状腺功能、肿瘤免疫、心电图、颈动脉超声等。辨治的基本原则是：临床表现与异常指标一并进行，重点在心脏疾病的辨治，如冠心病、心律失常、频发室性期前收缩、ST段改变等，并兼顾其他，使生命有稳定的保障。通过治疗时间的积累，逐步缓解其他相关疾病，使病情整体好转，远离生命危险，提高生活质量。

2. 初诊时，患者暂以失眠为苦而就诊，但考虑到心主之病较重，故不能单纯治疗失眠，还应重视心病的治疗。因此，综合辨证为痰瘀痹阻，心脉不通，气阴两伤，火热燔灼，神志难宁。治拟益气养阴，化痰祛瘀，清心和胃，安神定志。

3. 初诊方用太子参、麦冬、五味子、炙甘草，是取生脉饮、炙甘草汤之意，益心气、养心阴；酸枣仁、合欢皮、煅龙骨、煅牡蛎安心神而助夜寐；丹参、炙水蛭通心络以治胸痹；苦参善治早搏，以加强心律不齐的对症处理；合入黄连、肉桂，交通心肾，既能安神助眠，又降心火，与生蒲黄、白残花、生石膏、炙僵蚕合用，清心胃之热而疗口腔溃疡；制大黄、生山楂、泽泻泄浊降脂，通利心脉；桑螵蛸培肾固摄，可疗小溲失禁；海螵蛸和胃，兼治胃脘部烧灼症状。

4. 在指标的辨治上，初诊时，因血脂偏高加入炙僵蚕、制大黄、生山楂、泽泻降脂泄浊，因频发室性期前收缩而伍入苦参、炙甘草，因冠脉造影狭窄而合用制丹参、炙水蛭。五诊时，因颈动脉斑块而加用炮穿山甲、制黄精。七诊时，尿酸偏高，加入萆薢、玉米须、六月雪、泽泻、石菖蒲等泄浊降尿酸。

十一诊时，患者肿瘤指标 CA724 持续升高，加入抗癌解毒药，如白花蛇舌草、八月札、石见穿、山慈菇等，治疗后显著下降。至二十四诊，查血液生化指标已基本正常，肿瘤免疫指标也降至正常范围。

案十二　潘某，女，48 岁，工人。2004 年 4 月 27 日初诊。

患者近日体检发现患有高血压、高脂血症、糖尿病，并诉有家族史。平素自觉头痛，位在两侧或颠顶，出汗，烘热面赤，急躁心烦，口干欲饮，苔薄，舌质淡红，脉濡。查空腹血糖：6.76mmol/L；甘油三酯：2.04mmol/L；血压：180/120mmHg；脑血流多普勒：两侧大脑中动脉供血不足，两侧椎基底动脉血流缓慢。

辨证：肝经风阳痰火上扰，肝肾不足，痰瘀搏结。

治法：清肝泻火，平肝降逆，培益肝肾，化痰祛瘀。

处方：夏枯草 15g，海藻 15g，川芎 15g，葛根 12g，沙苑子 12g，蒺藜 12g，豨莶草 15g，生山楂 15g，制大黄 10g，泽泻 15g，制黄精 12g，炒苍术 10g，鬼箭羽 12g，天麻 12g，钩藤 12g（后下），功劳叶 15g，天花粉 15g，知母 10g，决明子 12g，地骨皮 12g，玉米须 12g。14 剂，每日 1 剂，水煎，分两次温服。

2004 年 5 月 11 日二诊：家属代诉，一切尚可，出汗、烘热面赤、急躁心烦、口干欲饮等均有好转，唯偶有头痛，血压有所下降，已达临界状态。

处方：原方，去葛根。28 剂，每日 1 剂，水煎，分两次温服。

2004 年 6 月 15 日三诊：诊前患者查空腹血糖与血脂均在正常范围，测血压：140/96mmHg。偶有头身疼痛，苔薄，舌质稍红，脉小弦。

处方：初诊方，去葛根；加菊花 10g；改钩藤 12g（后下）。28 剂，每日 1 剂，水煎，分两次温服。

（该方续服两月余）

2004 年 9 月 11 日四诊：患者近日血生化检查结果均在正常范围。自觉一切尚可，无特殊不适，目前给药剂量已减至数日服一剂。近两月来血压平稳，在正常范围，偶可达 140/90mmHg。苔薄，舌质稍红，脉小弦。今日测血压：124/84mmHg。

处方：初诊方，加菊花 10g；改泽泻 25g。21 剂，每日 1 剂，水煎，分两次温服。

【按语】

1. 本案患者有高血压、高脂血症、糖尿病，伴相关检测指标异常。所患病种因系年高者多见，故中医病机认识可从肝肾不足入手，肝肾精亏，不能涵木，肝经风阳上扰，故自觉头痛、出汗、烘热面赤、急躁心烦、血压异常升高等；肝肾阴虚，肺胃燥热燔灼，故见口干欲饮、血糖偏高等；肝肾不足，血液稠黏，痰瘀留滞，则查见血脂增高。本案患者本虚标实，但以标实为主。

2. 治疗目标以血压的降低及各项生化检测指标复常为重点。处方结构可在培益肝肾的基础上，合入以下三方面组方思路：一则清肝降逆，以降血压；二则清泄肺胃燥热，以降血糖；三则化痰祛瘀，以降血脂。初诊方用沙苑子、制黄精补益肝肾；夏枯草、海藻、天麻、钩藤、川芎、蒺藜、豨莶草清热平肝、息风降压；葛根、知母、天花粉、地骨皮、炒苍术清泄肺胃燥热、养阴生津；生山楂、玉米须、泽泻、决明子、制大黄化痰祛瘀，降脂泄浊；鬼箭羽活血通络，以防糖尿病血管病变；功劳叶清泄虚热，善治更年期病变。

3. 复诊主要以检测指标的变化为依据加减治疗。至三诊时，临床症状已明显缓解，血压降至临界，空腹血糖与血脂也达正常范围。

第二节　肝肾功能异常案

案十三　夏某，女，57 岁，农民。2004 年 4 月 4 日初诊。

患者有"系统性红斑性狼疮肾损害""肾功能不全"病史，目前口服强的松每日 10mg。平均 2～3 周做血液透析一次。刻下：稍有噫气，舌质红，苔薄，脉小弦数。肾功能检查，尿素氮：13.5mmol/L，肌酐：207μmol/L，尿酸：608μmol/L。尿常规检查：红细胞（＋）、蛋白（＋＋＋）、隐血（＋＋＋）。

辨证：血分瘀热，伤及肾体，浊毒留结。

治法：凉血化瘀，泄浊排毒。

处方：水牛角 15g（先煎），生地黄 10g，赤芍 10g，荠菜花 12g，六月雪 12g，制大黄 10g，雷公藤 5g，泽泻 15g，土茯苓 15g，山茱萸 10g，牡丹皮 10g，墨旱莲 12g。14 剂，每日 1 剂，水煎，分两次温服。

2004 年 4 月 25 日二诊：患者今日查尿素氮：9.18mmol/L，肌酐：148.6μmol/L，尿酸：527μmol/L。仍稍有噫气，小腹不适。舌质红，苔薄，脉小弦数。

处方：原方，加砂仁 4g（后下）。14 剂，每日 1 剂，水煎，分两次温服。

2004 年 5 月 9 日三诊：患者自觉尚可，诉无明显不适。苔薄，舌质淡，脉细弦。

处方：原方。14 剂，每日 1 剂，水煎，分两次温服。

（守上方加减治疗近半年后）

2004 年 11 月 7 日十六诊：患者近日查肾功能，显示：尿素氮：7.39mmol/L，肌酐：147.8μmol/L，尿酸：466.9μmol/L。自中药治疗后未做血液透析。自觉尚可，唯有时嗳气，脘中不适，但纳食尚可。苔薄，舌质淡，脉细弦。

处方：初诊方，去水牛角、牡丹皮；加陈皮 10g，赭石 15g（先煎）；改泽泻 20g。14 剂，每日 1 剂，水煎，分两次温服。

【按语】

1. 本案患者属系统性红斑狼疮肾损害，已至"肾功能不全"阶段。肾功能指标检测异常，且尿常规检查也呈血尿与蛋白尿。症状不多，中医辨证认识相对直观而简单。系统性红斑狼疮疾病肾损害，可认为是血分瘀热，已伤肾体；肾功能不全之指标检测异常，属于肾失蒸化，浊毒潴留。治疗目标是改善肾功能检测指标，降低血液透析频率。

2. 中医处方治法思路，包括两个方面，即凉血化瘀以降瘀热对肾体损害，泄浊排毒以减少体内浊毒留结。初诊方用水牛角、生地黄、赤芍、牡丹皮、墨旱莲凉解血分瘀热，且能止尿中隐血；荠菜花、六月雪、制大黄、泽泻、土茯苓泄浊排毒，使血中浊毒迅速降低；伍用雷公藤，取其免疫抑制作用，减轻肾脏损害；山茱萸益肾收敛，利于降低尿中隐血与蛋白。

3. 二诊时，患者查尿素氮、肌酐、血尿酸等，指标值均有明显下降与好转，故继续守原方，长期巩固治疗。

案十四　徐某，男，54 岁，农民。2004 年 4 月 11 日初诊。

患者有"慢性肾炎、肾衰、尿毒症"病史。自觉精神体力较差，时有头昏，面色少华，纳食一般，腹泻日行两次。苔腻，舌淡胖，舌尖齿痕，脉细。今日查肾功能，尿素氮：32.49mmol/L，肌酐：524.4μmol/L，尿酸：817.9μmol/L。

辨证：久病脾肾亏虚，脾失转输，肾失蒸化，水毒潴留。

　　治法：培肾健脾，泄浊排毒。

　　处方：熟地黄 10g，山茱萸 10g，炙女贞子 10g，炒怀山药 12g，制大黄 10g，泽泻 15g，六月雪 15g，荠菜花 12g，生黄芪 15g，砂仁 3g（后下），草薢 12g，石菖蒲 10g，鬼箭羽 12g，土茯苓 15g。7 剂，每日 1 剂，水煎，分两次温服。

　　2004 年 4 月 18 日二诊：患者诉纳食、体力、精神、气色等均见好转，头昏未作，但有时鼻衄，小腿转筋。舌淡胖，苔腻，舌尖齿痕，脉细。

　　处方：原方，加白茅根 12g，木瓜 10g。14 剂，每日 1 剂，水煎，分两次温服。

　　2004 年 5 月 2 日三诊：患者诉精神、体力明显好转，但鼻衄时作，腹泻已止，测血压：168/112mmHg，苔脉同前。

　　处方：初诊方，加牡丹皮 10g，白茅根 12g，夏枯草 10g，豨莶草 15g。14 剂，每日 1 剂，水煎，分两次温服。

　　2004 年 5 月 16 日四诊：患者鼻衄已少，无特殊不适，纳食有增，大便成形。舌质淡，舌尖齿痕已除，苔薄，脉濡细。

　　处方：初诊方，加炒薏苡仁 15g，白茅根 12g，牡丹皮 10g。14 剂，日一剂，水煎，分两次温服。

　　2004 年 5 月 30 日五诊：患者气色、精神、体力、纳食、二便均佳，诉无明显不适，近日鼻衄未见复作。苔薄，舌质淡，脉濡细。

　　处方：原方，14 剂，每日 1 剂，水煎，分两次温服。

　　2004 年 6 月 27 日六诊：患者已未做血液透析 1 个月，查尿素氮：12.54mmol/L，肌酐：286.4μmol/L，尿酸正常，血压：156/94mmHg，自觉一切尚可。苔薄，舌质淡，脉濡细。

　　处方：初诊方，加夏枯草 10g；改泽泻 25g。28 剂，每日 1 剂，水煎，分两次温服。

　　2004 年 7 月 25 日七诊：患者自觉精神、体力、纳食等一切尚可，面色转华，血压：142/86mmHg。舌质淡润，脉细滑。继续原方巩固治疗。

　　处方：初诊方，改泽泻 25g。14 剂，日一剂，水煎，分两次温服。

【按语】

1. 本案患者属慢性肾炎，已至肾功能衰竭尿毒症阶段。故治疗目标是以改善肾功能，降低尿素氮、肌酐与血尿酸为主，并缓解临床症状。中医病机为因虚致实，虚则脾肾亏虚、阴血不足，如腰酸体乏、面色少华等；实则浊毒内蕴，表现为头昏、腹泻、苔腻，以及尿素氮、肌酐、血尿酸增高等。

2. 治疗以培益脾肾、泄浊排毒为原则。方中用熟地黄、山茱萸、炙女贞子、怀山药、生黄芪等滋肾培脾，益气养阴；制大黄、泽泻、六月雪、荠菜花、草薢、土茯苓前后分消，排浊泄毒；石菖蒲化浊开窍，以防浊毒蒙闭神机；砂仁理气和中，开胃助纳，并防滋补碍胃；鬼箭羽能活血通络。

3. 二诊后曾因鼻衄而加入牡丹皮、白茅根凉血止衄；夏枯草、豨莶草清肝降压。至六诊时，未做血液透析已1个月，查尿素氮、肌酐已明显下降，尿酸正常，故继续原方巩固治疗。

案十五　张某，女，84岁，退休工人。2018年11月20日初诊。

患者于2018年11月9日查血生化，钾：5.35mmol/L，氯：108.5mmol/L，磷：13.95mmol/L，肌酐：141.1μmol/L，尿酸：460μmol/L，空腹血糖：7.7mmol/L。自诉上眼睑午后水肿，双膝弯曲活动受限（有骨质增生病史），面色无华，余无特殊情况。苔薄，舌质偏红，脉弦滑。

辨证：高年体衰，脾肾亏虚，浊毒留蓄，燥热燔灼。

治法：培益肝肾，助肾蒸化，泄浊排毒。

处方：熟地黄10g，制黄精12g，怀山药15g，山茱萸10g，淫羊藿10g，菟丝子12g，制大黄10g，泽泻15g，草薢12g，六月雪12g，荠菜花12g，生薏苡仁15g，肉桂（后下）2g，制丹参15g。14剂，每日1剂，水煎服，分两次温服。

2018年12月11日二诊：患者停服缬沙坦后血钾降至正常范围，余无明显不适。血压维持较好，餐前血糖维持在7～8mmol/L。苔薄黄，舌质淡红，脉滑。

处方：原方，加炙水蛭5g。14剂，每日1剂，水煎服，分两次温服。

2018年12月25日三诊：患者双下肢水肿，左侧尤甚，眼睑浮肿，余无特殊情况。苔薄微黄，舌质淡红，脉弦滑。

处方：初诊方，加鸡血藤15g，天仙藤12g，路路通10g，地骨皮30g。14剂，每日1剂，水煎服，分两次温服。

2019 年 1 月 8 日四诊：近查肌酐：57μmol/L，尿酸：358μmol/L，均降至正常范围。血氯：114.3mmol/L，血钾：5.24mmol/L，空腹血糖：7.1mmol/L。双下肢水肿较前明显缓解，余无特殊情况。苔薄微黄，质淡红，脉弦滑。

处方：原方。14 剂，每日 1 剂，水煎服，分两次温服。

【按语】

1. 患者年高，脾肾亏虚，肾失蒸化，浊毒留蓄，故见面色无华，肌酐与尿酸偏高；肝肾阴虚，燥热燔灼，故见血糖偏高；水湿泛溢肌表，故眼睑及双下肢水肿；肾亏而难以主骨，故见筋骨不利，双膝弯曲活动受限。

2. 本案患者临床症状不多，治疗目标以肾功能指标的复常与血糖的下降为主，治法以培补肝肾、助肾蒸化、泄浊排毒为主。初诊方用熟地黄、制黄精、怀山药、山茱萸补肾填精；淫羊藿、菟丝子温肾助阳；制大黄、泽泻、草薢、六月雪、荠菜花泄浊排毒，兼利水渗湿消肿，使浊毒从二便分利而出；肉桂温阳而助肾蒸化，制丹参活血化瘀，流通肾体气血。

3. 三诊时，患者兼见双下肢水肿明显，故加鸡血藤、天仙藤、路路通宣通络脉气血，助体表水湿返回络脉以消浮肿。四诊时复查肾功能指标均降至正常范围，唯血糖仍偏高波动，故加地骨皮以清泄肺热，降低血糖。

案十六　孙某，男，52 岁，农民。2005 年 7 月 10 日初诊。

患者五年前曾患黄疸性肝炎，近日宿恙又作，目睛、肌肤、小溲色黄，食后脘胀，体力较差，肝区疼痛不显，口苦。苔薄，舌质红，脉小弦。查肝功能，总胆红素：86.1μmol/L，直接胆红素：48.9μmol/L，谷丙转氨酶：766U/L，γ-谷氨酰转移酶：73U/L，乙肝表面抗原阳性。B 超：肝脏点状回声较密。

辨证：湿热壅阻，邪毒郁滞，肝胆失疏，胆汁泛溢。

治法：清热解毒，化湿和中，利胆退黄。

处方：柴胡 5g，赤芍 10g，炒黄芩 10g，茵陈 25g，虎杖 15g，车前子（包煎）12g，田基黄 15g，垂盆草 15g，贯众 15g，制大黄 10g，白花蛇舌草 12g，炒白术 10g，陈皮 10g，生薏苡仁 15g。14 剂，每日 1 剂，水煎，分两次温服。

2005 年 7 月 24 日二诊：患者诉药后目睛与肌肤黄染稍退，体力与纳食增加。舌质红，苔薄黄，脉小弦。

处方：原方，加蒲公英 15g；改垂盆草 25g。14 剂，每日 1 剂，水煎，分两次温服。

2005年8月7日三诊：患者今日查肝功能，总胆红素：27.2μmol/L，直接胆红素：10.5μmol/L，谷丙转氨酶：45U/L，γ-谷氨酰转移酶：123.8U/L，乙肝表面抗原弱阳性。黄疸已退，纳食有增，食后腹胀不显，体力已复，苔脉同前。

处方：原方14剂，每日1剂，水煎，分两次温服。

2005年8月21日四诊：患者诉精神、体力、纳食均可，大便欠成形，日行一次。巩膜及肌肤黄疸已退净，小溲颜色亦转淡。苔薄黄，舌质稍红，脉小弦。

处方：原方，加炒薏苡仁15g。14剂，每日1剂，水煎，分两次温服。

2005年9月4日五诊：患者今日再查肝功能，总胆红素：14.2μmol/L，直接胆红素：7.3μmol/L，谷丙转氨酶：21.1U/L，γ-谷氨酰转移酶：57.8U/L，乙肝表面抗原弱阳性。精神、体力、纳食均可，大便已成形，日行一次。巩膜及肌肤黄疸已退净，小溲色清。苔薄黄，舌质稍红，脉小弦。继续原方巩固治疗。

处方：原方14剂，每日1剂，水煎，分两次温服。

【按语】

1. 本案患者属黄疸，系湿热蕴结肝胆，胆汁不循常道而外溢所致。肝胆失疏，脾运不健，故见食后脘胀、口苦、体力较差。病史已达五年之久，肝功能异常，加之表面抗原阳性，此为湿热久滞，酿生毒邪。B超肝脏点状回声较密，系久病入络，气血壅滞，为癥瘕积聚发生萌始。治疗目标主要是黄疸的消退、肝功能指标的复常与肝质的软化改善。

2. 在治疗上，疏肝利胆、清利湿热退黄是其主法，但因邪甚为毒，病久成瘀，故组方尚应考虑解毒，并结合活血消瘀。初诊方用柴胡、赤芍，调气活血，将全方导入肝经；炒黄芩、茵陈、虎杖、车前子、生薏苡仁等，疏利肝胆、清利湿热而退黄；田基黄、垂盆草、贯众、白花蛇舌草等清热解毒，消除热毒对肝体的损害；伍用制大黄，意在活血以流通血脉，一则利于湿邪与毒的松解，二则防其癥瘕积聚形成；炒白术、陈皮健脾助运，以除食后脘胀。

3. 五诊时，复查肝功能已达正常，乙肝表面抗原弱阳性，巩膜及肌肤黄疸已退净。主要治疗目标已实现，继续原方巩固治疗。

案十七 韩某，女，16 岁，中学生。2006 年 9 月 17 日初诊。

患者半年前体检肝功能异常，随即中西医结合多方治疗，但疗效不显。近查肝功能，谷丙转氨酶：100U/L，谷草转氨酶：67U/L，总胆汁酸：11μmol/L，两对半呈大三阳。B 超：肝点状回声较密，胆囊壁粗糙，脾略大。自觉体力、纳食、大便均正常，唯肝区时有不适。舌质稍红，苔薄，脉细弦。

辨证：肝胆湿热毒瘀久滞，伤及正气。

治法：清肝解毒，化瘀扶正。

处方：柴胡 5g，炒黄芩 10g，贯众 15g，垂盆草 25g，虎杖 12g，田基黄 15g，郁金 10g，紫花地丁 12g，白芍 10g，生黄芪 15g，陈皮 10g，炒白术 10g，赤芍 10g，制丹参 15g。14 剂，每日 1 剂，水煎，分两次温服。

2006 年 10 月 1 日二诊：患者症情平稳，诉肝区不适感已不明显。舌质稍红，苔薄，脉细弦。

处方：原方。28 剂，每日 1 剂，水煎，分两次温服。

2006 年 10 月 29 日三诊：患者症情平稳，自觉无特殊不适。苔薄，舌质淡红，脉弦滑。

处方：原方，加蒲公英 15g。14 剂，每日 1 剂，水煎，分两次温服。

2006 年 11 月 12 日四诊：患者今日查肝功能，谷丙转氨酶：32U/L，谷草转氨酶：38U/L，总胆红素：15μmol/L，γ - 谷氨酰转移酶：45.2U/L，总胆汁酸 6.2μmol/L。苔薄，舌质淡红，脉细滑。继续原法巩固治疗。

处方：原方。14 剂，每日 1 剂，水煎，分两次温服。

【按语】

1. 本例患者临床表现不多，但肝功能检测指标长期异常，且相关免疫指标检查呈"大三阳"，肝经热毒蕴结无疑，肝体已损。又因其病程较长，恐邪已入络，肝脉瘀滞（B 超查见肝点状回声较密，脾略大）。治疗目标应是肝功能指标的复常、"大三阳"的转阴与 B 超肝脏质地的软化好转。

2. 在本例治疗上，可在清热解毒药中，择用多味具有抗病毒效应的中药组方，如柴胡、炒黄芩、贯众、垂盆草、虎杖、田基黄、紫花地丁等，冀邪去而肝体免损，肝脏功能迅速复常。因病程较长，且肝实质损害，故扶正行瘀亦是必然，药如黄芪、白术、白芍、赤芍、制丹参、郁金。本例培正不可过于阴柔滋腻，否则有恋邪之虑，不利于热毒解除。方中伍用陈皮，意在加强运脾，防止苦寒伤胃与补益碍脾。

3. 至四诊时，查肝功能已在正常范围，原方持续巩固治疗后，可转方活血软坚为主，改善肝脏质地。

案十八 李某，男，55岁，农民。2006年8月20日初诊。

患者近日体检，血生化查肝功能，总胆红素：30.7μmol/L，直接胆红素：15.1μmol/L，谷丙转氨酶：90.1U/L，谷草转氨酶：51.4U/L，γ-谷氨酰转移酶：49.4U/L。自觉体乏无力，纳食尚可，肝区不痛，肌肤与巩膜黄染，溲黄。苔薄，舌质暗，脉细弦。

辨证：肝胆湿热与毒邪蕴蒸，胆汁外泄。

治法：清解肝胆热毒，利湿退黄。

处方：柴胡5g，赤芍10g，垂盆草30g，虎杖12g，车前子（包煎）10g，茵陈25g，鸡骨草15g，泽泻15g，生薏苡仁15g，贯众15g，佩兰12g，泽兰12g，猪苓12g，生黄芪20g，怀山药15g。7剂，每日1剂，水煎，分两次温服。

2006年8月27日二诊：患者症情平稳，黄疸依然。苔薄，舌质暗，脉细弦。

处方：原方，去怀山药；加郁金10g，制大黄10g。14剂，每日1剂，水煎，分两次温服。

2006年9月10日三诊：患者黄疸续退，自觉无特殊不适，唯有时肩臂作胀。苔薄，舌质暗，脉细弦。

处方：初诊方，去怀山药；加郁金10g，制大黄10g，片姜黄10g。28剂，每日1剂，水煎，分两次温服。

2006年10月8日四诊：患者诉体力增加，纳食正常，肝区不痛，巩膜与肌肤黄染不显。今日复查肝功能，总胆红素：16.7μmol/L，直接胆红素：7.2μmol/L，谷丙转氨酶：36.2U/L，谷草转氨酶：42.3U/L，γ-谷氨酰转移酶39.1U/L。苔薄，舌质淡红，脉小弦。

处方：原方。28剂，每日1剂，水煎，分两次温服。

【按语】

1. 本案患者属中医"阳黄"，系肝胆湿热毒邪蕴蒸，胆汁难循常道而外泄。治疗仍以疏肝利胆、清利湿热退黄为主法，治疗目标主要是肝功能指标中胆红素与转氨酶等的复常。

2. 病位在肝，肝为多气多血之脏，故初诊方用柴胡、赤芍，入肝经而调气血。清化与渗利是治疗急性黄疸性肝炎的主要治法，对两对半呈大、小三阳者，尤应注重清解。药用清热解毒之品，如垂盆草、虎杖、贯众、田基黄、紫花地丁、蒲公英、车前子等，可大量使用。渗利化湿之品，可选泽泻、生薏苡仁、猪苓、佩兰等，既可使湿去而热毒无所依附，又可使肝胆、脾胃不被湿困。茵陈、虎杖、车前子、鸡骨草等，均是退黄要药。

3. 对较为顽固的黄疸，为降低胆红素等指标，用药思路尚可涉及以下几个方面。一则通腑，药如生大黄；二则活血，药如郁金、泽兰、制大黄等；三则温通，对黄疸日久可用之，药如川桂枝、姜黄等。

4. 三诊时因黄疸续退，自觉有时肩臂作胀，故初诊方去怀山药，加郁金、制大黄、姜黄，活血和络止痛，且可巩固退黄疗效。四诊时，临床症状基本消除，复查肝功能也达正常。

案十九　张某，男，36 岁，机关干部。2006 年 2 月 26 日初诊。

患者因"急性胰腺炎、肾功能异常"住院，治疗后出院。今日查总胆红素：26.5μmol/L，直接胆红素：12.00μmol/L，谷丙转氨酶：43.9U/L，谷草转氨酶：50U/L，γ-谷氨酰转移酶：60.9U/L。刻下：目睛、肌肤黄染，脘腹作胀，胁肋不适。苔薄，舌质淡，脉细。

辨证：肝胆湿热余毒蕴滞，脾胃气机不利。

治法：清解肝胆湿热余毒，疏利脾胃气机。

处方：柴胡 5g，黄芩 10g，茵陈 20g，车前子（包煎）10g，鸡骨草 12g，垂盆草 25g，陈皮 10g，砂仁（后下）4g，木香 10g，炒白术 10g，炒枳壳 10g。7 剂，每日 1 剂，水煎，分两次温服。

2006 年 3 月 5 日二诊：患者诉无明显不适，脘腹作胀已除，黄染消退。苔薄，舌质淡，脉细。

处方：原方，加贯众 12g，生薏苡仁 15g。14 剂，每日 1 剂，水煎，分两次温服。

2006 年 3 月 19 日三诊：患者近日查肝功能均接近正常，总胆红素21.5μmol/L，直接胆红素 10.8μmol/L，谷丙转氨酶 4.1U/L，其余指标均在正常范围。自觉无特殊不适，苔薄，舌质淡红，脉细。

处方：初诊方，加茯苓 12g，贯众 12g，生薏苡仁 15g。14 剂，每日 1 剂，水煎，分两次温服。

2006 年 4 月 2 日四诊：患者症情平稳，胁肋胀痛已缓，苔薄，舌质淡红，脉小弦。

处方：原方。7 剂，每日 1 剂，水煎，分两次温服。

2006 年 4 月 9 日五诊：患者诉近况尚可。查肝功能，总胆红素：16.5μmol/L，谷丙转氨酶：36.5μmol/L，谷草转氨酶：28.3U/L，γ-谷氨酰转移酶：31.9U/L。苔薄，舌质淡红，脉细弦。

处方：初诊方，加贯众 12g，生薏苡仁 15g，炙鳖甲（先煎）10g。28 剂，每日 1 剂，水煎，分两次温服。

【按语】

1. 肝功能异常，伴黄疸指数偏高，病程尚短者，大多可从肝胆湿热邪毒立论施治。

2. 从肝功能检测指标而言，本案患者肝损尚轻，故轻剂调治便可。初诊方用黄芩、茵陈、车前子、鸡骨草、垂盆草清肝解毒、利湿退黄，是针对胆红素与转氨酶异常而设。因患者脘腹作胀，胁肋不适，辨证属肝胃气滞，故方中伍入柴胡、陈皮、炒白术、砂仁、木香、炒枳壳等疏肝理气、运脾消胀之品。

3. 五诊时，肝功能等检测指标已复常。初诊方中合入贯众、生薏苡仁，加强清利，巩固疗效；伍入炙鳖甲，防久病入络成癥瘕积聚之患。

案二十　芮某，女，61 岁，家庭妇女。2008 年 6 月 8 日初诊。

患者双下肢浮肿，小腹有胀感，小溲量较前明显减少，大便稍稀，下肢无力。形体消瘦，面黄晦暗，肤痒，腹部膨隆，有时口苦。苔薄，舌质淡红，脉细。近查 B 超提示：多囊肝，多囊肾，少量腹水。查肾功能，尿素氮：17.6mmol/L，肌酐：281μmol/L。2008 年 1 月曾因肝硬化失代偿期而合并上消化道出血，并行手术治疗。同年 2 月入鼓楼医院住院，诊为：食管胃底静脉曲张、肝硬化、痔疮、门静脉高压性胃病。

辨证：肝脉气血瘀滞，脾肾亏虚，水湿留蓄。

治法：先着重其标。健脾利湿，疏肝理气，活血软坚。

处方：生黄芪 15g，炒白术 10g，茯苓 10g，柴胡 5g，赤芍 10g，茵陈 20g，郁金 10g，炙鳖甲（先煎）15g，泽泻 15g，车前子（包煎）10g，鸡血藤 12g，天仙藤 12g，路路通 10g，生薏苡仁 15g，五加皮 12g。7 剂，每日 1 剂，水煎，分两次温服。

2008 年 6 月 15 日二诊：患者下肢浮肿已缓，腹胀亦显减轻，体力稍复，便稀仍存，肤痒，苔薄，舌质稍红，脉弦。

处方：原方，加炒薏苡仁 15g，地肤子 10g。7 剂，每日 1 剂，水煎，分两次温服。

2008 年 6 月 22 日三诊：患者诸症均缓，下肢浮肿不显，腹胀亦减，体力稍复，大便仍稀，苔薄，舌质稍红，脉弦。继续原法缓图。

处方：原方。14 剂，每日 1 剂，水煎，分两次温服。

2008 年 7 月 6 日四诊：患者下肢浮肿已消，腹部虽显膨隆，但自觉腹胀不显，肤痒亦缓，精神、体力及气色均显好转，大便次数有时稍频，但已成形，苔少，舌质稍红，脉小弦。查肾功能，尿素氮：9.2mmol/L，肌酐：121μmol/L。

处方：初诊方，加炒薏苡仁 15g，地肤子 10g，怀山药 15g。14 剂，每日 1 剂，水煎，分两次温服。

【按语】

1. 本案患者病情较重，症情复杂，虚实各趋其极。虚者，脾肾亏虚，将至衰竭；实者，肝脉瘀滞，水湿留蓄，蕴热酿毒，结于体内，趋向下焦。查肾功能，尿素氮与肌酐明显增高。故权衡标本虚实，目前仍当以标实为主，水湿浊毒更是标中突出者。

2. 初诊的处方治疗，以治标祛邪为主，祛邪可以匡正。目标是水湿浊毒，其次尚有蕴热、瘀滞、癥瘕积聚等，故拟利湿、理气、活血、软坚治疗大法。初诊方中用生黄芪、炒白术、茯苓、泽泻、生薏苡仁、五加皮、车前子等大剂健脾利湿，泄浊排毒；柴胡、赤芍、茵陈、郁金、炙鳖甲疏理肝经气血，退黄软坚；鸡血藤、天仙藤、路路通调理气血，疏通络脉，消除下肢皮肤水肿。

3. 二诊后患者病情稳定，唯脾虚腹泻症状尚显，故方中酌入炒薏苡仁、怀山药等健脾扶正、助运止泻之品。至四诊时，患者病情已明显缓解，复查肾功能，尿素氮与肌酐均已显著下降，基本达正常范围。

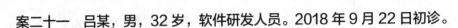

案二十一 吕某，男，32岁，软件研发人员。2018年9月22日初诊。

患者今日查血生化，总胆红素：43.20mmol/L，直接胆红素：17.60mmol/L，间接胆红素：31.60mmol/L，肌酸激酶：233.10mmol/L。刻下：咽中痰滞虽缓仍存，鼻流清涕时作，面色晦暗萎黄，巩膜轻度黄染。苔薄，舌质淡红，脉小弦。

辨证：湿邪瘀滞，胆汁不循常道而外溢。

治法：活血化瘀，利湿退黄。

处方：淡附片6g，炒白术12g，茵陈30g，鸡骨草15g，郁金12g，海金沙（包煎）12g，赤芍12g，牡丹皮10g，泽泻15g，生薏苡仁15g，龙胆草6g，肉桂（后下）2g，制大黄8g，苍耳草15g，白芷10g，炙僵蚕10g，车前子（包煎）15g。7剂，每日1剂，水煎，分两次温服。

2018年9月29日二诊：患者今日做彩超，提示胆囊壁粗糙增厚，脾大。早晚流涕仍作。苔薄，舌质淡红，脉小弦。

处方：原方，加防风12g。14剂，每日1剂，水煎，分两次温服。

2018年10月13日三诊：患者诉咽中痰滞稍有好转，鼻流清涕较前明显好转，目涩，左侧腰部隐痛。苔薄，舌质淡红，中有浅裂，脉小弦。

处方：初诊方，加法半夏12g；改海金沙（包煎）10g。14剂，每日1剂，水煎，分两次温服。

2018年10月27日四诊：患者症情平稳，诉无明显不适。苔薄，舌质淡红，中有浅裂，脉小弦。

处方：初诊方，加柴胡5g，桂枝5g。14剂，每日1剂，水煎，分两次温服。

2018年11月10日五诊：患者昨日查肝功，总胆红素：28.20mmol/L，间接胆红素：23.20mmol/L。气色好转，肌肤与目睛黄染明显减轻，但有皮下多发性脂肪瘤。苔脉同前。

处方：初诊方，加柴胡5g，桂枝5g，炒白芥子15g，海藻15g。14剂，每日1剂，水煎，分两次温服。

【按语】

1. 本案患者自觉临床症状不多，仅持血液生化检测单来诊，要求将升高的胆红素指标降至正常。诊查中见其面色晦暗萎黄，巩膜轻度黄染，似属中医"阴黄"范畴。但患者咽中痰滞不适，鼻流清涕时作，却非近时外感，考虑发病与过敏有关。因此，本案患者黄疸的发生，或有免疫性肝损害的因素存在。从中医病机认识角度而言，系寒湿蕴遏日久，有化热之势，或已酿生肝经瘀热。

2. 从处方治疗而言，利湿退黄应是主法。但从临床表现而言，偏重阴黄，况湿为阴类，故拟方温化淡渗退黄为先，药如淡附片、炒白术、茵陈、鸡骨草、郁金、泽泻、海金沙、生薏苡仁等。因病久可能酿生肝经瘀热，故为提高退黄疗效，方中合入赤芍、牡丹皮、制大黄等凉血化瘀之品，并加龙胆草、车前子清泻肝经郁热以退黄。反佐伍入肉桂，既制龙胆草、车前子、赤芍、牡丹皮之寒凉，又可温通血脉以散邪，减少因瘀致黄，又是提高退黄疗效的治疗思路之一。苍耳草、白芷、炙僵蚕祛风以利鼻咽之窍，也利于免疫性肝病的治疗。

3. 至五诊时，复查肝功能，总胆红素与间接胆红素已明显下降，直接胆红素与肌酸激酶等已达正常范围，合入柴胡、桂枝，加强温散以退阴黄；加入炒白芥子、海藻，化痰软坚散结，以疗皮下多发性脂肪瘤。

第三节　免疫代谢内分泌异常案

案二十二　芮某，女，37 岁，下岗工人。2005 年 6 月 12 日初诊。

患者有"风湿关节炎"病史十余年，平素关节疼痛，呈游走性，值阴雨天为甚。近年来，周身关节疼痛、肿胀，尤以腕关节为剧。身重而活动欠利，指关节晨僵，面色少华。苔薄，舌质淡，稍胖，边尖齿痕，脉濡。查体：四肢关节均显不同程度肿胀，尤以双腕关节为显，局部皮温正常。查血沉：112mm/h，类风湿因子：阳性。

辨证：风湿痰瘀痹阻骨节，经脉不畅，气血亏虚。

治法：祛风除湿，化痰祛瘀，佐以培补气血。

处方：羌活 15g，独活 15g，防风 10g，防己 10g，炙僵蚕 10g，菝葜 12g，制川乌 4g，制草乌 4g，炒当归 10g，生黄芪 15g，威灵仙 12g，炙桑枝 12g，片姜黄 10g，雷公藤 5g，蜂房 10g，秦艽 10g，油松节 15g，生薏苡仁 15g，伸筋草 12g。14 剂，每日 1 剂，水煎，分两次温服。

2005年6月19日二诊：患者诉药后肿痛、晨僵稍缓，活动仍觉欠利，有时痛如针刺。苔薄，舌质淡，稍胖，边尖齿痕，脉濡。

处方：原方，加炙全蝎4g。14剂，每日1剂，水煎，分两次温服。

2005年7月3日三诊：患者诉肿胀与疼痛均缓，肢体活动度增加，骨节局部恶风，苔脉同前。

处方：原方。21剂，每日1剂，水煎，分两次温服。

2005年7月31日四诊：患者诉病情明显好转，唯偶有肩、踝关节隐痛，腕关节肿痛与手指晨僵已除，身轻而活动基本自如。苔薄，舌质较前红润，稍胖，边尖齿痕不显，脉濡小滑。复查血沉：26mm/h，类风湿因子：阴性。继续原方巩固治疗。

处方：原方。14剂，每日1剂，水煎，分两次温服。

【按语】

1. 从本案患者临床表现来看，病属中医"痹证"无疑，辨证似属风湿痰瘀痹阻骨节，经脉不畅。因其病史冗长，邪已伤正，耗伤气血，故见面色少华、舌质淡等。

2. 初诊治疗暂拟祛风除湿、化痰祛瘀，佐以培补气血之法，以观病情进退及血沉、类风湿因子的变化情况。初诊方用防风、羌活、独活、防己、威灵仙、炙桑枝、秦艽、油松节、生薏苡仁等大剂祛风除湿、消除肿胀，制止痹痛；伸筋草舒缓筋脉以利骨节活动；炙僵蚕、菝葜、片姜黄、雷公藤化痰祛瘀；蜂房，取其虫类入络祛风搜剔；制川乌、制草乌温经除湿止痛；生黄芪、炒当归补益气血。

3. 药后患者症情平稳，至四诊时病情明显好转，复查血沉已接近正常，类风湿因子阴性，故继续原方巩固治疗。

案二十三　俞某，女，50岁，家庭主妇。2017年10月31日初诊。

患者上月做B超，提示：宫底部见87mm×60mm×75mm低回声团，平素经量不多。近期曾患急性盆腔炎，经抗感染治疗后缓解。一周前查CA125：555.8U/mL。苔薄，舌质淡红，脉濡。

辨证：肝经冲脉不利，癌毒痰瘀，蕴结胞宫。

治法：疏肝调经，抗癌解毒，化痰软坚散结。

处方：夏枯草15g，香附10g，川芎10g，乌药6g，青皮12g，八月札15g，莪术10g，白花蛇舌草15g，半枝莲15g，炙鳖甲（先煎）15g，浙贝母10g，土鳖虫6g，炙僵蚕10g，炒白术15g，陈皮12g。14剂，每日1剂，水煎，分两次温服。

2017年11月16日二诊：患者于11月2日查B超，提示子宫底后壁、后壁分别见包膜不清，中低回声团。月事愆期未至，腹部较前舒适，肠鸣矢气，体力有增。苔薄，舌质较暗，脉细弦。

处方：原方，加炒当归12g，鸡血藤15g。14剂，日一剂，水煎，分两次温服。

2017年11月30日三诊：患者近日查，CA125：124.0U/mL，Pre-ROMA：9%，Post-ROMA：39%。月事愆期未至，自觉无明显不适。苔薄，舌质淡红，边尖齿痕，脉濡缓。

处方：初诊方，加菝葜10g，炒当归12g，鸡血藤15g。14剂，日一剂，水煎，分两次温服。

【按语】

1. 本案患者主诉不多，以肿瘤标志物CA125的异常升高为主，可能与宫底部低回声团有关。从中医病因病机分析而言，足厥阴肝经之脉循阴器，走少腹，故可从肝经入手辨治，为肝脉冲任气血不利，癌毒痰瘀侵及胞宫。

2. 治疗目标以CA125的降低、宫底部低回声团块的缩小为主，治拟抗癌解毒、化痰软坚散结。初诊方以香附、乌药引全方之力走肝经而入胞宫，疏肝气，散肝郁；川芎行肝经气血；夏枯草清肝，兼以散结；八月札、莪术、制鳖甲、浙贝母、土鳖虫、炙僵蚕化痰消瘀，软坚散结；白花蛇舌草、半枝莲抗癌解毒；炒白术、陈皮顾护胃气，防峻药伤中。

3. 二诊时，加入炒当归、鸡血藤，补血活血，且调月事愆期。至三诊时，CA125指标已大幅下降。

案二十四 周某，女，38岁，家庭妇女。2017年9月9日初诊。

患者诉侧身痛，或腰痛、膝痛，口干，急躁易怒，足癣，便秘，面部色素沉着。近日做B超提示：右肾略增强回声团块。苔薄，舌质偏暗，脉小弦。

辨证：肝郁化火，经脉不利，肠腑失濡。

治法：清肝解郁，通络止痛，润肠通便。

处方：夏枯草15g，川芎10g，天麻12g，香附10g，独活15g，桑寄生15g，石斛15g，生白术20g，火麻仁15g，牡丹皮12g，炒当归10g，鸡血藤12g，油松节15g，生地黄12g。14剂，每日1剂，水煎，分两次温服。

2017年9月23日二诊：患者近日查，CA19-9：42.60U/mL，右肾小错构瘤。大便欠畅，不干，但口干。苔薄，舌质稍暗，脉小弦。

处方：原方，加莪术10g，土鳖虫6g，八月札15g，白花蛇舌草15g。14剂，每日1剂，水煎，分两次温服。

2017年10月7日三诊：患者诉左腰胀痛，龈萎。苔薄，舌质稍暗，脉小弦。

处方：初诊方，加生石膏（先煎）15g，莪术10g，土鳖虫6g，八月札15g，白花蛇舌草15g。14剂，每日1剂，水煎，分两次温服。

2017年10月21日四诊：患者近日查，CA19-9：37.60U/mL。大便欠畅。苔薄，舌质稍暗，脉小弦。

处方：原方。14剂，每日1剂，水煎，分两次温服。

2017年11月4日五诊：患者诉膝痛已缓，右侧腰部轻痛，大便欠畅，咽痛，脘胀。苔薄，舌质稍暗，脉小弦。

处方：初诊方，去天麻、生地黄；加莪术10g，土鳖虫6g，八月札15g，白花蛇舌草15g，陈皮15g，炒枳实10g。14剂，每日1剂，水煎，分两次温服。

2017年11月18日六诊：患者近日查，CA19-9：33.20U/mL。急躁。苔薄，舌质偏暗，脉细。

处方：原方。14剂，每日1剂，水煎，分两次温服。

2017年12月2日七诊：患者诉背胀，大便欠畅，口干。苔薄，舌质稍暗，脉小弦。

处方：原方。14剂，每日1剂，水煎，分两次温服。

2017年12月16日八诊：患者近日查CT，提示右肾小错构瘤，胰腺颈部低密度影结节，较前相仿。大便欠畅。苔薄，舌质偏暗，脉细滑。

处方：原方，14剂，每日1剂，水煎，分两次温服。

【按语】

1. 本案患者长期侧身疼痛，且急躁易怒，故辨证可为肝脉气血不利，郁而化热；热邪伤阴，腑气不利，传导失司，故口渴、便秘；劫灼肝肾之阴，下肢筋脉失濡，则见膝痛等；B超提示右肾略强回声团块，系痰瘀搏结腰府，故伴腰痛。

2. 初诊方中以夏枯草、川芎、香附、天麻等，清肝疏肝平肝；油松节、独活、桑寄生祛风湿、补肝肾、强腰膝，以疗腰及下肢骨节疼痛；石斛养阴生津以疗口干；生白术、火麻仁益气润肠通便；生地黄、牡丹皮清热凉血以疗足癣；炒当归、鸡血藤活血养血，消除面部色素。

3. 初诊时，对痰瘀搏结腰府之右肾回声团块，并未作相应治疗。但二诊时查见CA19-9升高，推测可能与肾错构瘤有关，故原方中加入白花蛇舌草、莪术、土鳖虫、八月札等抗癌解毒、活血消癥、软坚散结之品。三诊时，查见齿龈萎缩，恐与胃热灼津，龈失濡养有关，故加入生石膏清泄阳明胃热，以疗龈萎。至四诊时，CA19-9值已降低达正常范围，治疗目标已部分实现，故守原方继续治疗1～2个月后，择日复查B超，观测右肾肿瘤状况。

案二十五　甘某，女，57岁，公司职员。2018年8月11日初诊。

患者2018年3月20日查胃镜示：胃多发息肉、十二指肠球炎、慢性胃炎。病理示：慢性浅表性炎（轻-中度），幽门螺杆菌（＋）。肿瘤标志物查示：癌胚抗原4.91μg/L，神经元特异性烯醇化酶16.67μg/L。刻下：反酸、嗳气较频，纳食欠馨，情绪有时急躁或抑郁。夜寐不安，入睡困难，偶服安眠药物辅助睡眠，每日睡眠时间为5～6小时。平素大便如枣，2～3日一行。常感体乏无力，半年来体重减轻10余斤，面色少华。血压偏低（70/50mmHg）。苔薄，中间花剥，质淡红，脉濡滑。

辨证：肝胃失和，心神不宁，癌毒痰瘀，已伤气阴。

治法：调和肝胃，宁心安神，抗癌解毒，化痰祛瘀，佐培气阴。

处方：太子参15g，生白术20g，炒枳实10g，天冬10g，黄连4g，吴茱萸（后下）2g，炙乌贼骨（先煎）15g，陈皮12g，砂仁（后下）6g，沉香（后下）4g，合欢皮15g，茯神15g，八月札12g，石见穿12g，白花蛇舌草15g，莪术10g。14剂，每日1剂，水煎，分两次温服。

2018年8月25日二诊：患者大便仍干，夜寐欠安，余症均缓。苔薄黄、花剥，质淡红，脉小弦。

处方：原方，加首乌藤30g，生地黄12g。14剂，每日1剂，水煎，分两次温服。

2018年9月6日三诊：患者诉近日少有嗳气，便干不畅。苔薄黄、花剥，质淡红，脉小弦。

处方：初诊方，加决明子12g，夏枯草15g。14剂，每日1剂，水煎，分两次温服。

2018年9月22日四诊：患者诉近日少有嗳气，便干欠畅。苔薄黄、花剥，质淡红，脉小弦。

处方：初诊方，加香附10g，夏枯草15g。21剂，每日1剂，水煎，分两次温服。

2018年10月13日五诊：患者近日复查，癌胚抗原3.15μg/L，神经元特异性烯醇化酶12.12μg/L，均达正常范围。少有嗳气，腹胀、大便偏干欠畅。苔少花剥，质淡红，脉小弦。

处方：初诊方，加制厚朴6g，火麻仁15g。21剂，每日1剂，水煎，分两次温服。

【按语】

1. 本案患者病机复杂，大致三端：一则肝失疏泄，肝胃不和，故见情绪急躁、抑郁，嗳气反酸，纳食欠馨等。肝郁化热，扰乱神明，心神不宁，故见夜寐不安，入睡困难等；二则指标辨证，系癌毒痰瘀搏结，滞留胃体为患，故见胃多发息肉，癌胚抗原与神经元特异性烯醇化酶偏高等；三则正气受伤，气阴不足，故见便干如栗、体乏无力、体重减轻、面色少华、血压偏低等。

2. 治疗目标仍以临床表现的改善与检测指标的好转为主。前者，相应治法为调和肝胃，宁心安神，佐培气阴；后者，治拟抗癌解毒，化痰祛瘀消结。初诊方用黄连、吴茱萸苦泄辛开，调和肝胃；炙乌贼骨制酸和胃；陈皮、炒枳实、砂仁、沉香理气运脾，开胃降逆；合欢皮、茯神安神助寐；太子参、天冬、生白术补益气阴，润滑肠腑；八月札、石见穿、白花蛇舌草、莪术抗癌解毒，化痰祛瘀，软坚消结，是针对胃多发息肉、癌胚抗原与神经元特异性烯醇化酶偏高等异常指标而施治。

3. 二诊之后，每次复诊按病机的偏颇在初诊方基础上加味施治，或清肝疏肝，或安神定志，或生津润肠，或理气降逆等。至五诊时，复查癌胚抗原与神经元特异性烯醇化酶，均在正常范围，临床症状也已明显改善。

案二十六　史某，男，50 岁，农民。2018 年 1 月 6 日初诊。

患者胃癌术后 1 年余，诉未转移，自觉无明显不适，但查 CA724：23U/mL。苔薄，舌质稍暗，脉弦滑。

辨证：癌毒未净，气阴两伤。

治法：抗癌解毒，益气养阴。

处方：炙黄芪 15g，天花粉 15g，八月札 12g，石见穿 15g，白花蛇舌草 15g，仙鹤草 15g，莪术 10g，炙僵蚕 10g，菝葜 10g，山慈菇 12g，生薏苡仁 15g，炒白术 12g，陈皮 12g。14 剂，每日 1 剂，水煎，分两次温服。

2018 年 1 月 20 日二诊：患者近日查，CA724：24.71U/mL。术后病理：腺癌 II 型，溃疡型，小弯侧淋巴结见转移（4/11），大弯侧（3/13），分期（$T_3N_{3a}M_0$）。诉无明显不适，苔薄，舌质稍暗，脉弦滑。

处方：原方，加土鳖虫 6g。21 剂，每日 1 剂，水煎，分两次温服。

2018 年 3 月 3 日三诊：患者自觉一切可，诉无明显不适。苔薄，舌质稍红，脉弦滑。

处方：原方。21 剂，每日 1 剂，水煎，分两次温服。

2018 年 3 月 24 日四诊：患者自觉无明显不适。苔薄，舌质稍红，脉弦滑。

处方：原方。21 剂，每日 1 剂，水煎，分两次温服。

2018 年 4 月 14 日五诊：患者近日查大生化，葡萄糖 7.86μmol/L，CA724：22.14U/mL，血常规：血小板 58×10^9/L。诉无明显不适，苔薄，舌质暗红，脉弦滑。

处方：初诊方，加生石膏 15g，地骨皮 30g，炒苍术 15g，茜草炭 15g。14 剂，每日 1 剂，水煎，分两次温服。

2018 年 4 月 28 日六诊：患者自觉无明显不适，苔脉同前。

处方：原方。14 剂，每日 1 剂，水煎，分两次温服。

2018 年 5 月 12 日七诊：患者近日复查，血小板：58×10^9/L，CA724：14.72U/mL，谷丙转氨酶：96U/L，谷草转氨酶：69U/L，血糖：7.18mmol/L。诉无明显不适。苔薄，舌质稍暗，脉小弦。

处方：初诊方，加生石膏 15g，地骨皮 30g，炒苍术 15g，茜草炭 15g，垂盆草 30g，五味子 6g。14 剂，每日 1 剂，水煎，分两次温服。

2018 年 6 月 2 日八诊：患者自觉尚可，苔脉同前。

处方：原方。14 剂，每日 1 剂，水煎，分两次温服。

2018 年 6 月 16 日九诊：患者自觉尚可，血常规三系均减低，谷丙转氨酶：69U/L，谷草转氨酶：62U/L，CA724：11.09U/mL，苔脉同前。

处方：原方，改五味子 10g。14 剂，每日 1 剂，水煎，分两次温服。

2018 年 6 月 30 日十诊：患者诉一切尚可。苔薄，舌质淡红，脉小弦。

处方：原方。14 剂，每日 1 剂，水煎，分两次温服。

2018 年 7 月 14 日十一诊：患者诉无明显不适。苔薄，舌质淡红，脉弦滑。

处方：原方。14 剂，每日 1 剂，水煎，分两次温服。

2018 年 7 月 28 日十二诊：患者近查血常规，血小板数量已达正常范围，诉无明显不适。苔薄，舌质淡红，脉弦滑。

处方：原方。14 剂，每日 1 剂，水煎，分两次温服。

2018 年 8 月 11 日十三诊：患者诉无明显不适。苔薄，舌质暗红，脉弦滑。

处方：原方。14 剂，每日 1 剂，水煎，分两次温服。

2018 年 8 月 25 日十四诊：患者辅查 CT，无特殊，苔脉同前。

处方：初诊方，加地骨皮 30g，炒苍术 15g，茜草炭 15g。14 剂，每日 1 剂，水煎，分两次温服。

2018 年 9 月 8 日十五诊：患者自觉一切可，苔薄，舌质偏暗，脉濡。

处方：原方。21 剂，每日 1 剂，水煎，分两次温服。

2018 年 9 月 29 日十六诊：患者自觉一切可，苔薄，舌质偏暗，脉濡。

处方：原方。21 剂，每日 1 剂，水煎，分两次温服。

2018 年 10 月 20 日十七诊：患者近日查生化，血糖：6.88mmol/L，血小板：58×10^9/L，CA724：10.82U/mL。苔薄，舌质淡红，脉小弦。

处方：初诊方，加地骨皮 30g，茜草炭 15g，垂盆草 30g，五味子 10g。14 剂，每日 1 剂，水煎，分两次温服。

2018 年 11 月 3 日十八诊：患者自觉一切可，苔薄，舌质偏暗，脉细。

处方：原方。14 剂，每日 1 剂，水煎，分两次温服。

2018 年 11 月 17 日十九诊：患者自觉一切可，苔薄，舌质偏暗，脉小弦。

处方：原方。14 剂，每日 1 剂，水煎，分两次温服。

2018 年 12 月 1 日二十诊：患者自觉一切可，苔脉同前。

处方：原方。14剂，每日1剂，水煎，分两次温服。

2018年12月15日二十一诊：患者近日查肝功能，谷丙转氨酶：64U/L，谷草转氨酶：61U/L。血糖：7.61mmol/L，血小板：58×10^9/L，AFP、CA199均在正常范围，CA724：10.17U/mL。刻下：无明显不适，苔薄白，舌质淡暗，脉弦。

处方：初诊方，加生石膏15g，地骨皮30g，炒苍术15g，茜草炭15g，垂盆草30g，五味子6g。14剂，每日1剂，水煎，分两次温服。

【按语】

1. 本例患者自觉并无特殊不适，仅胃癌术后CA724较高，辨证似属癌毒未净，气阴两伤。治疗上仍以抗癌解毒为主，兼以益气养阴，佐以健脾助运。

2. 治疗目标以降低CA724为主，并兼顾防止癌肿的复发。初诊方用天花粉、八月札、石见穿、白花蛇舌草、仙鹤草、莪术、炙僵蚕、菝葜、山慈菇、生薏苡仁等抗癌解毒、化痰软坚散结。其中天花粉与生黄芪相伍，益气养阴、扶正抗癌；生薏苡仁、炒白术、陈皮健运脾胃，固护中焦，以充化源。

3. 二诊时发现手术时曾记录有局部淋巴转移，故原方中合入土鳖虫，增强抗癌解毒、搜剔消肿之力。五诊时查血生化指标，提示问题较多：一则空腹血糖偏高，故加生石膏、地骨皮清泄肺胃燥热，炒苍术燥湿降糖（结合现代药理用药）；二则血小板偏低，故加茜草炭凉血收敛止血（结合现代药理用药）；三则肝功能异常，故加垂盆草清热解毒、五味子敛肝养阴（结合现代药理用药）。至十二诊时，查血常规已达正常范围。至二十一诊时，查肝功能、血糖、血小板仍呈异常状态，但AFP、CA199均在正常范围，CA724降至10.17U/mL。治疗有效，但仍欠理想，故守原方继续缓图。

案二十七 宗某，女，74岁，退休工人。2005年8月7日初诊。

患者素有踝关节肿痛病史，已反复发作六七年。近日双踝关节肿痛又作，红赤灼热，活动受限，局部温度增高。头与腰骶部麻木感，周身皮下散在瘀斑。苔薄黄，舌质暗红，脉濡细。查血尿酸：562.4μmol/L。

辨证：湿热瘀毒壅结下肢骨节，经脉不利。

治法：清热排毒，除湿通络。

处方：炒苍术 10g，黄柏 10g，土茯苓 12g，制大黄 10g，威灵仙 12g，菝葜 12g，炙僵蚕 10g，川牛膝 12g，蜂房 10g，秦艽 10g，生薏苡仁 12g，防己 10g，赤芍 10g。7 剂，每日 1 剂，水煎，分两次温服。

2005 年 8 月 14 日二诊：患者诉药后双踝关节红赤肿痛均缓，头与腰骶部麻木感已除，周身皮下散在瘀斑亦止。苔中根部薄黄，舌质暗红，脉细滑。

处方：原方，加片姜黄 10g。7 剂，每日 1 剂，水煎，分两次温服。

2005 年 8 月 21 日三诊：患者双踝关节红赤肿痛已除，外观如常，下肢活动也觉自如。苔薄微黄，舌质暗红，脉细滑。8 月 19 日查血常规与血生化，红细胞：3.35×10^{12}/L，血红蛋白：93g/L，γ-谷氨酰转移酶：48.5U/L；尿酸：287.2μmol/L，余正常范围。继续原方巩固治疗。

处方：原方。14 剂，每日 1 剂，水煎，分两次温服。

【按语】

1. 痛风系嘌呤代谢紊乱所致疾病，其临床特点为高尿酸血症及由此引起的急性关节炎反复发作、痛风、痛风性关节炎、关节畸形及慢性间质性肾炎和尿酸、结石等。因此，可将升高的血尿酸视作湿热浊瘀之毒而论治。浊、湿同类，其性趋下，壅结下肢骨节，酿生湿热瘀毒，经脉骨节不利，发为本病。从本案患者临床表现来看，双踝关节肿痛、红赤灼热等，似属中医"热痹"范畴。

2. 处方施治类同热痹，施以清热除湿通络之法。因其系体内浊毒下趋而致，故治疗还应泄浊排毒。初诊方用四妙汤加味施治，其中炒苍术、黄柏、川牛膝、赤芍清热除湿、活血通络；生薏苡仁、土茯苓、制大黄泄浊排毒；威灵仙、菝葜、炙僵蚕、蜂房、秦艽、防己祛风除湿、和络除痹。

3. 本案患者病史较长，邪已入络，故用制大黄、威灵仙、川牛膝、赤芍、片姜黄等活血通络，合入炙僵蚕、蜂房等虫类搜剔，以加强通络止痛效力。三诊时，双踝关节红赤肿痛已除，下肢活动也已自如，复查血尿酸已在正常范围，辨治目标已实现，故用原方巩固治疗。

案二十八　唐某，男，54 岁，农民。2007 年 7 月 15 日初诊。

患者近数月来双足跗趾红肿疼痛时作，尤以左足为剧，痛时难以活动，曾有"痛风""高血尿酸症"等病史。今查血生化：尿酸 525.3μmol/L，γ-谷氨酰转移酶 44.0U/L，余正常范围。苔薄，舌质暗，脉细。

辨证：肝肾亏虚，湿热瘀结下肢经脉。

治法：培益肝肾，清利湿热，活血通络。

处方：制黄精 12g，炙女贞子 10g，山茱萸 10g，土茯苓 15g，生薏苡仁 15g，秦艽 10g，制大黄 10g，川牛膝 15g，炙僵蚕 10g，黄柏 10g，赤芍 10g，桂枝 5g。7 剂，每日 1 剂，水煎，分两次温服。

2007 年 7 月 22 日二诊：患者诉局部疼痛已止，红赤也消，但肿胀变形仍存。苔薄微黄，舌质暗，脉细弦。

处方：原方，加泽泻 20g，海藻 15g，炙全蝎 5g。7 剂，每日 1 剂，水煎，分两次温服。

2007 年 7 月 29 日三诊：患者诉有时仍稍觉疼痛。苔薄黄腻，舌质暗，脉细弦。

处方：初诊方，加泽泻 20g，炙全蝎 5g，油松节 15g，藿香 10g，佩兰 10g。14 剂，每日 1 剂，水煎，分两次温服。

2007 年 8 月 12 日四诊：家属代诉，近日疼痛未作，昨日查肾功能，尿酸：426.3μmol/L，余正常范围。

处方：原方。7 剂，每日 1 剂，水煎，分两次温服。

【按语】

1. 本病属中医"痛风""热痹"范畴，系湿浊瘀毒滞留体内，遇其他因素引动（如局部关节损伤、穿紧鞋、走路多、饮酒、疲劳、受寒等），浊邪阻滞脉络，蕴而化热，足部骨节红肿疼痛突作。患者来诊时，处于间歇期，临床症状不多，但查血生化，尿酸高达 525.3μmol/L。本病多见于中年以后，故与脾肾亏虚、脾运不健、肾失蒸化等相关。综合症情，辨证属脾肾亏虚，湿热瘀毒蕴结下肢经脉。

2. 治疗宜标本兼顾，治本则培益脾肾，使脾运化得健、肾蒸化如常，脏腑协调，邪无以生；治标则清利湿热，解毒通络，使热清、湿化、毒解、络通，局部红热肿痛解除。初诊方中，制黄精、炙女贞子、山茱萸健脾益肾，以强机体抗邪能力；土茯苓、生薏苡仁利湿、除湿，制大黄活血通络畅便，三药合用，可从二便分消浊毒；川牛膝、赤芍清热活血，通络止痛，且川牛膝能引药下行，直达病所；秦艽、黄柏清热祛湿以止痹痛；炙僵蚕系虫类，能化痰搜剔通络；桂枝温阳气、通经脉，流畅气血，松动邪气，以助诸药。

3. 至四诊时，家属代诉近日足部疼痛未作，查血尿酸已降至正常范围，故继续原方巩固治疗。

案二十九　李某，女，33岁，公司职员。2007年9月4日初诊。

患者诉：甚起生产后，溢乳7年余，乳汁色白或无色。产前月事2～3个月一行，产后正常，周期尚准，3～4日即净，但经期乳房胀痛。近数月来痛经，经量较少，情绪欠稳，稍有偏执，面部痤疮。长期睡眠时间较少，每夜仅睡5～6小时，体力尚可，纳食、二便均调。双乳小叶增生史。形体偏胖，畏寒怕冷，身体欠温。苔薄，质淡红，脉细。2007年8月17日查泌乳素：33.48μg/L。

辨证：肝经郁热，肾阴不足。

治法：疏肝解郁，滋肾清热。

处方：夏枯草10g，柴胡5g，香附10g，青皮10g，牡丹皮10g，炒当归10g，广郁金10g，生牡蛎（先煎）20g，生麦芽20g，紫草10g，紫花地丁15g，白芷10g，何首乌15g，炙女贞子10g。14剂，每日1剂，水煎，分两次温服。

2007年9月18日二诊：患者诉药后溢乳与畏寒怕冷现象缓解，情绪稍稳，面部痤疮未见新发。苔薄，质淡红，脉细。昨日查泌乳素：24.17μg/L。

处方：原方。14剂，每日1剂，水煎，分两次温服。

2007年11月13日三诊：患者诉偶有溢乳现象，经间期少量出血，经前反应已不明显，乳房肿块也消除。苔薄，舌质淡红，脉细。11月7日查泌乳素：23.45μg/L，已达正常范围。

处方：初诊方，加天花粉15g，炙僵蚕10g。14剂，每日1剂，水煎，分两次温服。

【按语】

1. 本案患者系肝经病变所致，因肝郁气滞，经脉不畅，故见痛经、经量偏少、情绪欠稳、双乳小叶增生；气郁化火，上熏于面，故见面部痤疮，上蒸于乳而逼乳汁外出，故见溢乳；气机内郁而阳气不能外达温煦，故见畏寒怕冷、身体欠温；本病日久，肾亏而致肝旺，而肝旺每又劫烁肾精。由于泌乳素增高时，临床多表现为溢乳、急躁、经量偏少或停经等，故泌乳素增高的中医病机，应与肝经郁热有关。因此，本案分别对临床表现与内分泌指标（泌乳素增高）进行中医辨证，认识一致，治疗可同法进行。

2. 在治疗上以疏肝、清肝为主，结合滋肾养阴，并兼以软坚消结（乳腺小叶增生）、解毒消疮（面部痤疮）等。方用夏枯草、柴胡、香附、青皮、牡丹皮、郁金、生麦芽等清肝热、疏肝气。其中青皮与牡蛎相伍，能软坚消结，以治乳癖；生麦芽尚能回乳，以疗溢乳；当归、何首乌、炙女贞子滋补肾阴，其中当归尚能养血活血调经；紫草、紫花地丁、白芷等清热解毒消疮，以疗颜面痤疮，且白芷可作面疾引经之用。

3. 由于方药对症，药后诸症缓解，故效不更方，守方缓图。三诊时，患者查泌乳素已降至正常范围，故方中再入天花粉、炙僵蚕，以加强清热散结之力，巩固疗效。

案三十　韩某，女，33岁，公司经理。2007年4月10日初诊。

患者诉婚后五年未孕，曾有泌乳素增高症与胃窦炎病史。刻下：胸闷，急躁，乳胀且痛，饥饿或劳累后脘部刺痛，左上脘与少腹胀痛，肩臂痛（颈椎病）。气色晦暗，咽中痰滞，口干。苔薄微黄，舌质稍红，脉小弦。

辨证：肝旺肾虚，气血瘀滞。

治法：清肝滋肾，行气活血。

处方：夏枯草12g，香附10g，郁金10g，白芍10g，牡丹皮10g，乌药6g，九香虫5g，片姜黄10g，葛根15g，川芎10g，白残花10g，炙僵蚕10g，制黄精10g，炙女贞子12g，瓜蒌皮15g。7剂，每日1剂，水煎，分两次温服。

2007年5月29日二诊：患者于4月11日检查，垂体泌乳素：664.8μg/L。咽中痰滞，体乏无力，夜寐欠安，梦多，痛经，夹血块。苔薄，边齿痕，脉细。近日妇科检查：慢性宫颈炎。其丈夫查精液常规基本正常。

处方：夏枯草10g，香附10g，郁金10g，白芍10g，牡丹皮10g，制黄精10g，炙女贞子12g，片姜黄10g，葛根12g，川芎10g，首乌藤25g，炙远志10g，怀山药15g，淫羊藿8g，炙僵蚕10g，挂金灯6g。7剂，每日1剂，水煎，分两次温服。

2007年9月18日三诊：患者诉六月初曾孕，但因胚胎发育不良而行流产手术。头痛寐差，体乏易疲，大便偏干，咽中不适，有时腰痛。苔薄，舌质暗，脉细。

处方：5月29日方，去牡丹皮；加朱茯神10g，陈皮10g。7剂，每日1剂，水煎，分两次温服。

2007年9月25日四诊：患者诉嗜睡，梦多，头痛，以后项为主，体乏，腰酸（脊柱两侧），咽中痰滞，刻值经前，乳痛，双侧小叶增生，口腔有时溃疡。苔薄，舌质淡红，脉小弦。

处方：5月29日方，去炙远志、首乌藤；加石菖蒲12g，桑寄生12g，白残花8g，独活15g。21剂，每日1剂，水煎，分两次温服。

2007年10月16日五诊：患者诉于本月13日经临，量多色红。胃脘部不适，情绪欠佳，痰多口腔溃疡，咽干有烧灼感，肩颈不适。苔薄微黄，舌质稍暗，脉濡。

处方：柴胡5g，香附10g，郁金10g，陈皮10g，砂仁（后下）4g，半夏10g，挂金灯6g，炙僵蚕10g，白残花6g，川芎10g，片姜黄10g，生蒲黄（包煎）10g，牡丹皮10g，炒白术10g。7剂，每日1剂，水煎，分两次温服。

2007年10月23日六诊：患者诉胸背胀痛，胸闷喜太息，噫气，腹部不适，晨起咽中痰滞，体乏。苔薄，舌质淡红，脉濡。

辨证：肝郁脾虚，气滞痰瘀，络脉失和。

治法：疏肝健脾，行气化痰，活血和络。

处方：柴胡5g，香附10g，郁金10g，瓜蒌皮15g，白芍10g，炒白术10g，茯苓12g，炒薏苡仁15g，川芎10g，片姜黄10g，葛根15g，半夏10g，白残花6g，陈皮10g。14剂，每日1剂，水煎，分两次温服。

（以本方加减治疗一月余）

2007年12月4日十诊：患者近日体检，提示乳腺小叶增生、慢性咽炎、幽门螺杆菌（＋）。激素水平已正常，口干舌燥，时欲寐，咽痛。苔薄，舌质淡红，脉细。

处方：10月23日方，去葛根；加夏枯草10g，天花粉15g，制乳香4g，百合12g，土牛膝12g。14剂，每日1剂，水煎，分两次温服。

（继续用10月23日方加减治疗）

2008年3月13日十八诊：患者诉入夜烘然汗出，体乏易困，咽部痰滞，颈肩不适，畏寒怕冷，纳食尚可。苔薄，边尖齿痕，舌质暗，脉细。今转清泄肝经郁热、滋肾培土、软坚消肿治疗。

处方：香附 10g，夏枯草 10g，牡丹皮 10g，白芍 10g，制黄精 10g，炙女贞子 12g，片姜黄 10g，川芎 10g，葛根 12g，炙远志 10g，挂金灯 6g，淫羊藿 8g，怀山药 15g，青皮 10g，炙鳖甲（先煎）15g，炙僵蚕 10g。14 剂，每日 1 剂，水煎，分两次温服。

2008 年 4 月 8 日十九诊：患者诉近日外感咳嗽，痰多，咽痛，咽壁充血。苔薄，舌质稍红，脉浮。

处方：制麻黄 4g，桑白皮 10g，桔梗 6g，连翘 10g，杏仁 10g，芦根 12g，炙紫菀 10g，金荞麦根 15g，挂金灯 6g，瓜蒌皮 12g。7 剂，每日 1 剂，水煎，分两次温服。

2008 年 4 月 17 日二十诊：患者诉月事愆期六日未至，仍少有轻咳，咳痰量多，咽部轻痒。苔薄，舌质稍红，脉浮。

处方：制麻黄 3g，杏仁 10g，瓜蒌皮 12g，金荞麦根 15g，桔梗 6g，炙紫菀 10g，芦根 12g，挂金灯 6g，炒黄芩 10g，香附 10g，制黄精 12g，炙女贞子 10g。7 剂，每日 1 剂，水煎，分两次温服。

2008 年 4 月 24 日二十一诊：患者诉外感已除，月事未至，纳食尚可，体困欲寐，恶寒怕冷。苔薄，舌质稍暗，脉滑小数。今转健脾培肾安胎为主。

处方：桑寄生 12g，续断 10g，山茱萸 10g，炒当归 10g，鸡血藤 10g，怀山药 12g，制黄精 12g，淫羊藿 8g，炒白术 10g，砂仁（后下）4g。7 剂，每日 1 剂，水煎，分两次温服。

2008 年 5 月 8 日二十二诊：患者今日于妇幼医院体检，确诊为"宫内怀孕"，孕酮：32.35ng/mL。近三日阴道不规则少量出血，腰酸头昏，小腹不适，胸闷腹泻，纳食尚可。苔薄，舌质稍暗，脉弦滑。

处方：2008 年 4 月 24 日方，去鸡血藤；加苎麻根 10g，黄芩 10g，菟丝子 10g，炒薏苡仁 12g，煨益智仁 10g。7 剂，每日 1 剂，水煎，分两次温服。

2008 年 5 月 15 日二十三诊：患者诉 5 月 12 日曾出现阴道短时少量下血，有时腰酸，小腹不适，口干鼻衄，头昏，小溲欠畅。苔薄，舌质稍暗，边尖齿痕，脉细。

处方：2008 年 4 月 24 日方，去鸡血藤；加苎麻根 10g，黄芩 10g，菟丝子 10g，杜仲 10g，白茅根 6g。7 剂，每日 1 剂，水煎，分两次温服。

2008 年 5 月 22 日二十四诊：家属代诉，患者阴道不规则出血已止，少有腰酸，下腹痛，口干。

处方：2008年4月24日方，去鸡血藤；加苎麻根10g，黄芩10g，菟丝子10g，杜仲10g。21剂，每日1剂，水煎，分两次温服。

2008年6月19日二十五诊：家属代诉，患者阴道不规则出血已止，近日查B超提示：胎儿成形。余无特殊情况。

处方：2008年5月22日方。14剂，每日1剂，水煎，分两次温服。

【按语】

1. 本案患者因泌乳素增高症而导致不孕，病期冗长，临床表现为一派肝经郁热、气血不畅之象。因本案最终治疗目标是助孕，且肾主生殖生长，故肾虚精亏也应考虑。如此，中医基本病机可综合为肝旺肾虚。

2. 在治疗上虽几经易方，但基本治疗大法不外伐肝滋肾，或配以行气活血，或佐以宁心安神，或配以健脾养血。初诊方中用夏枯草、香附、郁金、白芍、牡丹皮等清肝、疏肝、缓肝，以疗肝旺、肝郁、肝急；制黄精、炙女贞子滋肾缓培，以复其生育之能；片姜黄、葛根、川芎、炙僵蚕活血舒筋以疗肩臂疼痛（颈椎病）；乌药与九香虫相配，治脘部与少腹疼痛；白残花、瓜蒌皮利咽消痰，且瓜蒌皮尚可宽胸散结。

3. 二诊时查垂体泌乳素异常增高明显，故仍守清肝、疏肝、滋肾之法，因夜寐欠安、梦多，故原方中加入首乌藤、炙远志以宁心安神；同时合入淫羊藿温补肾阳，取其阴阳相济、阳生阴长之意。

4. 三诊时患者诉曾孕，但因胚胎发育不良而行流产，表明前方已效，辨治思路正确，守原法巩固治疗便可。六诊时脾虚痰滞明显，故原方略去清肝之味，加入炒白术、茯苓、炒薏苡仁、郁金、法半夏、陈皮等健脾化痰之品。至十诊时，查泌乳素水平已达正常。至二十一诊与二十二诊，虽已孕，但有流产之虑，故急转健脾培肾安胎，药如桑寄生、续断、怀山药、制黄精、淫羊藿、炒白术、砂仁、苎麻根、黄芩、菟丝子、炒薏苡仁、煨益智仁、山茱萸、炒当归、鸡血藤等。

案三十一　业某，男，46岁，工程管理人员。2018年4月10日初诊。

患者诉近日荨麻疹复作，颈项及手臂散发，红赤款冬花，余无不适。有甲状腺结节与高脂血症病史。苔薄，舌质淡红，脉濡。

辨证：血分风热瘀毒，外窜肌表，痰瘀浊脂搏结。

治法：祛风固表，凉血化瘀，解毒止痒，软坚降脂。

处方：荆芥12g，防风12g，苍耳草15g，地肤子12g，赤芍10g，蜂房10g，炙僵蚕10g，炒当归10g，鸡血藤15g，炙黄芪15g，炙水蛭5g，制丹参15g，炙全蝎4g，夏枯草15g，牡丹皮10g，浙贝母10g，青皮12g，炙鳖甲（先煎）15g，玉米须15g，泽泻15g。14剂，每日1剂，水煎，分两次温服。

2018年5月17日二诊：患者诉周身荨麻疹反复发作，双下肢及颈侧较重，红赤款冬花。4月28日查，游离三碘甲状腺原氨酸：14.00pmol/L，游离甲状腺素：42.85pmol/L，促甲状腺素：0.04μIU/mL，促甲状腺素受体抗体：4.38mIU/mL。干咳时作，咽中痰滞感，纳寐尚可，二便正常。苔薄，舌质稍暗，脉濡细。

处方：原方，加南沙参12g，北沙参12g，生地黄12g；去炙黄芪。14剂，每日1剂，水煎，分两次温服。

2018年6月7日三诊：患者近日查血，游离三碘甲状腺原氨酸：8.51pmol/L，游离甲状腺素：33.28pmol/L，促甲状腺素：0.004μIU/mL，促甲状腺素受体抗体：4.26mIU/mL，天冬氨酸氨基转移酶：10U/L，尿酸：425μmol/L。刻下：药后疹退，颈侧少量散在新发，略痒。苔薄，舌质淡红，脉弦滑。

处方：4月10日方，去荆芥；加生地黄12g。14剂，每日1剂，水煎，分两次温服。

2018年6月21日四诊：患者诉无明显不适。苔薄，舌质淡红，脉弦滑。

处方：初诊方，去荆芥；加生地黄12g。14剂，每日1剂，水煎，分两次温服。

2018年12月25日五诊：患者诉近日血压偏高波动，稍觉头昏，便干。查游离三碘甲状腺原氨酸：4.43pmol/L，游离甲状腺素：13.46pmol/L，促甲状腺素：3.136μIU/mL，甲状腺球蛋白抗体：25U/mL，抗甲状腺过氧化物酶抗体：45.20U/mL（以上全部在正常范围），促甲状腺素受体抗体：3.2mIU/mL。咽中痰滞。苔薄，舌质淡红，脉小弦。

处方：夏枯草15g，天麻12g，钩藤（后下）15g，川芎10g，沙苑子12g，蒺藜12g，罗布麻叶15g，赤芍12g，牡丹皮10g，蜂房10g，炙僵蚕10g，炙水蛭5g，炙全蝎4g，防风12g。14剂，每日1剂，水煎，分两次温服。

【按语】

1. 本案患者皮疹多年，周身散发，红赤瘙痒，部位不定，乃风热之邪酿生瘀毒，侵入血分，蕴蒸外发肌肤所致。患者有甲状腺结节与高脂血症病史，可辨证为痰瘀蕴结肝经，浊脂滞留脉道。

2. 治疗涉及三端：一则祛风凉血、化瘀解毒以止肤痒，二则软坚以消瘿瘤，三则降脂以流通血脉，但初诊应以肤疾为主要治疗目标。初诊方用荆芥、防风、地肤子、苍耳草、蜂房祛风散邪、解毒止痒；炙黄芪益气固表御邪；炒当归、鸡血藤养血活血，取其"血行风自灭"之意；赤芍、牡丹皮凉解血热以消疹；夏枯草、浙贝母、青皮、全蝎、炙僵蚕、鳖甲清肝散结、化痰软坚消肿；玉米须、泽泻、水蛭、丹参化痰降脂，流动血脉。

3. 二诊时患者皮损未见减轻，查甲状腺功能，发现多项指标异常。且伴干咳、咽中痰滞感等。其中，对甲状腺功能指标异常的中医病机认识是关键。此系风热瘀毒，伤及颈旁肝脉，而致瘿病使然（实为免疫性甲状腺炎性损害，如结节、炎症等）。辨证可从免疫性疾病的一般中医病机规律入手，即血分瘀热燔灼，故原方中加入生地黄，与赤芍、牡丹皮、蜂房等相伍，加强凉血化瘀之效；再合入南沙参、北沙参以养阴润肺、化痰止咳。三诊时，患者皮疹消退，且查游离三碘甲状腺原氨酸、游离甲状腺素、促甲状腺素、促甲状腺素受体抗体等，均明显下降。故初诊方去荆芥，以减祛风止痒之力，并加生地黄清热凉血。五诊时，除促甲状腺素受体抗体外，其余甲状腺功能指标均已达正常范围。但因平素血压偏高波动，故转方清热平肝降压为主，并兼顾凉血祛风，以巩固肤疾疗效。

第四节　病原体检测案

案三十二　吴某，男，56岁，下岗工人。2005年12月6日初诊。

患者近日因脘腹疼痛不适而行体检，B超检查发现脂肪肝、胆结石、胆囊息肉，胃镜：胃体、胃窦及幽门前区见散在多发性疣状胃炎糜烂，幽门螺杆菌：（++++）。病理：表浅黏膜示活动性浅表性胃窦炎。刻下：胃脘部隐痛，大便日行一次，质干欠畅，稍食油脂则大便欠成形。苔黄腻，舌质暗，脉细弱。

辨证：湿热壅滞，痰瘀搏结，脾气虚弱。

治法：辛开苦泄，清化湿热，化痰软坚，健脾助运。

处方：黄连4g，炒黄芩10g，法半夏10g，炮姜6g，蒲公英15g，百合15g，山慈菇15g，炙乌贼骨（先煎）15g，石见穿12g，炙鳖甲（先煎）12g，炒白术10g，炒薏苡仁15g，陈皮10g。7剂，每日1剂，水煎，分两次温服。

2005年12月13日二诊：患者诉脘部少有隐痛，大便已调。苔薄，舌质稍暗，脉细弦。

处方：原方，加炒枳壳10g。14剂，每日1剂，水煎，分两次温服。

2005年12月27日三诊：患者诸症均缓，唯食后稍觉脘胀，前胸与后背有疼痛反阻感，有时急躁。苔薄，舌质淡红，脉细弦。

处方：初诊方，加香附10g，炒山楂12g、炒六神曲12g，制大黄10g。14剂，每日1剂，水煎，分两次温服。

2006年1月12日四诊：患者诉多食后右侧腹偶感不适，纳食尚可，大便已成形，胸骨后稍有疼痛反阻。苔薄，舌质淡红，稍暗，脉滑细。

处方：初诊方，加香附10g，紫苏梗10g，制大黄10g。14剂，每日1剂，水煎，分两次温服。

2006年1月26日五诊：患者诉左上腹隐痛，头晕泛恶，多在午后而作，已持续2～3天。苔薄，舌质暗红，脉小弦。

处方：初诊方，加天麻10g，泽泻15g。21剂，每日1剂，水煎，分两次温服。

2006年2月21日六诊：患者诉近日少有泛恶，饥饿时胃脘不适，苔脉同前。

处方：初诊方，加八月札12g，生薏苡仁15g，茯苓12g。14剂，每日1剂，水煎，分两次温服。

2006年3月7日七诊：患者昨日查胃镜，显示已无特殊异常发现，各部位未见肿物与溃疡，幽门螺杆菌：（＋）。苔薄微腻，舌质稍暗，脉濡细。

处方：初诊方，加制大黄10g，海藻15g，党参10g。14剂，每日1剂，水煎，分两次温服。

【按语】

1. 本案患者主诉不多，但实验室检查异常指标较多，辨证较复杂，系虚实夹杂之候。虚则脾气虚，如脘部隐痛、稍食油脂则大便欠成形、脉细弱等；实则湿热、痰瘀等，如苔黄腻、胆囊息肉、疣状胃炎与糜烂等。

2. 因系湿热中阻，其主症虽无脘腹胀满，但仍选用辛开苦泄法为主施治。方中黄连、黄芩、半夏、炮姜，寒温并用，辛开苦泄，以复脾胃运化之责；蒲公英、百合泄胃解毒以疗幽门螺杆菌阳性；山慈菇、石见穿、炙鳖甲解毒消瘤散结，以治疣状结节；炒白术、炒薏苡仁、陈皮健脾助运；炙乌贼骨和胃止痛。诸药合用，共奏清化湿热、化痰软坚、健脾助运之功。

3. 凡湿热蕴阻而致脾胃纳运失健者，均可选用辛开苦泄之法。针对疣状结节，选用部分抗消化道肿瘤的中药，如山慈菇、石见穿、八月札、漏芦、生薏苡仁等，效果较好。七诊时查胃镜已无特殊异常发现，各部位未见肿物与溃疡，幽门螺杆菌也由（++++）转为（+），而方中加入制大黄、海藻，意在化瘀消脂，以疗脂肪肝。

案三十三　竺某，女，73 岁，退休工人。2007 年 3 月 8 日初诊。

患者诉，于胆囊摘除术后，出现脘部嘈杂，隐痛，位在剑突下。口苦，未见反酸，纳食尚可，体力亦佳。苔薄，质暗，脉弦滑。近日胃镜：慢性浅表性萎缩性胃炎伴肠上皮化生，胃底部见二枚 0.2cm×0.4cm 息肉，幽门螺杆菌（+），十二指肠球部炎症。

辨证：肝木犯胃，痰毒瘀留滞。

治法：泄肝和胃，化痰祛瘀，散结解毒。

处方：黄连 4g，吴茱萸 1.5g，炙乌贼骨（先下）12g，白残花 6g，炒白术 10g，陈皮 10g，茯苓 10g，八月札 12g，山慈菇 12g，白芍 10g，香附 10g，制丹参 15g，百合 12g，石见穿 12g。14 剂，每日 1 剂，水煎，分两次温服。

2007 年 3 月 22 日二诊：患者诉胃脘隐痛，嘈杂与饥饿感均明显缓解，局部压痛不显，但有时仍口苦，自觉疼痛，嗳气则舒。苔薄，舌质稍暗，脉弦。

处方：初诊方，去石见穿；加沉香（后下）4g，九香虫 6g，延胡索 10g。21 剂，每日 1 剂，水煎，分两次温服。

2007 年 4 月 12 日三诊：患者诉偶有腹部隐痛、嘈杂，胆囊区似有压痛。苔薄，质暗，脉弦滑。

处方：初诊方，去石见穿；加蒲公英 12g，九香虫 6g，海金沙（包煎）10g。14 剂，每日 1 剂，水煎，分两次温服。

2007年4月26日四诊：患者诉近况尚平，但尚有嘈杂与瞬间胃脘隐痛表现。苔薄，质稍暗，脉小弦。

处方：初诊方，加蒲公英12g，海金沙（包煎）10g。14剂，每日1剂，水煎，分两次温服。

2007年5月10日五诊：患者自觉少有嘈杂，胆囊区似有压痛。苔薄，质暗，脉弦滑。

处方：初诊方，加生石膏（先下）10g，天花粉12g，海金沙（包煎）10g。14剂，每日1剂，水煎，分两次温服。

2007年5月24日六诊：实在是诸症均除，自觉已无明显不适。苔薄，质暗，脉弦滑。

处方：初诊方，加生薏苡仁15g，生石膏（先煎）10g，天花粉12g，海金沙（包煎）10g。21剂，每日1剂，水煎，分两次温服。

2007年6月26日七诊：患者诉无明显不适，苔薄，舌质淡，脉弦。近日胃镜：胃底见一0.1mm×0.2mm息肉，幽门螺杆菌（-）。病理：轻度肠化。

处方：初诊方，去黄连、吴茱萸；加生薏苡仁15g，海藻15g，蒲公英15g，青皮10g，炙僵蚕10g。14剂，每日1剂，水煎，分两次温服。

【按语】

1. 本案患者属"嘈杂""胃痛"，病虽在胃，但与肝相关，系肝木犯胃，胃络失和所致。因胃镜提示上皮化生与息肉，且幽门螺杆菌（+），故病机尚与痰毒瘀留滞有关。

2. 治疗目标以临床症状的消除与胃镜病理指标的好转为主。治拟泄肝和胃、化痰散结、祛瘀解毒为法。方中用黄连、吴茱萸、香附、白芍等以泄肝、缓肝；炙乌贼骨、白残花、炒白术、陈皮、茯苓等和中健胃；八月札、山慈菇、石见穿、百合等化痰散结解毒，是针对上皮化生、息肉与幽门螺杆菌阳性而设；制丹参活血消瘀。

3. 三诊后曾伍用九香虫、海金沙等，意在加强止痛与通利胆腑之力。七诊时患者自觉已无不适，复查胃镜，息肉已明显缩小与减少，幽门螺杆菌转阴。方中去黄连、吴茱萸，加用生薏苡仁、海藻、蒲公英、青皮、炙僵蚕等，以加强化痰软坚、散结消肿作用，巩固治疗。

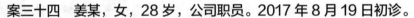

案三十四　姜某，女，28 岁，公司职员。2017 年 8 月 19 日初诊。

患者双乳小叶增生，左乳低回声结节，经行胀痛，痛经，情绪急躁，面部色素沉着。苔薄，舌质淡红，脉小弦。

病机：肝失疏泄，气血瘀滞，痰瘀交阻。

治法：疏肝理气，化痰祛瘀，软坚消结。

处方：夏枯草 15g，香附 10g，川芎 10g，郁金 10g，浙贝母 10g，炙鳖甲（先煎）15g，土鳖虫 6g，炒当归 10g，鸡血藤 12g，枸橘 15g，荔枝核 10g，青皮 10g，莪术 10g，炙僵蚕 10g。14 剂，每日 1 剂，水煎，分两次温服。

2017 年 9 月 2 日二诊：患者诉痤疮未见新发，宫颈炎症，小腹疼痛，8 月 29 日行 HPV 检测，提示高危 39、68 型阳性，中危 66 型阳性，低危 81 型阳性。苔薄，舌质淡红，脉濡。

处方：原方，加车前子（包煎）15g，鸡血藤 12g，蚤休 12g，白花蛇舌草 15g，田基黄 15g，蒲公英 15g。14 剂，每日 1 剂，水煎，分两次温服。

2017 年 9 月 16 日三诊：患者诉痤疮未见新发，面色少华。苔薄，舌质淡红，脉小弦。

处方：初诊方，加生黄芪 20g，一枝黄花 10g，蚤休 12g，白花蛇舌草 15g，板蓝根 15g。14 剂，每日 1 剂，水煎，分两次温服。

2017 年 9 月 30 日四诊：患者近查宫颈组织病理，提示：宫颈黏膜急慢性炎，小灶 CIN I 级。痤疮少有新发，小腹轻痛。苔薄，舌质淡红，脉小弦滑。

处方：初诊方，加一枝黄花 10g，蚤休 12g，白花蛇舌草 15g，板蓝根 15g，陈皮 12g，炒白术 12g。14 剂，每日 1 剂，水煎，分两次温服。

2017 年 10 月 21 日五诊：患者面色欠华，体乏易感，苔脉同前。

处方：初诊方，加生黄芪 15g，防风 12g，一枝黄花 10g，蚤休 12g，白花蛇舌草 15g，陈皮 12g。14 剂，每日 1 剂，水煎，分两次温服。

2017 年 11 月 4 日六诊：患者面部痤疮，面色少华，体乏易疲。苔薄，舌质淡红，脉小弦。

处方：初诊方，加生黄芪 15g，防风 12g，一枝黄花 10g，蚤休 12g，白花蛇舌草 15g，大青叶 15g。14 剂，每日 1 剂，水煎，分两次温服。

2017 年 11 月 25 日七诊：患者痤疮已缓。苔薄，舌质淡红，脉小弦。

处方：原方。14 剂，每日 1 剂，水煎，分两次温服。

2017 年 11 月 25 日八诊：患者症情平稳好转，苔脉同前。

处方：原方。21 剂，每日 1 剂，水煎，分两次温服。

2018 年 2 月 3 日九诊：患者于 1 月 26 日复查 HPV，提示高危 39 型阳性，余阴性。自觉无明显不适，触诊左乳肿块较前缩小，面色少华，痤疮偶有新发。苔中后稍薄黄微腻，舌质淡红，脉濡滑。继续原法缓图，以期全功。

处方：原方。28 剂，每日 1 剂，水煎，分两次温服。

【按语】

1. 本案患者属"乳癖""痛经"，系肝失疏泄，肝脉瘀滞，痰瘀交阻而致。初诊治拟疏肝理气、化痰祛瘀、软坚消结，药如夏枯草、香附、川芎、郁金、枸橘、荔枝核、青皮、浙贝母、炙僵蚕、炙鳖甲、土鳖虫、莪术、炒当归、鸡血藤等。

2. 二诊时，HPV 检测示高危 39、68 型阳性，中危 66 型阳性，低危 81 型阳性。此系毒滞下焦为患，故后续处方中，相继加入车前子、鸡血藤、蚤休、白花蛇舌草、田基黄、蒲公英、一枝黄花、板蓝根等大剂清热解毒之品，冀邪毒得以清解。然"邪之所凑，其气必虚"，故方中复入补气扶正、御邪抗毒之品也是当然，药如生黄芪、防风等。如此治疗至九诊时，复查 HPV，仅见高危 39 型阳性，较前已有明显好转，且左乳肿块较前也有明显缩小，故可继续原方巩固治疗。

3. HPV 系外来邪毒，每在正气不足、机体失调时侵犯人体，然后潜伏为患，成为"伏毒"。因此，解毒、祛毒、抗毒等应为主要治疗大法。从现代药理而言，因系病毒感染，故可在具有抗病毒的中药中选用具有相应功效的药物组方，进行治疗。

案三十五　夏某，女，40 岁，家庭主妇。2018 年 5 月 31 日初诊。

患者于今年 3 月发现宫颈癌，4 月行宫颈癌切除术，未行放化疗。术后病理：低度鳞状上皮内病变、HPV 查示高危 52 型阳性。刻下：自觉无明显不适，但面色少华。苔薄，舌质偏暗，脉濡。

辨证：气阴两虚，癌毒滞留。

治法：益气养阴，清热解毒，抗癌散结。

处方：生黄芪 15g，天花粉 15g，防风 12g，蚤休 15g，一枝黄花 10g，土茯苓 15g，白花蛇舌草 15g，蒲公英 15g，八月札 12g，白毛夏枯草 15g，蜂房 10g，莪术 12g，仙鹤草 15g，土鳖虫 6g，菝葜 12g，半枝莲 20g，陈皮 12g。14 剂，每日 1 剂，水煎，分两次温服。

2018 年 6 月 16 日二诊：患者诉无明显不适。苔薄，质淡红，脉濡。

处方：原方，加炒当归 12g。14 剂，每日 1 剂，水煎，分两次温服。

2018 年 6 月 30 日三诊：患者诉一切可，自觉无明显不适。苔薄，质淡红，脉濡。

处方：原方。28 剂，每日 1 剂，水煎，分两次温服。

2018 年 8 月 4 日四诊：患者诉带下稍多，无异味，苔脉同前。

处方：初诊方，改生黄芪 20g；加炒当归 10g，鸡血藤 15g。14 剂，每日 1 剂，水煎，分两次温服。

2018 年 8 月 18 日五诊：患者近日查 HPV 基因分型检测，显示：无人乳头瘤病毒感染。白带常规：滴虫（＋），脓细胞（＋＋＋＋）。面色少华，带下尚调。苔薄，舌质偏淡，脉濡。

处方：初诊方，改生黄芪 20g；加车前子（包煎）15g，炒当归 10g，鸡血藤 15g。14 剂，每日 1 剂，水煎，分两次温服。

2018 年 9 月 1 日六诊：患者诉带下稍多，色黄，无异味。苔薄，舌质淡红，脉小弦。

处方：初诊方，改蚤休 12；加车前子（包煎）15g，生薏苡仁 15g，椿根皮 12g。14 剂，每日 1 剂，水煎，分两次温服。

2018 年 9 月 15 日七诊：患者诉带下已减，色白，月事衍期 10 日方至。苔薄，舌质淡红，脉小弦。今日白带常规：滴虫（＋），余（－）。

处方：原方。14 剂，每日 1 剂，水煎，分两次温服。

2018 年 9 月 29 日八诊：患者诉带下告止，余无明显不适。苔薄，舌质淡红，脉小弦。

处方：初诊方，加炒当归 10g，鸡血藤 15g，车前子（包煎）15g。14 剂，每日 1 剂，水煎，分两次温服。

2018 年 10 月 13 日九诊：患者诉一切可。今日再查白带常规，已示正常。苔薄，舌质淡红，脉小弦。

处方：原方。21 剂，每日 1 剂，水煎，分两次温服。

2018 年 11 月 3 日十诊：患者诉无明显不适，纳食、夜寐均可，体重未减，气色转佳。苔薄，舌质淡，稍暗，脉沉细。近日复查：未见DNA倍体异常细胞与恶性肿瘤细胞。

处方：原方。21剂，每日1剂，水煎，分两次温服。

【按语】

1. 本案患者为HPV高危52型阳性，且已诱发宫颈鳞状上皮细胞癌变。其临床症状不多，辨证主要依据相关检测指标。HPV高危型阳性，可辨为正虚不足、毒邪滞留；宫颈鳞状上皮细胞癌变，可辨为酿生癌毒，滞着子门。结合手术病史与面色不华的临床表现，久病正虚、气阴两虚病机因素亦是存在的。

2. 治疗目标以HPV高危型的转阴为主，可用清热解毒之法，择药以清热解毒药中具有抗病毒效应的中药为主，如蚤休、一枝黄花、土茯苓、蒲公英、半枝莲等。为提高疗效，同时合用培益气阴之品，扶正以祛邪抗毒，药如生黄芪、天花粉、防风等。邪毒久滞，已诱发癌毒，故再伍以抗癌解毒散结之品，以防癌瘤复作，药如白花蛇舌草、八月札、白毛夏枯草、蜂房、莪术、仙鹤草、土鳖虫、菝葜等，如此构成处方主流；再入陈皮理气健脾，以防清解之品伤正。

3. 四诊时，加强补益气血以扶正。五诊时，HPV基因分型检测示已无人乳头瘤病毒感染。但白带常规提示滴虫阳性，脓细胞较多，故五诊、六诊时，处方治疗时加强清利止带，药如车前子、生薏苡仁、椿根皮等。七诊之后，相继查白带常规，渐转正常。十诊时，行宫颈细胞学检测，未见DNA倍体异常细胞与恶性肿瘤细胞。

案三十六　钱某，女，42岁，会计。2017年12月19日初诊。

患者近日查尿常规，显示：红细胞：50个/HP，白细胞：92个/HP，细菌：697个/L。尿隐血（＋），尿胆原（＋）。促甲状腺激素：4.7μIU/mL。高危型HPV：58型阳性。阴道镜病理：（宫颈12点）慢性宫颈炎伴高级别鳞状上皮内病变（CINⅡ级）；（宫颈2点、4点、6点）慢性宫颈炎。患者诉近日反复泌尿系统感染，小溲时痛，但无尿频、尿急。带下色白微黄，量多异味，月事量少，色黑。平素体虚易感，纳寐尚可，大便也调。苔薄，舌质淡红，脉细。

辨证：癌毒痰瘀，搏结子门，湿热下注，正气已伤。

治法：抗癌解毒，化痰祛瘀，清利湿热，益气扶正。

处方：黄柏10g，知母10g，肉桂（后下）2g，乌药6g，马鞭草15g，车前子（包煎）15g，生黄芪15g，炒白术15g，防风12g，白花蛇舌草30g，半枝莲15g，田基黄12g，蚤休12g，土茯苓15g，一枝黄花10g。14剂，每日1剂，水煎，分两次温服。

2018年1月2日二诊：患者诉药后诸症均缓，晨起或饭后不适，欲呕，或有腹泻。苔薄，舌质淡红，脉濡缓，时结。

处方：原方，加陈皮12g，八月札15g，白毛夏枯草15g，莪术10g。7剂，每日1剂，水煎，分两次温服。

2018年1月9日三诊：患者今查尿常规，显示隐血（±），余阴性。自觉腰酸，左侧少腹稍有不适，尿痛不显，带下量减，异味稍退，余无不适。苔薄，舌质淡红，脉小弦。

处方：初诊方，加八月札15g，白毛夏枯草15g，莪术10g。14剂，每日1剂，水煎，分两次温服。

2018年1月30日四诊：患者近日行宫颈锥切术，术后病理示：（宫颈浅层开口11点）慢性宫颈炎伴鳞状上皮增生，灶性高度鳞状上皮内病变（HSIL，CIN Ⅱ级），并累及腺体；（宫颈切缘）慢性宫颈炎伴鳞状上皮增生，灶性低度鳞状上皮内病变（LSIL）；（宫颈深层）慢性宫颈炎。HPV58（＋）。患者诉每值经后泌尿系统感染易作，小溲疼痛，时有食后泛恶或脘胀，余无明显不适。苔薄，舌质淡红，脉濡。

处方：炙黄芪30g，太子参12g，仙鹤草15g，制黄精12g，怀山药15g，陈皮12g，白花蛇舌草15g，土茯苓12g，车前子（包煎）12g，马鞭草15g，一枝黄花10g，蚤休12g，田基黄15g，八月札15g，白毛夏枯草15g，莪术10g。14剂，每日1剂，水煎，分两次温服。

2018年3月6日五诊：患者诉无明显不适，左下腹偶有隐痛。苔薄微黄，舌质淡红，脉弱。

处方：原方，加泽泻15g，鸡血藤12g，炒当归12g，鸡血藤15g。14剂，每日1剂，水煎，分两次温服。

2018年3月20日六诊：患者自觉一切尚可，左下腹隐痛消失，带下不多，色质正常。苔薄，舌质稍红，脉小弦。

处方：2018年1月30日方，加鸡血藤12g，炒当归12g，鸡血藤15g，凌霄花 10g，百药煎 3g。14 剂，每日 1 剂，水煎，分两次温服。

2018 年 4 月 3 日七诊：患者诉右乳外侧疼痛，经量偏少，色暗，无明显血块，周期尚准。苔薄，舌质淡红，脉小弦。

处方：2018 年 1 月 30 日方，加炒当归 12g，鸡血藤 15g，凌霄花 10g，百药煎 3g。14 剂，每日 1 剂，水煎，分两次温服。

2018 年 4 月 24 日八诊：患者近日查，HPV 转阴，尿常规（－）。刻值经后第 4 日，小便稍有不适，脐下两侧牵扯胀感。苔薄，舌质稍暗，脉濡缓。

处方：2018 年 1 月 30 日方，加鸡血藤 12g，乌药 6g。14 剂，每日 1 剂，水煎，分两次温服。

【按语】

1. 本案患者，平素易外感，且淋证反复，带下量多色黄异味，可辨为气虚不固，外邪乘袭，酿生湿热，下注为患；查 HPV 高危 58 型阳性，且病理示高级别鳞状上皮内病变（CIN Ⅱ级），可辨为伏毒滞着，酿成癌毒，搏结痰瘀，蕴结子门。

2. 本案治疗重点涉及两个方面：一则扶正清利，减少外感与淋证的发作；二则抗癌解毒、软坚消结，以疗 HPV 诱发的癌毒痰瘀，中断病情进展。初诊方用黄柏、知母、肉桂、乌药、马鞭草、车前子、土茯苓等，系"滋肾通关丸"加味，清利湿热，助膀气化；生黄芪、炒白术、防风，合为玉屏风散以扶助正气，固表御邪；加入一枝黄花，清解毒邪，并合白花蛇舌草、半枝莲、田基黄、蚤休等，抗癌解毒，软坚消结，以疗异型增生。

3. 二诊时，临床症状已缓，因恐初诊时化痰祛瘀、软坚消结之力不足，故又伍入八月札、白毛夏枯草、莪术等。四诊时患者诉行宫颈锥切术，但术后病理示低度鳞状上皮内病变，HPV58（＋）。因患者临床症状已不显，故转方扶正解毒为主，以消除 HPV 与改善宫颈病变，方用炙黄芪、太子参、仙鹤草、制黄精、怀山药、陈皮等培益正气；白花蛇舌草、一枝黄花、蚤休、田基黄、八月札、莪术解毒抗癌、软坚消结；土茯苓、马鞭草、车前子清利湿热，以疗带下及淋证。至八诊时，复查 HPV 转阴，终于达到较为满意的临床疗效。

第五节　排泄物检测异常案

案三十七　黄某，男，51岁，农民。2005年1月9日初诊。

患者因"腹胀，反复双下肢浮肿5个月"，于2004年10月20日在江苏省人民医院住院治疗，当时诊断为"肾病综合征"。每日口服强的松60mg。两个月后，改为每日口服强的松50mg、一平舒1片、立加利仙1片。当时查尿常规，蛋白（+++），隐血（+++）。10月26日肾活检示：膜增生性肾小球肾炎（Ⅰ型）。2005年1月3日复查尿常规，蛋白（++），隐血（++）。目前做血液透析每日1次。刻下：头昏，体乏无力，脘腹胀满，咽中不适，指末挛急，活动不利，面红，四肢浮肿不显。苔薄，舌质稍红，偏干，脉细弦。测血压：140/100mmHg。2004年8月30日查血生化，谷草转氨酶：50.5U/L，γ-谷氨酰转移酶：50.9U/L，尿素氮：7.99mmol/L，肌酐：328.2μmol/L，尿酸：573μmol/L。

辨证：肾病日久，肾元亏虚，浊毒潴留，肝风欲动。

治法：滋培肾元，泄浊排毒，佐以平肝息风。

处方：生地黄10g，熟地黄10g，炙女贞子10g，山茱萸10g，制黄精10g，怀山药15g，沙苑子10g，蒺藜10g，菊花10g，六月雪15g，荠菜花12g，生薏苡仁15g，制大黄10g，炙僵蚕10g，砂仁（后下）4g，泽泻15g，蜂房10g。7剂，每日1剂，水煎，分两次温服。

2005年1月16日二诊：患者诉药后腹胀明显，纳食尚可，大便欠成形，体力较差，余症已缓。苔薄，舌质淡红，脉细弦。方中略去滋腻之品，并酌入运脾除满药。

处方：原方，去熟地黄；加陈皮10g，茯苓12g，厚朴6g。7剂，每日1剂，水煎，分两次温服。

另：继续每日口服强的松40mg。

2005年1月23日三诊：患者诉仍腹胀，大便稀薄，头昏，体力仍差，腰酸。苔薄，舌质稍红，脉弦滑。证属脾肾两亏，浊毒留滞。方转健脾益肾，利尿排毒。

处方：陈皮10g，法半夏10g，炒白术12g，茯苓12g，制黄精12g，怀山药15g, 炙女贞子10g, 桑寄生12g, 泽泻20g, 砂仁 (后下) 4g, 制大黄10g, 六月雪12g, 荠菜花12g, 大腹皮10g, 制厚朴6g, 沙苑子10g, 蒺藜10g。14剂, 每日1剂, 水煎, 分两次温服。

2005年2月6日四诊: 患者症情平稳, 仍稍感腹胀, 大便欠成形, 体力较差。苔薄, 舌质暗红, 脉细。

处方: 1月23日方, 去沙苑子、蒺藜; 加炙黄芪15g, 炙僵蚕10g, 楮实子10g。21剂, 每日1剂, 水煎, 分两次温服。

2005年2月27日五诊: 患者近日感腰酸, 头昏泛恶, 肢体乏力, 心悸, 动甚则气喘, 口干欲饮。苔薄微腻, 脉濡细。测血压: 160/100mmHg。浊毒有凌心犯肺、上冲脑腑之势, 急予平冲降浊排毒。

处方: 炒葶苈子12g, 泽泻25g, 木防己10g, 沙苑子10g, 蒺藜10g, 楮实子12g, 制黄精10g, 炙女贞子10g, 熟地黄10g, 山茱萸10g, 补骨脂12g, 制大黄10g, 六月雪12g, 荠菜花12g, 生薏苡仁15g。14剂, 每日1剂, 水煎, 分两次温服。

2005年3月13日六诊: 患者近日未做血液透析, 感头昏泛恶好转, 腰酸, 体乏无力。苔薄黄腻, 舌质稍红, 脉弦滑。查血生化, 总胆固醇: 25.9μmol/L, 谷丙转氨酶: 51.4IU/L, 尿酸: 474μmol/L, 甘油三酯: 1.75mmol/L。测血压: 158/90mmHg。

处方: 原方。21剂, 每日1剂, 水煎, 分两次温服。

2005年4月3日七诊: 患者诉腰部酸胀, 精神稍差, 纳食后腹胀, 有时头昏。苔薄白, 舌质稍红, 脉弦滑。

处方: 原方, 加陈皮10g。21剂, 每日1剂, 水煎, 分两次温服。

2005年4月24日八诊: 患者已近两月未做血液透析, 腰酸, 胸闷, 体乏无力, 嗜睡头昏。苔薄, 舌质稍红, 脉濡细。

处方: 2月27日方, 加桑寄生12g, 怀牛膝15g, 独活15g。21剂, 每日1剂, 水煎, 分两次温服。

2005年5月15日九诊: 患者诉胸闷, 腰酸, 大便欠成形。苔薄, 舌质稍红, 脉濡细。血压: 135/90mmHg。

处方: 2月27日方, 加桑寄生12g, 怀牛膝15g, 怀山药15g。14剂, 日一剂, 水煎, 分两次温服。

2005年5月29日十诊: 患者诉大便日行5～6次, 有泡沫而不成形。体乏无力，纳食稍少，有时泛恶，头昏。苔薄微腻，舌质稍暗，脉弦滑。血压：115/80mmHg。再拟健脾利湿，降浊排毒之法。

处方：怀山药15g，炒薏苡仁15g，黄精12g，藿香10g，佩兰10g，焦山楂12g，六神曲各12g，泽泻15g，木防己10g，炒葶苈子12g，楮实子12g，六月雪12g，砂仁（后下）4g，补骨脂12g。21剂，每日1剂，水煎，分两次温服。

2005年6月19日十一诊：患者诉一切尚可，体乏、腰酸虽减仍存。苔薄，舌质稍红，脉濡。

处方：5月29日方，去藿香、佩兰；加桑寄生12g，荠菜花12g，片姜黄10g，羌活12g，独活12g。21剂，每日1剂，水煎，分两次温服。

2005年7月10日十二诊：患者血液透析已停近半年。自诉一切尚可，体力较前明显增加，腰酸已不明显，纳食尚可，大便成形，1～2日一行。苔薄，舌质稍红，脉濡。尿常规，Rro±，BLO±，BIL+；PH：7.0；NIT（-），GLU（-），URO（-），KET（-）；颜色：黄；比重：1.025；清浊：清。血生化，尿素氮：6.3mmol/L；肌酐：146μmol/L；尿酸：412μmol/L。

处方：原方。21剂，每日1剂，水煎，分两次温服。

【按语】

1. 本案患者"肾病综合征"日久，尿常规与肾功能检测提示肾损明显，已至肾功能不全阶段。治疗目标是降低肾损程度，改善肾功能。在疗效指标上，重点关注的为显示肾损状态的尿常规与提示肾功能的尿素氮、肌酐、血尿酸等，尽量延长血液透析间隔时间。尿素氮、肌酐、血尿酸升高，中医病性证素可拟诊为浊毒，由肾病日久，肾体受损，肾精亏虚，蒸化不利而致。然本案患者病重势急，浊毒上犯，已引动肝风，故见肝风内动之表现，如头昏、指末挛急、活动不利、面赤、脉细弦、血压偏高等。

2. 在治疗上，仍拟培肾以助蒸化，泄浊以排毒为大法，并佐以平肝息风。方中生地黄、熟地黄、炙女贞子、山茱萸、制黄精、怀山药等培肾滋阴，疗其虚损；六月雪、荠菜花、生薏苡仁、制大黄、泽泻等前后通利，排浊泄毒；沙苑子、蒺藜、菊花、炙僵蚕、蜂房等平肝息风，并止挛急；砂仁理气和中，开胃助纳，防滋补碍胃。

3. 由于初诊时对脾虚考虑不够，加之滋腻之品较多，故二诊时出现了较为显著的脾虚不运症状，如腹胀明显、大便欠成形、体力较差等，故后续治疗上加入健脾运脾、行气消胀之品，如炙黄芪、陈皮、茯苓、厚朴、炒白术、大腹皮等。

4. 五诊时病情陡变，浊毒凌心犯肺，且有上冲脑腑之势，故治急拟平冲降浊排毒。方中炒葶苈子、泽泻、木防己，泻肺降浊以利湿；六月雪、荠菜花、生薏苡仁通利小便，以排浊毒；制大黄活血通腑，从后分利浊毒，使邪有所出路；沙苑子、蒺藜、楮实子平肝息风，助葶苈子、泽泻、防己等平降冲逆；熟地黄、山茱萸、炙女贞子、制黄精、补骨脂益肾填精，以固其本。

5. 八、九诊时，因患者腰酸体乏显著，故原方合入桑寄生、怀牛膝、怀山药、独活以补肝肾、强腰膝。十诊时浊毒上攻之势稍缓，而脾虚之象再现，故重拟健脾利湿、降浊排毒之法。至十二诊时，血液透析停止已近半年，临床症状明显缓解，尿常规、肾功能等实验室指标亦较前大有改观。

案三十八　吴某，女，39岁，公司职员。2007年3月27日初诊。

患者近半年来检查反复尿隐血（++～+++），曾住院治疗数月，疗效不显，疑为"慢性肾炎"，因拒做肾穿刺活检而前来寻求中医治疗。患者诉近日操劳过度，腰部酸软，双肾区胀感，紧张易怒，面赤烘热，夜寐欠安，出汗量多，夜间为著，腹中气胀，矢气，大便欠成形。苔薄，舌质稍暗，脉细郁不扬。查体，血压：132/98mmHg，形体偏胖，乳腺小叶增生，双肾区压痛与叩击痛（-）。尿常规隐血（++），红细胞：5个/HP，甘油三酯偏高。B超提示脂肪肝。

辨证：心肝热蕴，灼伤阴络，心肾不交。

治法：清心泻肝，宁神止血，交通心肾。

处方：黄连4g，肉桂1g，牡丹皮10g，炒栀子10g，夏枯草12g，朱茯神10g，姜竹茹12g，法半夏10g，陈皮10g，首乌藤25g，生牡蛎（先煎）20g，炙女贞子10g，墨旱莲12g，大蓟10g，白茅根12g，功劳叶15g，六月雪12g。14剂，每日1剂，水煎，分两次温服。

2007年4月10日二诊：患者仍觉烘热寐差，急躁易怒，易于紧张。苔薄，舌质稍红，脉细郁。昨日查尿常规：隐血（+），红细胞：18个/HP。

处方：原方，去炒栀子；加炒酸枣仁25g。14剂，每日1剂，水煎，分两次温服。

2007年4月24日三诊：患者近日查尿常规，隐血（＋），红细胞：10个/HP。诉情绪较前平缓，烘热已除，乳腺肿块不显，自觉腰酸，痛经，下肢乏力，有时腹泻，夜寐欠安。苔薄微黄，舌质红，脉细弦。

处方：初诊方，去法半夏、姜竹茹；加香附10g，炒酸枣仁25g。14剂，每日1剂，水煎，分两次温服。

2007年5月8日四诊：患者诉夜寐已安，基本能正常入睡，大便已成形，但有时仍觉腰酸膝软，下肢畏寒困乏，脘部胀痛，上身盗汗，小腹不适。苔薄，舌质稍暗，脉细。隐血：（＋），红细胞：5个/HP，白细胞：300个/HP。

处方：初诊方，去炒栀子、朱茯神、首乌藤、姜竹茹、法半夏；加淫羊藿10g，车前子（包）10g，泽泻15g。14剂，每日1剂，水煎，分两次温服。

2007年5月22日五诊：今日查尿常规，隐血（±），红细胞：5个/HP。体力稍复，夜寐转安，胫前时痒，少有盗汗，头麻时作。苔薄，舌质稍红，脉细。

处方：初诊方，去朱茯神、首乌藤、姜竹茹、法半夏；加蜂房10g，淫羊藿8g。7剂，每日1剂，水煎，分两次温服。

2007年6月29日六诊：患者今日查尿常规，隐血（－）。诉夜卧时，有时双侧腰部稍感酸胀，盗汗少作，膝冷。苔薄，舌质暗，脉细小弦。

处方：初诊方，去朱茯神、首乌藤、姜竹茹、法半夏；加秦艽10g，独活15g，淫羊藿8g。7剂，每日1剂，水煎，分两次温服。

2007年6月5日七诊：患者今查尿常规，隐血（－）。夜寐欠安，梦多纷纭，腰胀不显，膝冷、盗汗亦缓，头麻未作。苔薄，舌质稍暗，脉细。

处方：初诊方，去姜竹茹、法半夏；加秦艽10g，淫羊藿8g，凌霄花10g。7剂，每日1剂，水煎，分两次温服。

【按语】

1. 患者因反复查见尿隐血而前来求诊，但诊查过程中发现心肝郁热明显，心肾不交亦存，故辨证立法，"止血"与"助眠"是治疗重点，拟法清泻心肝郁火、宁络止血为主。方用交泰丸、黄连温胆汤合二至丸加减。

2. 关于本案患者尿隐血与失眠的中医辨证，力求归结至同一病机路线主干，仍属心肝火旺、心热下移，灼伤阴络而致，故治疗拟清泻心肝郁火、宁络止血为主。方中用黄连、夏枯草、牡丹皮、炒栀子、功劳叶等清心泄肝；用炙女贞子、墨旱莲、大蓟、白茅根、六月雪等凉血止血，加强对尿隐血这一异常指标的纠治。患者主诉中除尿隐血阳性外，尚苦于失眠，故治疗组方中还突出了"助眠"。方用交泰丸合黄连温胆汤加减，药如肉桂、黄连、朱茯神、姜竹茹、法半夏、陈皮、首乌藤、生牡蛎等。

3. 四诊时因患者觉腰酸膝软，下肢畏寒困乏，故原方略去清热安神之品，合入淫羊藿温暖下元。但因尿检白细胞偏高，故加入车前子、泽泻清利下焦。本案经过七诊治疗，小溲隐血终于持续转阴，临床表现也见明显好转。此外，对本案患者的治疗，尚可直接尝试凉血化瘀止血之剂，仿"犀角地黄汤"方意，药如水牛角、生地黄、赤芍、牡丹皮、大蓟、白茅根、墨旱莲等，或许也能奏效。

案三十九　陈某，女，33 岁，公司职员。2008 年 2 月 21 日初诊。

患者近半年来泌尿系统感染反复发作，曾多次在医院诊治，疗效不显。刻下：溲频且急，每日白昼小便次数达 25 次左右。体乏易疲，抑郁急躁。昨日尿检：脓细胞（++），余（−）。苔薄，舌质淡红，脉濡细。

辨证：中虚不升，肝郁失疏，湿热留恋，膀胱气化不利。

治法：益气升清，疏肝泄浊，助脬气化。

处方：柴胡 5g，香附 10g，白芍 10g，乌药 6g，升麻 10g，炙黄芪 15g，菟丝子 10g，煨益智仁 12g，制黄精 12g，怀山药 15g，泽泻 12g，土茯苓 12g。7 剂，每日 1 剂，水煎，分两次温服。

2008 年 2 月 28 日二诊：患者诉溲频且急明显减轻，情绪好转，易于外感，曾有"宫颈炎"病史。苔薄，舌质暗红，脉濡细。

处方：初诊方，加防风 10g，鸡血藤 12g。7 剂，每日 1 剂，水煎，分两次温服。

2008 年 3 月 6 日三诊：患者诉腰酸体乏已除，小溲频急亦缓，但闲时有尿意。苔薄，舌质稍红，脉细。

处方：初诊方，去土茯苓；加鸡血藤 12g，黄柏 10g，知母 6g，肉桂 1g。7 剂，每日 1 剂，水煎，分两次温服。

2008 年 3 月 13 日四诊：患者诉症状基本消失，每日白昼小便次数已降为 4～5 次。苔薄，舌质稍暗，脉细。

处方：原方。7 剂，每日 1 剂，水煎，分两次温服。

2008年3月20日五诊：患者诉体劳后病情稍有反复，尿检无特殊。苔薄微黄，舌尖稍红，脉细。

处方：初诊方，去土茯苓；改升麻6g；加鸡血藤12g，黄柏10g，知母6g，肉桂1g。7剂，每日1剂，水煎，分两次温服。

2008年3月27日六诊：患者诉诸症若失，唯劳累后偶有尿意。苔薄微黄，舌质稍红，脉细。

处方：原方。7剂，每日1剂，水煎，分两次温服。

【按语】

1. 患者主诉为溲频且急，且尿检脓细胞阳性，两者应是治疗重点。治疗目标可定为：消除小溲频急症状与促使尿检脓细胞转阴。本案病位在膀胱，属膀胱气化不利所致，但又涉及其他多种病机因素。综合归纳后，认为与中气虚弱而不能升摄、肝气郁滞而不能疏利、湿热蕴结下焦而膀胱难以气化等有关。相应的主要辨证依据分别为：体乏易疲（中气虚弱）、抑郁急躁（肝气郁滞）及尿检脓细胞（湿热蕴结下焦）等。

2. 治疗以恢复膀胱气化功能为主，结合升清降浊、培益固摄、疏肝理气、清利湿热等，多法并举，发挥中药复方多元化优势。初诊方用炙黄芪、菟丝子、煨益智仁、制黄精、怀山药培益脾肾，强其固摄之力。其中黄芪与升麻、柴胡等配伍，尚有升清之功。柴胡、香附、白芍疏肝缓肝；乌药助膀气化；泽泻、土茯苓清利湿热，是针对尿检脓细胞阳性的治疗而设。

3. 二诊时加入防风、鸡血藤，是针对血虚不足，易于外感而设。三诊时，小溲频急已缓，却再合入黄柏、知母、肉桂，取"滋肾通关丸"意，加强清泄，进一步为即将到来的尿常规复检奠定疗效基础。至五诊与六诊时，患者症状消除，尿检也达正常，治疗目标实现。

案四十 史某，女，50岁，家庭妇女。2010年9月4日初诊。

患者今年体检：慢性肾病，IgA肾病（FSGS），高血压病Ⅱ期。8月23日查血生化，尿素氮：8.29mmol/L，肌酐：164.3μmol/L，球蛋白：23.3g/L；尿蛋白：300mg/24h。目前口服强的松每日4片。刻下：面色少华，腰胀，下肢不肿，纳可，体力稍差。苔薄，舌质淡红，脉小弦。测血压：120/80mmHg。

辨证：肾气亏虚，气化不利，浊毒内蕴。

治法：补肾填精，泄浊排毒。

处方：熟地黄12g，制黄精12g，山茱萸10g，怀山药12g，菟丝子10g，川桂枝5g，泽泻25g，生薏苡仁15g，鸡血藤12g，六月雪12g，荠菜花12g，制大黄10g，鬼箭羽12g。7剂，每日1剂，水煎，分两次温服。

2010年9月11日二诊：患者自觉体力尚可。苔薄，舌质淡红，脉小弦。

处方：初诊方，加砂仁（后下）4g。14剂，每日1剂，水煎，分两次温服。

2010年10月9日三诊：患者诉腰部胀感，咽中异物。苔薄，舌质淡红，脉小弦。

处方：原方。14剂，每日1剂，水煎，分两次温服。

2010年11月6日四诊：患者症情平稳。近日查肾功能，尿素氮：8.6mmol/L，肌酐：123.0μmol/L。苔薄，舌质淡红，脉小弦。

处方：原方。14剂，每日1剂，水煎，分两次温服。

2010年11月20日五诊：患者今日查血生化，提示肾功能已正常，唯高密度胆固醇为3.6mmol/L。气色好转，月事复潮，滴沥不净已达3周，入晚下肢轻度浮肿，午后双下肢乏力，双腕关节内侧疼痛。苔薄，舌质淡红，脉小弦。测血压：172/105mmHg。

处方：初诊方，加天麻10g，钩藤（后下）15g，豨莶草15g，炙女贞子12g，墨旱莲15g。14剂，每日1剂，水煎，分两次温服。

2010年12月4日六诊：患者症情平稳，月事仍滴沥不净。苔薄，舌质淡红，脉小弦。

处方：初诊方，加炙女贞子12g，墨旱莲15g，炮姜6g，天麻10g，钩藤（后下）15g，豨莶草15g。14剂，每日1剂，水煎，分两次温服。

另：口服非洛地平缓释片5mg，每日一次。

2010年12月19日七诊：患者诉稍有肤痒，红疹。苔薄，舌质淡红，脉濡滑。

处方：初诊方，加炙女贞子12g，墨旱莲15g，炮姜6g，天麻10g，钩藤（后下）15g，豨莶草15g，蜂房10g，地肤子12g。14剂，每日1剂，水煎，分两次温服。

2011年1月1日八诊：患者今日查血生化，尿素氮：9.9mmol/L，肌酐：110.4μmol/L，甘油三酯：2.24mmol/L；尿常规，蛋白（+），隐血（+）。左腰背轻胀。苔薄，舌质淡，脉濡。

处方：初诊方，加炙女贞子 12g，墨旱莲 12g，炮姜 6g，蜂房 10g，土茯苓 15g。14 剂，每日 1 剂，水煎，分两次温服。

2011 年 1 月 15 日九诊：患者诉腰酸乏力，余无特殊情况，曾有腰椎间盘突出症。苔薄，舌质淡红，脉濡细。

处方：初诊方，加续断 15g，怀牛膝 15g，炮姜 6g。14 剂，每日 1 剂，水煎，分两次温服。

2011 年 1 月 29 日十诊：患者于本月 25 日查血生化，尿素氮：6.06mmol/L，肌酐：112.0μmol/L，尿酸：368μmol/L，甘油三酯：3.47mmol/L，总胆固醇：5.83mmol/L；尿常规，蛋白（＋），隐血（－）。夜寐欠安，入睡困难（每晚可睡 4～5 小时），面色少华，余无特殊情况。苔薄，舌质淡红，脉小弦。

处方：初诊方，去川桂枝；加黄连 4g，肉桂（后下）2g，首乌藤 30g，海藻 15g，玉米须 15g。21 剂，每日 1 剂，水煎，分两次温服。

2011 年 2 月 26 日十一诊：患者于本月 21 日查尿常规，尿蛋白（＋），管型细胞：4.63/LPF。有时左胁背轻度隐痛，余无特殊情况。苔薄，舌质稍暗，脉濡缓。

处方：初诊方，加海藻 15g，玉米须 15g，炒当归 10g。14 剂，每日 1 剂，水煎，分两次温服。

2011 年 3 月 12 日十二诊：患者今日查血生化，尿素氮：6.6mmol/L，肌酐：93.0μmol/L，尿酸：281μmol/L，甘油三酯：2.05mmol/L，总胆固醇：4.94mmol/L。下肢轻度肤痒。苔薄，舌质淡红，脉细。

处方：初诊方，加海藻 15g，玉米须 15g，炒当归 10g。14 剂，每日 1 剂，水煎，分两次温服。

2011 年 4 月 9 日十三诊：患者今日血生化，甘油三酯：2.24mmol/L，尿素氮、肌酐、血尿酸均在正常范围。周身肤痒，腰部酸软，下肢轻度浮肿。近一周曾外感发热，经输液抗感染治疗好转。苔薄，舌质淡红，脉细。

处方：初诊方，加天仙藤 12g，路路通 10g，南五加皮 12g，海藻 15g，玉米须 15g。14 剂，每日 1 剂，水煎，分两次温服。

【按语】

1. 本案中，对异常指标的中医病机认识：患者慢性肾病日久，肾体已损，蒸化无力，湿浊内蕴，酿生浊毒，故查见尿素氮、肌酐等异常升高；肾虚不摄，封藏失职，精微下泄，见尿中蛋白偏高。对临床表现的中医病机认识：精不化血，血不容面，故面色少华；腰府失濡，故见腰胀。综合病情，治疗目标是肾功能、尿常规及临床表现的好转。

2. 本病以肾体亏损为本，浊毒内蕴为标。治疗方面，一则补肾填精，复其蒸化之能；二则泄浊排毒，以减其机体损害。初诊方用熟地黄、黄精、怀山药、山茱萸培肾填精，取"六味地黄丸"三补之意；又加入菟丝子，以少许温补肾阳药于滋肾之品中，遵"无阳则阴无以生，无阴则阳无以化"，有少火生气之意；泽泻、制大黄、生薏苡仁、六月雪、荠菜花、玉米须泄浊排毒（现代药理药效研究表明，其中多味药有改善肾功能作用）；川桂枝通阳，以助肾气化；鸡血藤、鬼箭羽养血活血，改善血循，以濡肾体。

3. 本案在较长的复诊治疗过程中，围绕改善肾功能，始终不离益肾泄浊排毒之法。虽病势缠绵，但终获良效。至十三诊时，肾功能检查已达正常，尿常规指标也接近正常。但甘油三酯仍偏高，故方中加入海藻、玉米须，亦是根据现代药理而择药的。

案四十一　王某，男，25岁，公司职员。2011年2月26日初诊。

患者有紫癜性肾炎病史，自幼时起，每因饮食不当而发作。刻下：双下肢红疹，四肢关节疼痛。2011年1月17日查尿常规，蛋白（++），隐血（−）。苔薄，舌尖稍红，脉小弦。

辨证：血分热毒瘀结，伤及肾体。

治法：清热祛风、凉血化瘀，佐以排毒。

处方：水牛角（先煎）15g，生地黄12g，赤芍10g，牡丹皮10g，凌霄花10g，川牛膝12g，炙女贞子12g，墨旱莲12g，六月雪15g，荠菜花12g，制大黄10g，蝉蜕6g，炙僵蚕10g，菟丝子12g。14剂，每日1剂，水煎，分两次温服。

2011年3月12日二诊：患者今日查尿常规，蛋白（+），隐血（−）。皮疹未作，右膝关节疼痛明显。苔薄，舌尖稍红，脉小弦。

处方：原方，加忍冬藤12g，油松节15g。14剂，每日1剂，水煎，分两次温服。

2011年3月26日三诊：患者今日查尿常规，蛋白（±），隐血（−）。皮疹未作，关节疼痛消失。苔薄微黄，舌尖稍红，脉细弦。

处方：原方。14剂，每日1剂，水煎，分两次温服。

【按语】

1. 本案患者因蛋白尿来诊。自幼患紫癜性肾炎，为自身免疫性疾病。加之时有双下肢散发红疹，关节疼痛等，系血分风热瘀毒所致。伤及肾体，封藏不利，则见尿蛋白阳性。

2. 治疗上以清热凉血为主，并结合祛风、活血、益肾、排毒，冀邪去而肾体受损缓解。初诊方仿"犀角地黄汤"意（以水牛角代犀角）凉血化瘀，"二至丸"滋阴凉血止血；凌霄花、蝉蜕、炙僵蚕祛风散邪。其中蝉蜕、炙僵蚕等抗过敏，善消尿中蛋白；菟丝子温肾固涩，也可防止精微从尿中下泄；六月雪、荠菜花、制大黄凉血泄毒排浊；川牛膝引药下行，活血以消下肢斑疹。

3. 二诊时，患者尿蛋白已减，皮疹未作，但右膝关节疼痛明显，故加忍冬藤、油松节清热和络止痛。三诊时，患者查尿常规基本正常，皮疹与关节疼痛消失，故守原方巩固治疗。

案四十二　杜某，女，55岁，机关干部。2011年8月11日初诊。

患者上月查尿常规，隐血（+++），红细胞达60000个/mL，拟诊为慢性肾炎。体检还发现：高尿酸血症、乳腺纤维增生症、慢性咽炎、肥胖。刻下：入夜双膝酸痛明显，尿痛，腰部灼热感，耳鸣耳聋。苔薄，舌质稍暗，脉细弦。

辨证：肾亏血热，浊毒潴留，痰瘀留结。

治法：滋肾泄浊，凉血止血，化痰散结。

处方：制何首乌15g，制黄精12g，炙女贞子12g，山茱萸10g，墨旱莲15g，茜草炭15g，侧柏炭15g，桑寄生15g，独活15g，油松节15g，石菖蒲12g，磁石（先煎）20g，草薢12g，泽泻15g，炙鳖甲（先煎）15g，青皮12g，枸橘15g，海藻15g。7剂，每日1剂，水煎，分两次温服。

2011年8月18日二诊：患者诉药后腰腿疼痛明显缓解，但腰部有灼热感。耳鸣时作，晨起脑响，曾有脘部不适。苔薄黄，舌质稍暗，脉弦滑。

处方：初诊方。14剂，每日1剂，水煎，分两次温服。

2011年9月1日三诊：患者诉腰部灼热感依然，脑鸣缓解。苔薄，舌质稍暗，脉弦滑。

处方：初诊方，加秦艽10g，黄柏10g。14剂，每日1剂，水煎，分两次温服。

2011年9月15日四诊：患者于前日查尿常规，隐血（±）。膝痛已止，脑鸣、腰部灼热感均有减轻。苔薄，舌质暗，脉弦滑。

处方：原方。14剂，每日1剂，水煎，分两次温服。

2011年9月29日五诊：患者于本月26日查血生化，肌酐：81μmol/L，尿酸：414μmol/L。脑鸣缓解，体力尚可，面色少华。苔薄，舌质暗，脉弦滑。

处方：初诊方，去青皮、枸橘、海藻；加六月雪15g，荠菜花12g，制大黄10g。14剂，每日1剂，水煎，分两次温服。

2011年10月13日六诊：患者今日复查血生化，均在正常范围。脑鸣不显，体力尚可，面色少华。苔薄，舌质稍暗，脉弦滑。

处方：原方。14剂，每日1剂，水煎，分两次温服。

【按语】

1. 本案患者检测指标的异常，涉及尿隐血阳性、血尿酸偏高、乳腺纤维增生症等，较为分散，辨证时尚应结合临床表现，一并串联，进行综合判断。病机认识似可如此：患者慢性肾炎，系肾亏血热，肾关不固，络脉受损，故见血尿、腰部灼热；气化不利，浊毒难泄，故尿痛，并查见高尿酸血症；浊毒搏结骨节，则双膝酸痛；痰瘀凝结肝脉，故乳腺纤维增生；肾精不足，难以充养脑髓，故有耳鸣、耳聋。

2. 治疗上滋肾泄浊，兼以凉血止血、软坚散结。初诊方中制何首乌、制黄精、炙女贞子、山茱萸等滋补肾阴，以养肾体。其中炙女贞子与墨旱莲、侧柏炭、茜草炭等伍用，以凉血止血；桑寄生、独活、油松节补肝肾、强腰膝、止痹痛；石菖蒲、磁石，化浊与重镇并举，开窍聪耳；草薢、泽泻泄浊排毒；青皮、枸橘、海藻、炙鳖甲等软坚散结，以疗乳腺纤维增生。

3. 二诊时即显效，患者腰腿疼痛大缓。三诊时因腰部灼热感依然，故加秦艽、黄柏，清泄下焦湿热。四诊时复查尿常规，已提示隐血（±），镜下血尿消失。五诊时，因血尿酸仍偏高，故合入六月雪、荠菜花、制大黄，使浊毒从二便分利而出。因组方药味空间有限，且乳腺纤维增生非旦夕可以全功，故撤去青皮、枸橘、海藻，暂缓软坚散结，集全方之力专攻，以滋肾凉血、泄浊排毒。至六诊时，复查血生化，所有指标已达正常范围，症状也有明显缓解，故除乳腺纤维增生外，主要治疗任务均已实现。

案四十三 孙某，女，51岁，个体业主。2017年1月7日初诊。

患者有"慢性肾炎"病史，血压不高，肾功能尚正常，但长期尿隐血（+++），红细胞：10个/HP。自觉无明显不适，面色欠华。苔薄，舌质稍暗，脉小弦。

辨证：肾亏血热，络脉损伤。

治法：补肾填精，凉血止血。

处方：制黄精12g，怀山药15g，山茱萸10g，炒当归10g，炙女贞子12g，墨旱莲15g，白茅根15g，三七粉（冲）4g，蝉蜕6g，炙僵蚕10g，连翘12g，生黄芪20g，防风12g，侧柏炭15g，炮姜8g，陈皮12g。14剂，每日1剂，水煎，分两次温服。

2017年1月21日二诊：患者昨日复查，尿隐血（±），尿蛋白（++）。自觉无明显不适。苔薄，舌质稍暗，脉小弦。

处方：原方。28剂，每日1剂，水煎，分两次温服。

2017年2月18日三诊：患者昨日查尿常规，隐血（－），尿蛋白（++）。苔薄，舌质稍暗，脉小弦。

处方：初诊方，加仙鹤草15g，泽泻15g。14剂，每日1剂，水煎，分两次温服。

2017年3月4日四诊：患者诉一切可，自觉无明显不适。苔薄，舌质偏暗，脉濡。

处方：初诊方，加泽泻20g，仙鹤草15g。14剂，每日1剂，水煎，分两次温服。

2017年3月18日五诊：患者诉一切可。苔薄，舌质稍暗，脉小弦。

处方：原方。14剂，每日1剂，水煎，分两次温服。

2017年4月1日六诊：患者近况尚平。尿隐血（+），尿蛋白（+）。苔薄，舌质偏暗，脉小弦。

处方：初诊方，加牡丹皮10g，仙鹤草15g。14剂，每日1剂，水煎，分两次温服。

2017年4月15日七诊：患者症情平稳。苔薄，舌质稍暗，脉小弦。

处方：原方。14剂，每日1剂，水煎，分两次温服。

2107年4月29日八诊：患者近日查尿常规正常。苔薄，舌质淡红，脉小弦。

处方：原方。14剂，每日1剂，水煎，分两次温服。

2017年5月13日九诊：患者诉一切可，面色欠华。苔薄，舌质淡红，脉小弦。

处方：初诊方，去侧柏炭，加鸡血藤12g，仙鹤草15g。14剂，每日1剂，水煎，分两次温服。

（初诊方加减治疗约半年后）

2018年1月27日十八诊：患者诉稍觉口干。近日复查尿常规，全在正常范围。苔薄，舌质稍红，脉小弦。

处方：初诊方，加煨益智仁15g，诃子10g。14剂，每日1剂，水煎分两次温服。

【按语】

1. 患者年高，患"慢性肾炎"日久，见尿隐血阳性。因本病与免疫性损害有关，故中医辨证可认为是肾亏血热，灼伤阴络，血不循经而外溢。治疗目标是尿隐血检测指标的转阴。

2. 治疗上以补肾填精、凉血止血为主。初诊方用制黄精、怀山药、山茱萸、炙女贞子等滋补肾阴，以养肾体。其中炙女贞子与墨旱莲相伍，是取"二至丸"之意，再入白茅根、侧柏炭，凉血以止尿血；三七粉化瘀止血，使止血而不留瘀；炮姜温经止血，兼以反佐，以防诸药寒凉太过；生黄芪、防风，是仿"玉屏风"之意，连翘清热解毒利咽，三味共奏固表御邪以防外邪乘袭之功，以绝其诱发因素（肾损尿隐血每因上呼吸道感染而引发），而防风与蝉蜕、炙僵蚕相伍，尚能抗过敏，防止免疫性损害；陈皮理气运脾和中，固护中焦，防他药滋腻寒凉。

3. 二诊时尿隐血不显，虽见尿蛋白阳性，仍可守原方缓图。三诊时尿隐血已转阴，加入仙鹤草补虚收敛止血，以巩固疗效，且可防治蛋白尿；泽泻利湿泄浊，是为消除尿蛋白而设。六诊时，尿蛋白已降，但隐血复作，故加入牡丹皮，以强清热凉血之功。八诊时复查尿常规，已恢复正常，故去侧柏炭，稍减止血之力，加鸡血藤养血活血，加强面色欠华的对症处理。十八诊时，虽复查尿常规正常，但仍心有余悸，恐其复作，再酌入煨益智仁、诃子等收敛固摄，巩固疗效。

案四十四 葛某，女，58岁，退休职工。2018年9月25日初诊。

患者有高血压病史二十余年，2010年自行停药后监测血压，控制尚可。自诉 2014 年体检尿常规提示蛋白尿，血压异常增高，随即住院治疗。其后定期检查尿常规，隐血一直波动于（++）至（+++），经多方诊治少效。2018 年 9 月 21 日查尿常规：隐血（+++），蛋白质（++），尿微量白蛋白：852.11mg/L。刻下：每于劳累后腰部隐痛，小溲频，双下肢乏力。平素情绪抑郁或急躁。纳寐尚可，大便亦调。苔薄，舌质淡，稍暗，脉濡。

辨证：肾虚不固，肝阳上亢。

治法：培肾固摄，平肝潜阳。

处方：制黄精 12g，怀山药 15g，山茱萸 10g，炙黄芪 15g，煨益智仁 15g，菟丝子 12g，女贞子 12g，墨旱莲 15g，白茅根 15g，夏枯草 15g，牡丹皮 10g，香附 10g，川芎 10g，白芍 10g，仙鹤草 15g，金樱子 12g，蝉蜕 6g。14 剂，每日 1 剂，水煎，分两次温服。

2018 年 10 月 9 日二诊：患者于 2018 年 9 月 28 日查血生化，尿酸：387μmol/L；总胆固醇：6.87mmol/L，甘油三酯：3.20mmol/L，低密度脂蛋白：3.97mmol/L。查双肾输尿管彩超未见异常。2018 年 10 月 8 日查尿常规已全部正常。刻下：诸症均缓，无明显特殊不适。苔薄，舌质淡红，脉濡细。

处方：原方，加制大黄 10g，泽泻 15g。7 剂，每日 1 剂，水煎，分两次温服。

【按语】

1. 本案患者年高，肾精亏虚，一则难以固摄，故尿检见隐血与蛋白尿，并伴见劳累后腰部隐痛，小溲频，双下肢乏力等；二则难以涵木，肝失疏泄，肝阳上亢，故见血压偏高，情绪抑郁或急躁。

2. 治法方面，立足培肾填精，兼以固摄，治疗尿隐血与尿蛋白；平肝降压，兼治血压偏高与情绪抑郁急躁等。初诊方中，用制黄精、怀山药、山茱萸、煨益智仁、女贞子、菟丝子、金樱子等填补肾精以固肾关，以防蛋白精微与营血再度下泄，是针对尿检中的尿蛋白与尿隐血而设。为提高疗效，又合入炙黄芪益气以强固摄之能，蝉蜕善消蛋白尿，是依据现代药理而择用；墨旱莲、白茅根、仙鹤草善止尿血。夏枯草、牡丹皮、香附、川芎、白芍，可清肝、疏肝、缓肝，既平降血压，又舒缓情志。

3. 二诊时，患者复检尿常规已全部在正常范围，自觉无明显不适。但查血生化又发现血脂明显增高，故以原方继续巩固疗效，并酌入制大黄、泽泻降脂泄浊。

案四十五　胡某，女，37 岁，服装厂职工。2018 年 7 月 21 日初诊。

患者 2015 年确诊为慢性肾炎，本月上旬查尿常规：隐血（＋＋＋），尿蛋白（＋）。血压不高，眼睑浮肿，下肢不肿，双肾大小正常，肾功能基本正常，血尿酸：409μmol/L。时有左侧少腹部疼痛，腹泻，晨起泛恶。苔薄，舌质偏淡，边尖齿痕，脉濡细。

辨证：血分风热瘀邪，伤及肾络，脾运不健。

治法：祛风凉血，化瘀止血，佐以健脾助运。

处方：水牛角（先煎）15g，生地黄 10g，赤芍 10g，牡丹皮 10g，炙女贞子 12g，墨旱莲 15g，白茅根 15g，连翘 12g，防风 12g，炙僵蚕 10g，蝉蜕 6g，土茯苓 15g，六月雪 15g，乌药 6g，炙黄精 12g，怀山药 15g。14 剂，每日 1 剂，水煎，分两次温服。

2018 年 8 月 4 日二诊：患者今日尿常规，隐血（＋＋＋），蛋白（－）。偶有左少腹疼痛。苔薄，舌质淡红，脉濡。

处方：原方，加仙鹤草 15g，茜草炭 15g。14 剂，每日 1 剂，水煎，分两次温服。

2018 年 8 月 18 日三诊：患者诉已无明显不适。苔薄，舌质淡红，脉弱。

处方：原方。14 剂，每日 1 剂，水煎，分两次温服。

2018 年 9 月 1 日四诊：患者今日查尿常规，隐血（＋＋），尿蛋白（－），左侧少腹时有疼痛，大便欠成形。苔薄微黄，舌质淡红，脉小弦。

处方：初诊方，加鸡血藤 12g，仙鹤草 15g。14 剂，每日 1 剂，水煎，分两次温服。

2018 年 9 月 15 日五诊：患者今日查尿常规，隐血（±），尿蛋白（－）。咽部烧灼感。苔薄微黄，舌质淡红，脉小弦。

处方：初诊方，加土牛膝 15g，玄参 12g。14 剂。每日 1 剂，水煎，分两次温服。

【按语】

1. 本案患者为慢性肾炎，查尿常规见尿隐血与尿蛋白，临床表现有眼睑浮肿、时有左侧少腹部疼痛、腹泻、晨起泛恶、舌质偏淡、边尖齿痕、脉濡细等。治疗目标主要是尿常规检测中尿隐血、尿蛋白的消退与临床表现的缓解。病机可根据治疗目的进行分析，因系慢性肾炎所致尿常规检测指标异常，故辨治尿隐血仍可从血分瘀热风邪入手，而本案临床表现较轻，辨证仅是脾运不健而已。

2. 治疗重点是尿常规复常。初诊方仿"犀角地黄汤"加味，用水牛角、生地黄、赤芍、牡丹皮、炙女贞子、墨旱莲、白茅根等清热凉血止血；连翘、防风、炙僵蚕、蝉蜕祛风解毒利咽，意在下病上治，以防尿隐血等每因上呼吸道感染而引发，且可兼治目睑浮肿；乌药、土茯苓、六月雪助膀气化，泄浊排毒，以防血尿酸进一步升高；制黄精、怀山药补肾健脾，兼治脾虚腹泻。

3. 二诊时尿蛋白已止，但尿隐血依然，故原方中合入仙鹤草、茜草炭，加强止血。至四诊、五诊时，尿隐血逐渐消退。

如此，以尿常规的变化为依据，中医临床已不自觉地进入对现代人体检测指标进行辨治的时代。

案四十六　李某，女，30岁，个体业主。2005年9月11日初诊。

患者去年11月曾因胃溃疡而大出血，经保守治疗缓解。刻下觉脘腹作胀，食后为剧，大便时黑，欠成形。上腹怕冷，面色少华，体乏无力。苔薄，舌淡红，脉濡细。今日大便常规查示：大便隐血（+++）。

辨证：中焦虚弱，统摄运化失司。

治法：健脾助运，温中固摄止血。

处方：党参12g，炒白术10g，茯苓12g，砂仁（后下）4g，陈皮10g，炒六神曲12g，炒山楂12g，炙鸡内金10g，炒枳壳10g，炮姜6g，炒薏苡仁15g，炙乌贼骨（先煎）15g，白及10g，仙鹤草12g。7剂，每日1剂，水煎，分两次温服。

2005年9月18日二诊：患者诉药后腹胀、便稀与体力等均有好转，但近日又出现左侧面瘫。苔薄微黄，舌质稍红，脉小弦。

处方：原方，去仙鹤草；加炙僵蚕10g，炙全蝎4g，鸡血藤12g。7剂，每日1剂，水煎，分两次温服。

2005年9月25日三诊：患者诉腹胀与面瘫均现好转。苔薄，舌质淡红，脉小弦。

处方：原方。14剂，每日1剂，水煎，分两次温服。

2005年10月2日四诊：患者诉多食后觉小腹稍胀，余已无特殊。苔薄，舌质淡红，脉小弦。复查大便隐血（－）。

处方：初诊方，去白及、仙鹤草；加鸡血藤12g，炙全蝎4g，炙僵蚕10g。14剂，每日1剂，水煎，分两次温服。

【按语】

1. 本案患者系中焦虚弱所致，具体病机路线两端：一则脾失统摄，血不归经，故大便时黑，大便常规提示隐血阳性；二则运化失司，故脘腹作胀，食后为剧，大便欠成形等。治疗目标除脾虚不运症状缓解外，还包括大便隐血转阴。

2. 在组方治疗上，补气健脾是基础，药用党参、炒白术、茯苓、炒薏苡仁等。其他药物具体则两端分化：一为理气消食以助运化，药如砂仁、陈皮、炒枳壳、炒六神曲、炒山楂、炙鸡内金等；二为补脾温中收敛以止血，药如炮姜、炙乌贼骨、白及、仙鹤草等。

3. 针对大便隐血阳性，应重视止血的治疗。组方中针对这一问题的处理思路包括：补气摄血（党参）、温经止血（炮姜）、收敛止血（白及、仙鹤草）、制酸止血（炙乌贼骨）等。二诊时患者曾出现左侧面瘫，与血虚不荣、风痰阻络有关，故方中去仙鹤草之收敛止血，酌入鸡血藤养血活血，炙僵蚕、炙全蝎祛风化痰通络。至四诊时，除多食后觉小腹稍胀外，余已无不适，复查大便隐血也已转阴，已实现预期治疗目标。

案四十七　李某，男，26岁，机械厂职工。2005年5月22日初诊。

患者有慢性前列腺炎病史，结婚一年而未育。刻下：会阴部胀痛不适，尿道痒感，尿后流浊，早泄，举阳不坚，小溲灼热，阴囊潮湿。苔中部黄腻，舌质稍红，脉小弦。查精液常规，存活率：10%，活动率：Ⅰ级不良。

辨证：湿热瘀毒壅结下焦，膀胱气化不利，肾不作强。

治法：清利湿热，解毒消瘀，培肾壮阳。

处方：黄柏10g，炒苍术10g，土茯苓12g，生薏苡仁15g，车前子（包煎）10g，制大黄10g，炮穿山甲（先煎）8g，通草5g，九香虫5g，淫羊藿10g，泽兰12g，泽泻12g，金樱子12g。14剂，每日1剂，水煎，分两次温服。

2005年6月19日二诊：患者诉药后会阴部胀痛与尿道痒感均缓解，仍有早泄。苔中部黄腻，舌质稍红，脉小弦。

处方：原方，加知母 6g。28 剂，每日 1 剂，水煎，分两次温服。

2005 年 7 月 17 日三诊：患者诉会阴部胀痛、尿后流浊与尿道痒感均除，仍有时早泄，举阳不坚，腰痛。苔薄，舌质淡红，脉濡细。继用清利湿热，培肾壮阳法治疗。

处方：黄柏 10g，知母 10g，车前子（包煎）10g，制大黄 10g，炮穿山甲（先煎）8g，九香虫 6g，韭菜子 10g，淫羊藿 10g，金樱子 10g，芡实 10g，山茱萸 10g，炙女贞子 10g。7 剂，每日 1 剂，水煎，分两次温服。

2005 年 7 月 24 日四诊：患者诉症情平稳好转，自觉已无特殊不适。性功能基本正常，复查精液常规：液化尚可；精子活动力Ⅱ级，尚可；存活率为 70%；精子计数：7.5×10^9/L。苔中部黄腻，舌质稍红，脉小弦。已基本恢复生育能力，继续原方巩固治疗。

处方：原方。28 剂，每日 1 剂，水煎，分两次温服。

【按语】

1. 患者因精液常规异常，婚后一年未育来诊。诊时发现早泄、举阳不坚等，故病名诊断系中医学"阳痿""早泄""不育"无疑。综合辨证可为：湿热瘀毒久滞下焦，以致膀胱气化不利；肾失封藏，且浸淫宗筋，难以作强。患者苦于婚后未育，因此，治疗目标以举阳、精液常规的复常与生育能力的恢复为主。

2. 处方以清利下焦湿热为基础，其中结合消瘀解毒、助膀气化、培肾壮阳等。方中集黄柏、苍术、土茯苓、生薏苡仁、车前子、通草、泽泻等多味清热通利之品于一炉，意在迅速清除下焦蕴结之湿热邪毒；制大黄、炮穿山甲、泽兰活血消肿排毒，以疗慢性前列腺肿大；金樱子培肾固摄，以疗尿后流浊与早泄；九香虫活血止痛，与淫羊藿相伍，益肾壮阳。

3. 二诊时加入知母，是因其早泄仍存，为相火偏旺所致。三诊时部分症状明显缓解，湿热渐清，故方中略减清利之味，加入培肾固本、益阴壮阳之品，冀肾能作强与固摄，复其生殖之能。至四诊时，症情已平稳好转，自觉无特殊不适，性功能基本正常，复查精液常规也达正常范围，已基本恢复生育能力，故继续原方巩固治疗。

案四十八 王某，男，49 岁，个体业主。2008 年 7 月 6 日初诊。

患者婚后四年未育，平素性功能尚可。曾查精液常规：精子活动力极差，数量正常，液化时间正常。苔薄微黄，舌质稍红，边尖齿痕，脉细。

辨证：湿热瘀滞下焦，肾不作强，精虫痿弱。

治法：清利湿热，培肾以壮精虫。

处方：黄柏 10g，知母 8g，山茱萸 10g，熟地黄 10g，炙女贞子 10g，制黄精 10g，菟丝子 10g，补骨脂 10g，淫羊藿 10g，骨碎补 12g，羌活 12g，桑寄生 12g，炙黄芪 15g，鸡血藤 12g。7 剂，每日 1 剂，水煎，分两次温服。

2008 年 7 月 13 日二诊：患者近日再次精液常规，分析提示：死精子较多，活动度极差，大量脓细胞。附睾部位疼痛。苔薄微黄，边尖齿痕，脉细。

处方：初诊方，加川芎 10g，乌药 6g，土茯苓 12g。14 剂，每日 1 剂，水煎，分两次温服。

2008 年 7 月 27 日三诊：患者诉症情平稳，自觉无特殊不适。苔薄微黄，边尖齿痕，脉细。

处方：原方。21 剂，每日 1 剂，水煎，分两次温服。

2008 年 8 月 17 日四诊：患者今日查精液常规，存活率：10%，活动力不良，脓细胞：7～8 个 /HP，精子计数：17×10^9 个 /L。苔薄，舌质淡红，脉细数。

处方：初诊方，加土茯苓 15g，泽泻 20g，九香虫 6g，蒲公英 15g。28 剂，每日 1 剂，水煎，分两次温服。

2008 年 9 月 14 日五诊：患者今日查精液常规，存活率：10%～20%，精子计数：30×10^9 个 /L，脓细胞：3～5 个 /HP。诉无明显不适。苔薄，边尖齿痕，脉细。

处方：原方。14 剂，每日 1 剂，水煎，分两次温服。

2008 年 9 月 28 日六诊：患者今日查精液常规，存活率：60%～70%，精子计数：38×10^9/L，脓细胞：3～5 个 /HP。诉无明显不适。苔薄，边尖齿痕，脉细。

处方：原方。14 剂，每日 1 剂，水煎，分两次温服。

【按语】

1. 本案患者以婚后四年未育为主诉求诊，系精子活动力极差所致，而精液常规中大量脓细胞与附睾部位疼痛表明本病与炎症有关。在中医辨证认识方面，因肾主生殖，精子活动力极差可认为，因肾虚不作强而致精虫痿弱；局部炎症可归为下焦湿热瘀滞。治疗目标是消除炎症，提高精子质量，改善精液常规。

2. 中医治疗方法以清利湿热、培肾以壮精虫为主。初诊方用黄柏、知母清下焦湿热；山茱萸、熟地黄、炙女贞子、制黄精、菟丝子、补骨脂、淫羊藿、骨碎补、桑寄生培肾以壮精虫；炙黄芪、鸡血藤气血双培，且鸡血藤与骨碎补相伍，尚可活血和络。方中用羌活，系著名男性病专家徐福松教授经验用药，笔者早年跟诊学医所得。

3. 西医学认为：对精子质量而言，局部炎症是较大的影响因素之一。二诊时复查精液常规，发现死精子较多，活动度极差，并伴有大量脓细胞，查体附睾部位触痛。揆度证治，初诊方中清利之品似觉不足，故在二诊与三诊时，分别加入土茯苓、泽泻、蒲公英等，其后的精液常规化验结果表明疗效渐显。至六诊时，查精液常规，精子数量与质量均已正常，且脓细胞降至3～5个/HP，生育已无大碍。

第六章　影像与超声检测

第一节　CT、MRI异常案

案四十九　邢某，女，68岁，农民。2003年12月28日初诊。

患者中风两周，左侧肢体偏瘫，神志尚清，夜卧不安，二便调，面赤。苔少，舌红少津，脉弦滑。血压：150/100mmHg。头部CT：颅内丘脑部少量出血。

辨证：肝风挟痰上扰，血热瘀滞，经脉不利。

治法：平肝息风，凉血化瘀，化痰通络。

处方：夏枯草15g，生地黄10g，赤芍10g，玄参10g，制大黄10g，石斛10g，炙僵蚕10g，制白附子5g，炙全蝎5g，炮穿山甲8g（先煎），山茱萸10g，制黄精10g，炙黄芪30g，知母10g，酸枣仁30g，炒麦芽20g，陈皮10g，砂仁3g（后下）。7剂，每日1剂，水煎，分两次温服。

2004年1月4日二诊：家属代诉，患者肢体活动较前好转，面部红赤，大便欠畅，夜卧不安，每日仅睡1至2小时。苔少，舌红少津，脉弦滑。

处方：原方，加珍珠母20g（先煎）；改炮穿山甲10g（先煎）。7剂，每日1剂，水煎，分两次温服。

2004年1月11日三诊：患者诉手已能转动，上臂稍能抬举，步行亦感好转，唯夜寐欠安。苔少，舌红少津，脉弦滑。

处方：12月28日方，加首乌藤25g，珍珠母25g（先煎）；改炮穿山甲15g（先煎）。21剂，每日1剂，水煎，分两次温服。

2004年2月4日四诊：患者症情平稳，左手指已能活动，仍感夜寐不安。苔少，舌红少津，脉弦滑。测血压：142/96mmHg。

处方：原方。21 剂，每日 1 剂，水煎，分两次温服。

2004 年 2 月 25 日五诊：患者症情平稳，左手指已能转动，患侧上肢已能举起，下肢在他人扶持下也稍能活动，夜寐不安。苔少，舌红少津，脉弦滑。继续原方巩固治疗。

处方：原方。21 剂，每日 1 剂，水煎，分两次温服。

【按语】

1. 本案患者左侧肢体偏瘫，虽查头部 CT 提示颅内丘脑部少量出血，血压偏高波动，但神志尚清，故属中风中经络之病。结合面色及舌、苔、脉，综合辨证为肝风挟痰上扰，血热瘀滞，经脉不利。

2. 治拟平肝息风，凉血化瘀，化痰通络为主。初诊方用夏枯草清热平肝；炙僵蚕、制白附子、炙全蝎三味，即"牵正散"，祛风化痰通络；生地黄、赤芍、玄参、炮穿山甲、制大黄，既凉血止血，又化瘀通络；山茱萸、制黄精、石斛，填补肾精，以利平肝；重用炙黄芪，是取"补阳还五汤"之意，补气以行血通络，补气以起肢废；知母、酸枣仁，清热安神，兼治夜卧不安；炒麦芽、陈皮、砂仁理气运脾开胃，以防寒凉滋腻伤中。

3. 治至五诊，患者左手指已能转动，患侧上肢已能举起，下肢在他人扶持下也稍能活动，症情平稳好转，故继续原方巩固治疗。

案五十　王某，女，56 岁，退休工人。2008 年 9 月 2 日初诊。

患者有高血压病史，近 1 个月来左下肢麻木较剧，毫无知觉，头昏时作。头颅 CT 提示：右侧脑桥梗死，测血压：140/80mmHg。曾在南京江宁县人民医院拟诊为"高血压病""脑梗死"，并经住院予以降压、疏通血管等治疗，但症情未见明显好转。患者下肢乏力明显，麻木较剧。苔薄，舌质淡暗，边尖齿痕，脉细。

辨证：肝风挟痰，瘀阻清窍，痹阻经络，气虚血瘀。

治法：平肝息风，化痰通络，补气活血。

处方：夏枯草 12g，制白附子 4g，炙僵蚕 10g，炙全蝎 4g，炙黄芪 25g，川牛膝 15g，郁金 10g，制丹参 15g，川芎 10g，炙水蛭 5g，桃仁 10g，制大黄 10g，独活 15g，桑寄生 12g。14 剂，每日 1 剂，水煎，分两次温服。

2008 年 9 月 16 日二诊：患者诉左下肢麻木好转，但有酸感，头昏亦止，乏力好转，体力有增，口角左歪，伸舌左偏，烘然汗出，烦躁不安，怕热。有甲状腺功能亢进病史，测血压：120/80mmHg。苔薄，舌质淡暗，边尖齿痕，脉细。

处方：原方，加功劳叶15g，牡丹皮10g。7剂，每日1剂，水煎，分两次温服。

2008年9月23日三诊：患者诉左下肢麻木感基本消失，唯足趾偶有麻感，烘然汗出与伸舌左偏已缓，但仍觉左下肢乏力，余无特殊情况。苔薄，舌质淡暗，边尖齿痕，脉细。

处方：初诊方，加功劳叶15g，牡丹皮10g，怀牛膝15g。14剂，每日1剂，水煎，分两次温服。

2008年10月6日四诊：患者诸症均缓，左下肢及足趾麻木感消失，烘然汗出亦止，伸舌略觉左偏，左下肢乏力已不显。苔薄，舌质淡红，边尖齿痕，脉细滑。

处方：原方。14剂，每日1剂，水煎，分两次温服。

【按语】

1. 本案患者本虚标实，因系急性起病，故辨证当以标实为主。其主诉为左下肢麻木较剧，毫无知觉，查头颅CT提示右侧脑桥梗死，系肝风兼挟顽痰死血，阻塞经络，气血不循经脉所致。综合症情，即肝风痰瘀，阻塞经络为主，并与气虚、肝肾不足相关。

2. 在治疗上，以平肝息风、化痰通络行瘀为主，辅以益气与培补肝肾，方可仿"补阳还五汤""牵正散"之意。初诊方用制白附子、炙僵蚕、炙全蝎祛风化痰通络；制丹参、川芎、炙水蛭、桃仁、制大黄、川牛膝等大剂活血通经，畅络启闭；重用炙黄芪，意在补虚益气，冀气壮能行瘀起废；独活、桑寄生培补肝肾、强壮筋骨；夏枯草、郁金清肝息风、解郁化痰、活动脑机。

3. 二诊时合入功劳叶、牡丹皮以清阴分虚热，针对烘然汗出、烦躁不安、怕热等。三诊时合入怀牛膝，意在加强补肝肾、强腰膝之功，以迅速解除左下肢乏力症状。至四诊时，患者左下肢及足趾麻木感消失，左下肢乏力已不明显，唯伸舌略觉左偏，治疗效果较为理想，继续原方巩固治疗。

案五十一 杜某，女，59 岁，退休工人。2009 年 10 月 15 日初诊。

患者一年前内镜检查发现鼻咽癌，多次行放化疗等保守治疗。刻下：手足麻木，咽干，吞咽困难，唾液匮乏，夜尿稍频，饮食乏味，有糖尿病史，目前血糖控制尚可，睡眠、大便尚可。苔薄黄，舌质稍暗，脉细弦。

辨证：癌毒内蕴，气阴两伤。

治法：益气养阴，抗癌解毒。

处方：炙黄芪 15g，制黄精 12g，天冬 10g，葛根 12g，麦冬 10g，乌梅 10g，天花粉 15g，生薏苡仁 15g，炙鳖甲（先煎）12g，山慈菇 12g，蜂房 10g，炙水蛭 5g，陈皮 10g，砂仁（后下）5g。7 剂，每日 1 剂，水煎，分两次温服。

2009 年 10 月 22 日二诊：患者药后自觉诸症略缓，精神体力好转，但咽干，吞咽困难依然，口淡乏味，余无特殊情况。苔薄，舌质淡暗，脉细。

处方：初诊方，加石斛 12g，玄参 10g。7 剂，每日 1 剂，水煎，分两次温服。

2010 年 3 月 9 日三诊：患者诉一切尚可，唯右耳鸣响较显，呈轰鸣样，口干，饮食无味。苔薄，舌质稍暗，脉细弦。

处方：初诊方，加生石膏（先煎）12g，石菖蒲 12g，磁石（先煎）15g。14 剂，每日 1 剂，水煎，分两次温服。

2010 年 4 月 6 日四诊：患者诉药后诸症均缓。刻下：咽中痰滞，难以咯吐，咽痒即咳，口干稍缓，饮食仍乏味，耳鸣依旧。苔薄，中后部微黄腻，舌质稍暗，脉细弦。

处方：初诊方，加法半夏 10g，南沙参 12g，北沙参 12g，石菖蒲 10g，炙全蝎 4g，红豆杉 12g。14 剂，每日 1 剂，水煎，分两次温服。

2010 年 5 月 11 日五诊：患者诉药后咽中痰滞感明显减轻，怕冷，饮食仍无味，耳鸣较剧，呈轰鸣样，口干稍缓，四肢末端麻感依然，腰酸，位在两侧，余无特殊情况。苔中根微黄腻，舌质淡，舌边尖齿痕，脉小弦。

处方：初诊方，加肿节风 12g，红豆杉 10g，南沙参 12g，北沙参 12g，石菖蒲 12g。14 剂，每日 1 剂，水煎，分两次温服。

2010 年 7 月 27 日六诊：患者鼻咽癌经中药治疗，症情平稳。5 月 31 日复查 CT 及 MRI 示：鼻咽部顶后壁黏膜增厚，右侧为著；两侧下鼻甲明显增厚。自觉右耳鸣响，程度较著，视物模糊，面色少华，余症均缓。苔薄，舌质淡紫，脉濡细。

处方：龙胆草 5g，磁石（先煎）15g，石菖蒲 12g，天冬 12g，天花粉 15g，山慈菇 15g，土鳖虫 6g，生薏苡仁 15g，炙僵蚕 10g，海藻 15g，肿节风 12g，蜂房 10g，南沙参 12g，北沙参 12g，炙水蛭 4g，鸡血藤 12g，砂仁（后下）6g。14 剂，每日 1 剂，水煎，分两次温服。

2011 年 1 月 4 日七诊：患者诉牙痛明显，主要为下门牙疼痛，或酸痛，或刺痛。耳鸣已止，口干依然，视物模糊，血压仍偏高波动，血糖正常，周身皮肤干感，手足冷感，余无特殊情况。舌质淡紫，脉濡细。

处方：7 月 27 日方，加生石膏（先煎）15g，白芷 10g。14 剂，每日 1 剂，水煎，分两次温服。

2011 年 4 月 7 日八诊：患者鼻咽癌两年，近日复查：内镜局部未见明显新生物。2011 年 3 月 29 日 MRI 示：两侧咽隐窝处黏膜稍增厚，与老片（2010 年 5 月 31 日 MRI）比较，咽隐窝处病灶减小。刻下：口干，乏味，有时耳鸣，牙痛。苔薄，质稍暗，脉细。

处方：原方。14 剂，每日 1 剂，水煎，分两次温服。

2011 年 4 月 19 日九诊：患者今日查，空腹血糖 5.2mmol/L。牙龈窜痛，妨碍饮食，时有耳鸣，仍有口干，乏味。苔薄，中部微腻，舌质偏暗，脉细滑。血压：138/88mmHg。

处方：2010 年 7 月 27 日方，加生石膏（先煎）15g，制白附子 4g。14 剂，每日 1 剂，水煎，分两次温服。

2011 年 5 月 10 日十诊：患者诉一切尚可，今日目眵较多，余无特殊情况。苔白，舌质偏淡，脉濡。

处方：2010 年 7 月 27 日方，加陈皮 10g，生石膏（先煎）15g，制白附子 4g。14 剂，每日 1 剂，水煎，分两次温服。

2011 年 5 月 31 日十一诊：患者诉一切尚可，唯咽干，咳痰黄稠，有时耳鸣。苔薄，质暗隐紫，脉细。

处方：2010 年 7 月 27 日方，加浙贝母粉（分冲）3g，猫爪草 15g。14 剂，每日 1 剂，水煎，分两次温服。

2011 年 6 月 21 日十二诊：患者诉近来右耳鸣响较剧，口干，轻咳，余无特殊情况。苔薄，舌质淡，脉濡。

处方：2010 年 7 月 27 日方，加猫爪草 15g。14 剂，每日 1 剂，水煎，分两次温服。

2011年7月5日十三诊：患者近日查左耳粘连性中耳炎，右耳神经性耳聋，目眵较多，视物模糊。苔薄，质淡红，脉濡。

处方：2010年7月27日方，加决明子12g。14剂，每日1剂，水煎，分两次温服。

2011年8月11日十四诊：患者诉一切尚可，自觉无特殊不适。苔薄，舌质淡，稍暗，脉细弦。

处方：2010年7月27日方，加猫爪草15g。14剂，每日1剂，水煎，分两次温服。

2011年9月22日十五诊：患者诉近1个月来自觉双腿乏力，下蹲与站起困难，耳鸣依然。苔薄，质淡红，脉濡滑。

处方：2010年7月27日方，加猫爪草15g，怀牛膝15g。14剂，每日1剂，水煎，分两次温服。

2011年10月25日十六诊：患者诉口干，轻咳，下肢乏力，耳鸣时作。苔薄，舌质淡红，脉濡滑。

处方：2010年7月27日方，加猫爪草15g，伸筋草12g。14剂，每日1剂，水煎，分两次温服。

2011年12月6日十七诊：患者诉症情平稳，但今日牙痛较剧，齿龈化脓、溃破，有时干咳，四肢冷感，稍有麻木，眼睑沉重感，面色少华。苔薄，中根微黄，舌质淡，脉濡。

处方：2010年7月27日方，加生石膏（先煎）15g，生黄芪25g，炒当归10g。14剂，每日1剂，水煎，分两次温服。

2012年1月10日十八诊：患者诉一切尚可，但牙龈损伤明显，自觉无特殊不适，足趾麻木，口干。苔薄，舌质稍淡，脉濡。

处方：2010年7月27日方，加川牛膝15g，生黄芪25g。28剂，每日1剂，水煎，分两次温服。

2012年2月14日十九诊：患者诉咳嗽迁延不愈，已20余天，干咳无痰，视物模糊，牙龈损伤明显，口干，足趾麻木较前缓解，纳食尚可，但仍不知味，体力、精神尚可。苔薄，舌质淡，脉濡。

处方：制麻黄4g，杏仁10g，桔梗6g，南沙参12g，北沙参12g，天花粉15g，款冬花10g，蒸百部12g，五味子6g，细辛3g，金荞麦根15g，土鳖虫6g，蜂房10g，山慈菇12g，天冬10g。14剂，每日1剂，水煎，分两次温服。

2012年3月13日二十诊：患者今日复查MRI，与前片比较，咽隐窝处病灶大致相仿。鼻咽镜示：鼻咽部未见明显新生物，鼻咽癌化疗术后改变。查血生化、血常规未见明显异常。X片示：左肺上叶胸膜下小结节。诉自觉尚可，视物目睛稍胀，牙痛，纳食欠馨。苔薄，舌质淡红，脉小弦。

处方：2010年7月27日方，加川石斛15g，莪术10g。14剂，每日1剂，水煎，分两次温服。

2012年4月10日二十一诊：患者自觉一切尚可，牙痛缓解，视物仍模糊，上眼睑有沉重感，纳食欠馨，耳鸣间作。苔薄，中根微黄，脉细。

处方：2010年7月27日方，加太子参12g，川石斛15g，鸡内金10g。14剂，每日1剂，水煎，分两次温服。

2012年5月8日二十二诊：患者诉一切尚可，耳鸣间作，偶有轻咳，下肢轻度浮肿，视物模糊，口干。苔薄，舌质淡，脉濡。

处方：2012年2月14日方，加炙僵蚕10g，炙鳖甲（先煎）15g，生薏苡仁15g，防己10g。14剂，每日1剂，水煎，分两次温服。

2012年6月7日二十三诊：患者诉近日一切尚可，牙痛，口干，少有耳鸣。苔薄，舌质淡红，脉濡。

处方：2010年7月27日方，加炙鳖甲（先煎）15g，川石斛15g，生石膏（先煎）12g。14剂，每日1剂，水煎，分两次温服。

2012年7月10日二十四诊：患者自诉一切尚可。近日查B超提示：胆结石2.7cm×2.5cm。仍有口干，听力稍有减退，余症均缓。苔薄，舌质淡红，脉濡。

处方：2010年7月27日方，加炙鳖甲（先煎）15g，海金沙（包煎）12g，生石膏（先煎）12g。14剂，每日1剂，水煎，分两次温服。

2012年8月7日二十五诊：患者诉药后诸症平稳，唯牙痛较剧，服用"头孢、替硝唑"后缓解，但服药后出现过敏现象，右上肢及下肢皮疹、款冬花。苔薄，舌质暗，脉小弦。

处方：2010年7月27日方，加炙鳖甲（先煎）15g，白芷10g，生石膏（先煎）12g。14剂，每日1剂，水煎，分两次温服。

2012年8月30日二十六诊：患者诉一切尚可，自觉无特殊不适，唯右侧胁肋部隐痛（胆结石）。苔薄，舌质淡红，脉濡。

处方：2010年7月27日方，加炙鳖甲（先煎）15g，海金沙（包煎）12g，生石膏（先煎）12g。14 剂，每日 1 剂，水煎，分两次温服。

2012 年 10 月 9 日二十七诊：患者诉一切尚可，唯有口干，味觉丧失。苔薄，舌质淡红，稍暗，边尖齿痕，脉细。

处方：2010 年 7 月 27 日方，加炙鳖甲（先煎）15g，郁金 10g。14 剂，每日 1 剂，水煎，分两次温服。

2012 年 11 月 6 日二十八诊：患者自觉一切尚可，唯腰膝酸痛，程度不剧，活动受限。苔薄，舌质淡，脉濡滑。

处方：2010 年 7 月 27 日方，加桑寄生 15g，续断 12g，油松节 15g，独活 15g。14 剂，每日 1 剂，水煎，分两次温服。

2012 年 11 月 27 日二十九诊：患者诉一切尚可，腰膝隐痛，碍于活动。血糖偏高，空腹血糖 9.7mmol/L。苔薄，舌质淡，脉弦。

处方：2010 年 7 月 27 日方，加桑寄生 15g，地骨皮 30g，油松节 15g，生石膏（先煎）15g。14 剂，每日 1 剂，水煎，分两次温服。

2012 年 12 月 25 日三十诊：患者诉症情平稳，一切尚可，唯血糖波动较大。苔薄，舌质淡，脉濡。

处方：2010 年 7 月 27 日方，加地骨皮 25g，赤芍 10g，生石膏（先煎）15g。14 剂，每日 1 剂，水煎，分两次温服。

2013 年 1 月 22 日三十一诊：患者昨日查，空腹血糖 6.7mmol/L，症情平稳，腰两侧持续隐痛，活动时左胯疼痛。苔薄，舌淡稍暗，边尖齿痕，脉濡。

处方：2010 年 7 月 27 日方，加制天南星 10g，独活 15g。14 剂，每日 1 剂，水煎，分两次温服。

2013 年 2 月 26 日三十二诊：患者诉症情平稳，唯左侧髋关节疼痛及右侧上肢抬举不利。苔薄，舌质淡暗，脉细。

处方：2010 年 7 月 27 日方，加制天南星 10g，制乳香 6g。14 剂，每日 1 剂，水煎，分两次温服。

2013 年 4 月 2 日三十三诊：患者自觉尚可，唯四肢轻痛，近日查空腹血糖 7.2mmol/L。苔薄，舌质淡，脉小弦。

处方：2010 年 7 月 27 日方，加地骨皮 25g，知母 10g，生石膏（先煎）15g，炒苍术 12g。14 剂，每日 1 剂，水煎，分两次温服。

2013 年 5 月 7 日三十四诊：患者于今年 4 月 11 日体检，全身骨显像：左侧髋关节、左侧肩关节、鼻咽骨病变，请结合临床。MRI：鼻咽壁增厚，与老片（2012年3月5日）比较，示咽隐窝处病灶略进展。CT：与2012年3月7日比较，未见明显变化。自觉一切尚可，面色欠华，体力稍差。苔薄，舌质淡红，脉濡。

处方：2010年7月27日方，加透骨草15g，猫爪草15g，制天南星8g。14剂，每日1剂，水煎，分两次温服。

2013年6月4日三十五诊：患者自觉一切尚可，四肢关节轻痛，活动后明显，精神、体力尚可，面色欠华，平素齿龈易于肿痛。近日查空腹血糖6.2mmol/L。苔薄，中根微黄，舌质淡，脉濡细。

处方：2010年7月27日方，加透骨草15g，猫爪草15g，制天南星8g。14剂，每日1剂，水煎，分两次温服。

2013年7月9日三十六诊：患者自觉一切尚可，下门牙齿龈肿痛，四肢关节疼痛好转，左下肢活动欠利，精神、体力尚佳，体重有增。昨日查空腹血糖6.0mmol/L。苔薄，中根微黄，舌质淡红，脉濡细。

处方：2010年7月27日方，加透骨草15g，猫爪草15g，白花蛇舌草15g。14剂，每日1剂，水煎，分两次温服。

2013年8月27日三十七诊：患者诉症情平稳，左膝关节疼痛，面色欠华。苔薄，舌质淡，脉濡。

处方：2010年7月27日方，加油松节15g，制天南星10g，猫爪草15g，白花蛇舌草15g。14剂，每日1剂，水煎，分两次温服。

2013年11月5日三十八诊：患者诉上次复诊后即外出旅游两个月，症情平稳，诉无明显不适，左膝关节轻痛，偶有轻咳。苔薄，舌质淡红，脉弦。

处方：2010年7月27日方，加骨碎补15g，制天南星10g，白花蛇舌草15g。14剂，每日1剂，水煎，分两次温服。

【按语】

1. 患者年近六旬，肝肾亏虚，阴液精微化生乏源。阴精亏于下，燥热生于上，更因化疗，耗伤气津，故有咽干、唾液匮乏、吞咽困难、饮食乏味等症；肾虚难以约束，故见夜尿较频；阴津亏耗，脉络瘀滞，手足失养，故有麻木。

2. 治疗以益气养阴生津为主，兼以抗癌解毒、和胃助纳。初诊方选黄芪、黄精、天冬、麦冬、葛根、天花粉、乌梅益气养阴，润燥生津；生薏苡仁、山慈菇、蜂房、鳖甲解毒抗癌，消肿散结；其中生薏苡仁与陈皮、砂仁相合，助运开胃，固护胃气；取水蛭走窜之性，入络逐邪以疗手足麻木。

3. 二诊后，视病情变化而随症加减，或加强养阴，或兼以清热，或增强重镇，或侧重化痰等。六诊时口咽干燥、唾液匮乏等津伤之症已缓，故转方抗癌解毒消肿以防复发为主。患者自觉右耳鸣响程度较著，故合入龙胆草、磁石、石菖蒲等清肝、镇肝、开窍之品。至2011年4月7日八诊时，已持续治疗半年，复查局部未见明显新生物，病灶减小，已显良效。

4. 本案患者因曾行多次放射治疗，牙床损害明显，牙痛较剧，甚或齿龈化脓、溃破，故原治疗方中加入生石膏、白芷、制白附子等清热祛风以止龈痛，并合生黄芪、炒当归补养气血，托毒生肌。十九诊时，因患者咳嗽迁延不愈已20余天，故急则治标，拟方宣肺化痰止咳为主，佐以抗癌消肿。

案五十二　陈某，男，80岁，离休干部。2011年10月8日初诊。

患者因"肝硬化腹水"于2011年8月住院治疗。查腹部CT示：肝硬化，脾大，腹腔积液，肝脏多发囊肿，右肾囊肿，腹水脱落细胞阴性。癌胚抗原、甲胎蛋白、CaP24正常范围，CA19-9：36.0U/mL。胸部CT：两侧胸腔积液，左上肺钙化灶，两下肺压缩性改变。乙肝两对半：小三阳。血常规，红细胞：2.79×10^{12}个/L，白细胞：3.4×10^{9}个/L，血红蛋白：111g/L，血小板：68×10^{9}个/L。总胆红素：26.5μmol/L。刻下：消瘦明显，体力稍差，纳食欠馨，腹部膨胀，肤色轻黄，溲量一般。苔薄黄，舌质红，脉弦滑。

辨证：脾虚肝郁，水停大腹。

治法：疏肝健脾，活血化瘀，利水消肿。

处方：柴胡5g，赤芍10g，泽兰12g，泽泻20g，大腹皮12g，水红花子12g，鸡血藤12g，天仙藤12g，路路通10g，防己12g，炒葶苈子12g，车前子（包煎）12g，萆薢12g，生薏苡仁15g，郁李仁12g，炒白术12g，陈皮12g，猪苓15g，桂枝5g。14剂，每日1剂，水煎，分两次温服。

2011年10月22日二诊：患者服药后诸症均缓，纳食有增，肤黄减退，但腹部仍觉膨隆，但势较前稍缓。苔薄，舌质淡红，脉弦缓。

处方：初诊方，加陈葫芦瓢25g，制厚朴6g。14剂，每日1剂，水煎，分两次温服。

2011年11月12日三诊：于11月9日做腹部B超，腹水与8月26日相比，明显减少，但最宽处仍有 41mm；肝脏多发囊肿；右肾囊肿。刻下：腹胀不显，纳食尚可，体力稍差。苔薄，舌质稍红，脉弦滑。

处方：初诊方，加滑石（包煎）12g，炮穿山甲（先煎）10g，陈葫芦瓢（煎汤代水）30g。14 剂，每日 1 剂，水煎，分两次温服。

2011 年 11 月 26 日四诊：患者于 11 月 24 日再查腹部 B 超，腹腔内积液不显，仅见极少量腹水。查体腹部膨隆已消。自觉腹胀已除，纳食尚可，体力渐复，已能持续散步达一小时。苔薄，舌质稍红，脉弦滑。

处方：原方。14 剂，每日 1 剂，水煎，分两次温服。

【按语】

1. 本案患者查腹部 CT 提示肝硬化、脾大、腹腔积液，胸部 CT 提示两侧胸腔积液，且 CA19-9 稍高，血常规红细胞、血小板计数偏低，总胆红素升高等。从中医诊病而言，系"臌胀"与"悬饮"之病，但以前者为主。臌胀之水臌，常因饮食不节、情志不畅、药食不当、虫毒感染等所致，属"风、痨、臌、格"中医四大难症之一。患者久患肝病，邪毒内郁，损伤肝络，瘀滞肝体，致使肝失疏泄，横犯脾土，肝脾失调，脾失运化，水液留滞腹中而为水臌。

2. 治疗以疏肝运脾、活血化瘀、利湿消肿为主法。初诊方以柴胡、赤芍疏肝活血，气血双调，气为血之帅，气行则血行，况肝为多气多血之脏；泽泻、车前子、草薢、猪苓利湿去浊，使湿浊去、中焦运而臌胀除；大腹皮、天仙藤、路路通行气消胀，通利水道，使水道通利而阴浊自散；泽兰、水红花子、鸡血藤活血利水，使瘀去脉通，则水利；郁李仁通利二便，分消湿浊；防己、葶苈子外宣内泄，畅通水之上源，兼治悬饮（胸腔积液）；生薏苡仁、炒白术、陈皮健运中焦，运化水湿；桂枝合白术、茯苓、猪苓、泽泻，为"五苓散"，通阳化气，利湿泄浊。

3. 二诊时，加入陈葫芦瓢、制厚朴，意在加强利水而消除腹胀。三诊时，腹水已明显减少，合入滑石，意在滑利水湿，伍入炮穿山甲，能活血消癥，冀瘀去湿化，巩固疗效。四诊时，复查腹部 B 超，腹腔内积液不显，查体腹部膨隆已消，病情明显好转。

案五十三 张某，女，57 岁，退休职工。2017 年 9 月 14 日初诊。

患者诉近十年来，吞咽欠畅，嗳气不适。查 CT 示：食管壁弥漫性增厚。

X线示：食管下段局部狭窄，扩张度差，造影剂不通畅，其上食管稍扩张，贲门失弛缓。查胃镜示：食管下段黏膜红斑。腹部时有胀痛，情绪抑郁。苔薄，舌质淡红，脉濡滑。

辨证：肝失疏泄，痰气瘀交阻于食管。

治法：疏肝理气，化痰行瘀。

处方：紫苏梗12g，法半夏12g，制厚朴6g，娑罗子12g，沉香（后下）6g，八月札15g，石见穿15g，白芍12g，炙甘草10g，黄连4g，吴茱萸（后下）2g，香附10g，川芎10g，合欢皮15g，蜣螂2g。14剂，每日1剂，水煎，分两次温服。

2017年9月28日二诊：患者诉服药后症情缓解，哽噎减轻，脘痛亦止，情绪也畅。苔薄，舌质淡红，脉小弦。

处方：原方，加郁金10g，生麦芽20g；改制厚朴8g。14剂，每日1剂，水煎，分两次温服。

2017年10月19日三诊：患者诉硬食后泛吐涎沫，稍觉哽噎，噫气不适，夜尿稍频，颠顶冷感，疼痛喜温。苔薄，舌质偏淡，脉小弦。

处方：初诊方，加炒枳壳10g，陈皮12g，蔓荆子12g，金樱子12g；改淡吴茱萸4g。14剂，每日1剂，水煎，分两次温服。

2017年11月23日四诊：患者诉硬食后仍有噫气，有时吞咽欠畅，入晚受凉时颠顶轻痛。苔薄，舌质淡红，脉濡滑。

处方：初诊方，加赭石（先煎）15g，蔓荆子12g；改淡吴茱萸5g，防风12g。14剂，每日1剂，水煎，分两次温服。

2017年12月7日五诊：患者诉近三日来症情明显缓解，噫气减少，吞咽觉畅，已无明显哽塞感。周身游走性疼痛未作。苔薄，舌质稍暗，脉濡。

处方：原方。14剂，每日1剂，水煎，分两次温服。

2018年1月4日六诊：患者症情持续缓解，夜间因反阻而端坐已止，吞咽偶有不畅，饭后稍有噫气与吐痰，荤食后稍有腹痛。苔薄，舌质淡红，脉濡。

处方：初诊方，加赭石（先煎）15g，陈皮12g，茯苓15g，干姜8g，防风12g。21剂，每日1剂，水煎，分两次温服。

【按语】

1. 本案患者病属中医学"噎膈"范畴，其病位主要在食管与胃，并与肝脾肾相关。患者平素情绪抑郁，恼怒则伤肝，肝伤则气郁，疏泄失常，食管、胃之气机通降不利。然查CT示食管壁弥漫性增厚，X线示食管下段局部狭窄，胃镜示食管下段黏膜红斑等，故从指标辨证而言，痰瘀交阻因素也应考虑。诸因相合，则吞咽欠畅，又肝气侮逆，袭犯胃脾，则腹胀腹痛。

2. 初诊方用"左金丸"清肝和胃。香附、白芍、甘草、川芎疏肝柔肝缓肝；紫苏梗、法半夏、制厚朴、娑罗子、沉香苦降辛通，降逆下气，理气和中；八月札、石见穿行气化痰消结，以疗食管壁弥漫性增厚；独角蜣螂可搜剔削坚、破瘀通幽。

3. 二诊时患者症情缓解，加入郁金、麦芽，并增加制厚朴用量，意在加强疏肝理气之力。三诊因硬食后泛吐涎沫，故增加吴茱萸用量，并合入枳壳、陈皮理气和胃降逆；金樱子收敛固涩，以治夜尿频多；蔓荆子入肝经，善治颠顶疼痛。四诊时仍有噫气，故加入赭石重镇降逆，防风祛风止痛。六诊时症情持续缓解，未见夜间因仄阻而端坐，唯吞咽偶有不畅，故用初诊方加味，继续巩固治疗。

案五十四　胡某，男，38岁，公司职员。2019年1月24日初诊。

患者有高血压病史，于2018年11月30日因"胸骨疼痛3月余"住院。拟诊："神经病理性疼痛"。查腹部CT：重度脂肪肝。胸部CT：两肺下叶少许炎症，右肺中叶肌化性炎症，两肺上叶及右肺下叶小结节（3mm×6mm）。颈椎MRI：颈椎轻度退变。胃镜：反流性食管炎，慢性胃炎。肠镜：横结肠息肉（活检钳除）。血生化，谷丙转氨酶：154.0U/L，腺苷脱氨酶：25U/L，谷草转氨酶：93.0U/L，总胆固醇：5.51mmol/L，低密度脂蛋白：4.17mmol/L，甘油三酯：2.09mmol/L，血尿酸：476μmol/L。刻下：无明显不适。苔薄，舌质淡红，脉濡细。

辨证：痰瘀浊毒蕴滞脉道，搏结肺脏与肠腑。

治法：泄浊化痰，凉血散瘀，软坚散结。

处方：制黄精12g，制大黄10g，生山楂15g，玉米须15g，泽泻15g，炙僵蚕10g，六月雪15g，荠菜花15g，草薢12g，垂盆草30g，五味子6g，柴胡6g，赤芍10g，牡丹皮10g，蜂房10g，莪术10g，石上柏12g，八月札15g，白花蛇舌草15g，土茯苓15g。21剂，每日1剂，水煎，分两次温服。

2019年2月14日二诊：患者诉一切可，自觉无明显不适。苔薄，舌质淡红，脉郁不扬。

处方：原方。14剂，每日1剂，水煎，分两次温服。

2019年2月28日三诊：患者近日查CT，提示：右肺中叶肌化性炎症、两肺上叶及下叶小结节，建议随访。同比上次：两下肺炎症消失，结节略小；重度脂肪肝转为中度脂肪肝。自觉无明显不适。苔薄，舌质淡红，脉小弦。

处方：原方。21剂，每日1剂，水煎，分两次温服。

2019年3月21日四诊：患者于3月15日查，血尿酸：442μmol/L，高密度脂蛋白：0.9mmol/L，低密度脂蛋白：3.83mmol/L，铁蛋白：484.1μg/L。查血液流变学提示血液黏度偏高。谷丙转氨酶、腺苷脱氨酶、谷草转氨酶、总胆固醇、甘油三酯、糖化血红蛋白等均达正常范围。自觉无明显不适。苔薄，舌质淡红，脉细弦。

处方：原方，加浙贝母10g。21剂，每日1剂，水煎，分两次温服。

【按语】

1. 本案患者主观症状不显，但异常检测指标较多，可为中医辨证提供依据，从而进行有效治疗。患者血脂增高、血尿酸增高、肝功能异常，为痰瘀浊毒滞于脉络，经脉气血津液不利，流通不畅。津凝则为痰，血滞则为瘀，痰瘀搏结日久，渐成有形之积，上结于肺，则发为肺部小结节；下趋肠道，则发为肠道息肉。检测指标虽变化多端，但总病机无外乎脉道不利，痰瘀搏结。其中，因肺部小结节病灶的发生，多与免疫异常有关，故可从血分瘀热考虑施治。

2. 在治疗上，择药组方主要依据现代药理药效学研究成果而进行。初诊方用制黄精、制大黄、生山楂、玉米须、泽泻、炙僵蚕化痰祛瘀泄浊以降血脂，其中制黄精兼顾填补肾精，炙僵蚕更可软坚散结，兼治肺部肿块。六月雪、荠菜花、草薢、土茯苓清利泄浊以降血尿酸，改善肾功能；柴胡、赤芍入肝行气血，与垂盆草、五味子相伍，以疗肝功能异常；而赤芍与牡丹皮相伍，凉解血热，化除瘀滞，以除肺部结节性病损的瘀热病机基础；蜂房、莪术、石上柏、八月札、白花蛇舌草软坚散结，既消肺部结节与肠腑息肉，又能抗癌解毒以防癌毒酿生。

3. 三诊时，患者肺部结节已开始缩小，重度脂肪肝已减轻为中度。四诊时肝功能、总胆固醇、甘油三酯等皆已降至正常范围，血尿酸也有所下降，指标辨治目标已初步实现。为加快肺部结节的消除，再合入浙贝母，以强散结之力。

案五十五 王菊芳，女，43岁，事业单位职员。2019年1月10日初诊。

2018年12月31日，患者因"右上腹时有疼痛"入院进行检查。肝脏彩超提示：胆总管稍扩张（直径约9.8mm）。MRI提示：①肝右叶异常信号影，考虑：血管瘤？囊肿？②胆总管轻度扩张；③右肾囊肿。肿瘤免疫指标均在正常范围。查体：墨菲征（−）。刻下：口干明显，余无明显不适。苔薄，舌质淡红，脉濡。

辨证：肝胆失疏，气机不畅，阴津不足。

治法：疏肝利胆，行气止痛，养阴生津。

处方：柴胡5g，黄芩12g，金钱草12g，海金沙（包煎）15g，炙鸡内金10g，郁金10g，香附10g，川芎10g，天花粉15g，麦冬10g，生石膏（先煎）15g，八月札12g，延胡索10g。21剂，每日1剂，水煎，分两次温服。

2019年1月31日二诊：患者诉服药后胁肋部疼痛与口干明显减轻，但仍有时感窜痛，体乏易疲。1月29日复查肝脏彩超：肝内稍高回声团（血管瘤？），胆总管直径7mm。月经量少，血块较多，4至5日净，周期尚准。苔薄，舌前稍红，脉小弦。

处方：原方，加太子参12g，制黄精15g，益母草12g。28剂，每日1剂，水煎，分两次温服。

【按语】

1. 本案患者苦于右上腹疼痛而前来就诊，因未诉其他主观不适，故辨证主要参考西医学检验指标进行。腹部MRI提示未发现结石阻塞、胰头压迫等导致胆管扩张的器质性病变，考虑是由功能性病变使得胆汁引流不畅所致，辨证为肝胆失疏，气机不畅。因患者平素口干明显，故病机因素中，阴津不足也应考虑。

2. 治疗以疏肝利胆、行气止痛为大法，佐以养阴生津以疗口干。初诊方用柴胡、黄芩、金钱草、海金沙、鸡内金、郁金、金桔叶，仿"柴芩五金汤"意，以疏利肝胆，畅达气机；伍入香附、川芎、八月札，以加强疏肝行气之力，且八月札有化痰软坚消结之效，兼疗肝右叶异常信号影；延胡索疏肝行气止痛，加强对右上腹痛的对症处理；天花粉、麦冬、生石膏清热养阴生津，是针对口干而设。

3. 治疗三周后，二诊时患者腹痛与口干均明显减轻，且查胆总管直径由9.8mm 降至 7mm，指标辨治有效，故效不更方。因患者诉体乏易疲，月经量少，且血块较多，故加太子参、制黄精益气养阴扶正，益母草活血调经。

第二节　超声检测异常案

案五十六　史某，女，24 岁，护士。2004 年 8 月 15 日初诊。

患者于三天前体检发现双侧附件囊肿，大小分别为：右 1.3cm×1.4cm×1.5cm，左 1.5cm×1.6cm×1.7cm。有痛经史，位在左少腹，呈钝痛，喜温。苔薄，舌质稍暗，脉小弦。

辨证：痰瘀痹阻少腹肝脉。

治法：疏肝行气，活血化痰，软坚散结。

处方：香附 10g，赤芍 10g，炒当归 10g，青皮 10g，鸡血藤 12g，海藻 15g，炒白芥子 8g，炙鳖甲（先煎）15g，夏枯草 10g，柴胡 5g，牡蛎（先煎）25g，乌药 6g。7 剂，每日 1 剂，水煎，分两次温服。

2004 年 8 月 22 日二诊：患者于 8 月 17 日 B 超复查附件，提示：右 1.3cm×1.4cm×1.5cm，左 1.1cm×1.2cm×1.3cm。诉药后纳食有减，腹部作胀，带下量多。苔薄，舌质稍暗，脉小弦滑数。

处方：原方，加陈皮 10g，炒白术 10g。7 剂，每日 1 剂，水煎，分两次温服。

2004 年 8 月 29 日三诊：患者今日复查 B 超，提示：双侧附件囊肿消失。苔薄，舌质稍暗，脉小弦滑数。继续原方巩固治疗。

处方：原方。14 剂，每日 1 剂，水煎，分两次温服。

【按语】

1. 本案辨证依据为 B 超检查结果，即双侧附件囊肿。辨证应注意两个方面：一则病理属性，因系局部有形之结，总与气滞、痰凝、血瘀等有关；二则病位归经，本病位在少腹，归经属肝。故综合病机为肝脉郁滞，痰瘀留结。

2. 治疗以活血消瘀、化痰软坚、消肿散结为主，并以疏肝行气为先导，盖气机畅利，则结肿易消。方用香附、柴胡、青皮、乌药等疏肝行气，并引经；鸡血藤、赤芍、当归活血；海藻、炒白芥子、炙鳖甲、夏枯草、牡蛎等化痰软坚消结。

3. 二诊时B超复查，提示左侧附件囊肿缩小。三诊时复查B超，提示双侧附件囊肿消失。故继续原方巩固治疗。

案五十七　杨某，女，38岁，护士。2006年9月17日初诊。

患者近日查B超提示：右侧附件囊肿（51mm×47mm×37mm），宫颈腺体潴留囊肿（22mm×23mm×11mm），子宫直肠窝积液。但患者无明显不适，月事正常。苔薄，舌质淡红，脉小弦。

辨证：痰瘀水湿，留滞下焦。

治法：疏肝活血，化痰利湿，软坚消肿。

处方：香附10g，海藻15g，八月札12g，石见穿12g，山慈菇15g，漏芦12g，青皮10g，炒白芥子6g，生薏苡仁15g，制大黄10g，炙鳖甲（先煎）15g，炙僵蚕10g。7剂，每日1剂，水煎，分两次温服。

2006年9月24日二诊：患者症情平稳，诉无明显不适。苔薄，舌质淡红，脉小弦。

处方：初诊方，加鸡血藤12g，天仙藤12g，路路通12g。21剂，每日1剂，水煎，分两次温服。

2006年10月28日三诊：患者今日查B超，提示：右侧卵巢（26mm×17mm），左侧卵巢（22mm×18mm），子宫卵巢声像图未见明显异常。苔薄，舌质淡红，脉细弦。

处方：原方。14剂，每日1剂，水煎，分两次温服。

【按语】

1. 本案患者临床表现无明显不适，但辨证仍应注意病位与病理因素。本病病位在下焦肝经，病理因素与痰、瘀、水（宫颈腺体潴留囊肿，子宫直肠窝积液等）有关。

2. 其治疗目标以B超复查时附件与宫颈囊肿的消退为主，针对痰、瘀、水等有形之结，兼顾疏肝利气与引经药的配伍。在选药组方上，集大量消肿散结之品于一方，药如：海藻、八月札、石见穿、山慈菇、漏芦、青皮、炒白芥子、生薏苡仁、制大黄、炙鳖甲、炙僵蚕等，或行气，或化痰，或消瘀。

3. 二诊后酌入鸡血藤、天仙藤、路路通等调理络脉气血之品，意在促使络脉流畅，使局部潴留的液体能返归于络脉，而达到消除"子宫直肠窝积液"目的。三诊时，B超复查提示卵巢囊肿已明显缩小，子宫卵巢声像图未见明显异常。

案五十八　吴某，女，44 岁，公司职员。2007 年 7 月 16 日初诊。

患者左侧甲状腺部位肿块，随吞咽而上下活动，范围稍大，表面光滑，局部压痛不显，B超提示肿块大小为 3.5cm×2.1cm。左侧颈部见多枚大小不等淋巴结，双侧乳腺小叶增生，可触及多枚质韧结节。自觉内热，稍有急躁。苔薄，舌质暗，脉小弦。血压：104/68mmHg。

辨证：肝经郁热，痰瘀搏结。

治法：清热疏肝，化痰软坚，消瘀散结。

处方：夏枯草 12g，青皮 10g，山慈菇 15g，牡蛎（先煎）20g，炙鳖甲（先煎）12g，炙僵蚕 10g，川芎 10g，桃仁 10g，八月札 12g，生薏苡仁 15g，天冬 10g，炒白芥子 10g。14 剂，每日 1 剂，水煎，分两次温服。

2007 年 7 月 31 日二诊：患者诉左颈前肿块已消近半，咽中不适，曾有鱼骨梗咽史，面部散在色素沉着。苔薄，舌质暗，脉小弦。

处方：原方，去桃仁；加威灵仙 15g，挂金灯 6g，制黄精 12g，紫草 12g，莪术 8g；改炙鳖甲 15g。14 剂，每日 1 剂，水煎，分两次温服。

2007 年 8 月 14 日三诊：患者诉颈部与乳房肿块渐消，面部色素亦淡。苔薄，质暗，脉弦小数。

处方：初诊方，去桃仁；加莪术 10g，紫草 10g，凌霄花 10g，制黄精 12g；改炙鳖甲 15g。14 剂，每日 1 剂，水煎，分两次温服。

2007 年 8 月 28 日四诊：患者诉左颈肿块虽减仍存，质尚软。咽中不适，声音嘶哑时作，面部色素转淡。苔薄，舌质稍红，脉细弦小数。

处方：初诊方，去桃仁、川芎；加制大黄 10g，莪术 8g，紫草 10g，凌霄花 10g，挂金灯 6g，山豆根 12g。7 剂，每日 1 剂，水煎，分两次温服。

2007 年 9 月 4 日五诊：患者诉颈部肿块不显，面部色素已淡，声嘶缓解。苔薄，舌质稍暗红，脉小弦。

处方：初诊方，加海藻 15g，制大黄 10g，紫草 10g，山豆根 12g。14 剂，每日 1 剂，水煎，分两次温服。

2007 年 9 月 18 日六诊：患者诉服中药以来，体重减轻 12 斤，左颈前肿块基本消退，唯吞咽时仍自觉异物感，偶有咽痒。苔薄微黄，舌质暗红，脉小弦滑。B 超复查提示双侧甲状腺未见明显肿大。

处方：初诊方，去桃仁；加炙射干 8g，挂金灯 6g，紫草 10g，凌霄花 10g；改夏枯草 15g。14 剂，每日 1 剂，水煎，分两次温服。

【按语】

1. 本案患者左侧甲状腺部位肿块，B 超提示肿块较大，达 3.5cm×2.1cm，系"瘿病"无疑。病位在颈侧，加之自觉内热、急躁，且双乳小叶增生，病在肝经，系肝经郁火、痰瘀留结，故治当疏泻肝火、化痰软坚、消瘀散结。

2. 用药入肝经，以清泄流动、消瘀软坚之品为主，在疏肝、清肝的基础上，加强对气郁、痰留、瘀结的针对性治疗，以消散有形之结。方中用夏枯草、青皮、八月札、川芎清肝火、散郁结；山慈菇、牡蛎、炙僵蚕、生薏苡仁、炒白芥子消痰散结；桃仁、炙鳖甲活血软坚；天冬养阴消肿。

3. 二诊后，组方中曾伍入紫草、凌霄花、制黄精等，意在美容消斑，其中紫草、凌霄花消除络瘀，制黄精培肾、养颜润肤。治至六诊时，患者左颈前肿块基本消退，B 超复查提示双侧甲状腺未见明显肿大，治疗目标已实现。

案五十九　闻某，女，41 岁，公司职员。2008 年 2 月 21 日初诊。

患者左下肢静脉血栓四月余，曾于发病一周后即出现肺部栓塞，自觉胸闷、咳嗽，经住院治疗后胸痛、咳嗽缓解。2007 年 12 月 6 日江苏省人民医院下肢静脉超声：左股浅静脉中段下至腘静脉内血栓形成。CT：两下肺动脉分支及右上肺动脉分支内肺栓塞。2007 年 12 月 24 日血栓检查：左下肢静脉血栓形成。2008 年 2 月 15 日查凝血全套，血浆凝血酶原时间：16.0 秒，活化部分凝血酶原时间：52.20 秒，APTT-rat：1.58，血浆纤维蛋白原：正常。查体：左下肢明显增粗，胫前部位按之凹陷，皮色紫暗，皮温正常，足背动脉搏动存在，未见减弱。刻下：左下肢疼痛，乏力，浮肿明显，夜寐欠安，梦多，视物模糊头昏。苔薄，质暗，脉细。

辨证：气虚血滞，经络痹阻，水湿停留。

治法：补气活血，逐瘀消肿。

处方：炙黄芪 15g，炒当归 10g，泽兰 12g，泽泻 15g，五加皮 12g，川牛膝 15g，炮穿山甲（先煎）10g，川桂枝 4g，苏木 10g，制大黄 10g，桃仁 10g，川芎 10g，首乌藤 30g，路路通 10g，天仙藤 12g，鸡血藤 12g，朱茯神 10g，海藻 15g。14 剂，每日 1 剂，水煎，分两次温服。

2008 年 3 月 4 日二诊：患者诉药后左下肢疼痛、乏力好转，夜寐稍安，但头昏依然，便干，唇裂。苔薄，质稍暗，脉细弦。

处方：原方，去炒当归；加生石膏（先煎）15g，决明子 10g，炒白芥子 10g。10 剂，每日 1 剂，水煎，分两次温服。

2008 年 3 月 13 日三诊：患者诉下肢肿胀仍显，色紫疼痛缓解，夜寐稍安，但夜梦仍多，迎风流泪，头昏仍作，视物模糊好转。苔薄，质暗红，脉细弦。于 3 月 7 日查凝血全套，血浆凝血酶原时间：14.1 秒，活化凝血酶时间：44.40 秒，APTT-rat：1.31，血浆纤维蛋白原 3.85g/L。

处方：原方。21 剂，每日 1 剂，水煎，分两次温服。

2008 年 4 月 3 日四诊：患者近日行下肢静脉造影，与 1 月 16 日造影比较：侧支血管明显增多，部分机化再通。查体：左下肢大腿肿胀已消，与对侧比较粗度基本一致。唯小腿腓肠肌部位仍显紧张感，稍粗。咽中痰滞，门牙齿龈疼痛，夜寐尚可，梦多，体乏易疲。苔薄，质暗，脉细弦。

处方：初诊方，加制丹参 15g，红花 10g。7 剂，每日 1 剂，水煎，分两次温服。

2008 年 4 月 10 日五诊：患者诉左下肢浮肿进一步消退，双大腿粗细基本一致，小腿部位浮肿已不显，咽中痰滞，梦多。苔薄，质淡红，脉细弦。

处方：初诊方，加制丹参 15g，红花 10g。14 剂，每日 1 剂，水煎，分两次温服。

【按语】

1. 本案患者下肢静脉超声提示左股浅静脉中段下至腘静脉内血栓形成，CT 见两下肺动脉分支及右上肺动脉分支内肺栓塞，且多项凝血指标异常。结合临床表现辨证，系下肢经脉瘀阻，络脉痹阻不畅，局部津液难回脉道而留结泛溢，发为单侧下肢肿胀。

2. 治疗目标，以下肢静脉血循环的改善与左下肢浮肿的消退为主。根据其病机，可用活血通瘀、利湿消肿之法，重在通瘀，打通经脉瘀阻，使络脉通畅，则津液能回，肿胀自消。治疗可仿王清任补阳还五法，在大剂运用活血通瘀之际，合用补气之品。一则消除下肢乏力症状，二则冀气旺能行血、行津，不致停留为患。然培气之品恐有恋邪之弊，故暂以小量缓补为主。综上，治法可为补气活血、通瘀消肿。

3. 方用小量炙黄芪补气以行血、行津；用炒当归、泽兰、川牛膝、炮穿山甲、川芎、苏木、桃仁、制大黄等多味活血消瘀之品，以通畅经脉；鸡血藤、天仙藤、路路通宣通络脉气血，促使津液回复；泽泻、五加皮、海藻利水软坚、消除肿胀；川桂枝温经脉、通阳气，以行药势；朱茯神、首乌藤安神定志，兼治夜寐不安与梦多之症。

4. 二诊时，初诊方去当归，是恐药物味数较多，故略减其味，有利于合入他药。其中，合入生石膏、决明子清胃通便，以针对便干、唇裂；合入炒白芥子，取其"消皮里膜外之痰"，意在加强消肿。三诊、四诊时，患者临床症状与实验室指标相继好转，故方中再加入制丹参、红花等活血通络之味，巩固疗效。

案六十 李某，男，6岁，小学生。2011年01月16日初诊。

患儿两年来苦于腹痛，腹痛时作，脘部不适，面色少华。耳后淋巴结及肠系膜淋巴结肿大（腹部B超检查）达两年，近查血常规无特殊，全胸片示两肺纹理增粗。苔薄，舌质淡红，脉濡细。

辨证：脾气虚弱，肝木乘侮，痰瘀搏结。

治法：健脾缓肝，理气止痛，化痰散结。

处方：香附6g，白芍6g，九香虫4g，制丹参8g，炒白术6g，干姜4g，陈皮6g，砂仁（后下）4g，炙乌贼骨（先煎）6g，浙贝母粉（另冲）3g，白毛夏枯草8g，山慈菇8g，炙鳖甲（先煎）8g，土鳖虫3g。14剂，每日1剂，水煎，分两次温服。

2011年1月29日二诊：患儿耳后肿大淋巴结稍减，腹痛亦缓，但近日食后脘腹胀满，面色少华。苔薄，舌质淡红，脉濡细。

处方：初诊方，加茯苓8g。21剂，每日1剂，水煎，分两次温服。

2011年2月26日三诊：患儿耳后淋巴结基本消散，诉近两日有时腹痛，面色少华。苔薄，舌质淡红，脉濡细。

处方：初诊方，加炙僵蚕6g，茯苓8g。7剂，每日1剂，水煎，分两次温服。

2011年3月5日四诊：患儿今日查B超，提示：腹腔未见明显肿大淋巴结，肠系膜淋巴结已消。耳后肿大淋巴结基本消散。腹痛未作，有时脘腹胀满不适，面色少华。苔薄，舌质淡红，脉濡细。

处方：原方。14剂，每日1剂，水煎，分两次温服。

2011年3月19日五诊：患儿肠系膜及耳后淋巴结肿大均已消散，脘腹胀满不适未作，面色少华，形瘦，纳食尚可。苔薄，舌质稍暗，脉细。

处方：初诊方，加炙僵蚕6g，鸡血藤8g。14剂，每日1剂，水煎，分两次温服。

2011年4月2日六诊：患儿腹痛未作，面色欠华。苔薄，舌质淡红，脉细。

处方：原方。14剂，每日1剂，水煎，分两次温服。

【按语】

1. 本案从患儿临床表现进行辨证，因面色少华、腹痛时作，似可辨为脾虚而肝木乘侮，但B超检查显示肠系膜淋巴结肿大，故腹痛与有形之结阻滞气机（肠系膜淋巴结肿大）也有关系。因而其综合辨证为：脾气虚弱，肝木乘侮，痰瘀搏结。

2. 治疗以腹痛与肠系膜肿大淋巴结的消失为目标。初诊方从健脾缓肝入手，兼顾腹痛的"对症处理"治疗。方中香附、白芍疏肝、缓肝，其中白芍尚能缓急以止腹痛。炒白术、陈皮、砂仁健脾助运消食；干姜暖中，使中焦脾旺而不受邪；白毛夏枯草、山慈菇、炙鳖甲、浙贝母、土鳖虫等消痰软坚散结；制丹参、九香虫是治疗脘腹疼痛要药，活血以止腹痛；炙乌贼骨和胃止痛。

3. 二诊时初见成效，加入茯苓健脾助运。三诊时更加炙僵蚕以消痰散结。五诊时复查肠系膜及耳后淋巴结均已消散，腹痛也止。

案六十一　杜某，男，54岁，个体业主。2011年7月9日初诊。

2011年6月5日患者入院查颈部血管超声：双侧颈动脉内膜粗糙，内中膜厚1.1mm，右侧颈总动脉膨大部内探及一枚低回声斑块，大小3.9mm×3.6mm×1.5mm，无明显声影。血生化示，甘油三酯：2.39mmol/L，总胆固醇：5.27mmol/L。刻下：目胀畏光，头昏，面色晦暗，欠光泽。近期曾晕厥一次。苔薄，舌质暗红，脉小弦。测血压：140/80mmHg。

辨证：肝肾亏虚，肝风上扰，痰凝血瘀。

治法：培补肝肾，平肝息风，化痰消瘀。

处方：天麻12g，钩藤（后下）15g，沙苑子12g，蒺藜12g，川芎10g，炙僵蚕10g，决明子12g，制何首乌15g，制黄精12g，泽兰12g，泽泻15g，生山楂15g，制大黄10g，炙水蛭5g，制丹参15g，红花10g，桃仁10g。14剂，每日1剂，水煎，分两次温服。

2011年7月23日二诊：患者诉药后症情明显缓解，自觉已无明显不适。苔薄，舌质暗红，脉小弦。

处方：原方，加炮穿山甲（先煎）10g。14剂，每日1剂，水煎，分两次温服。

2011年8月6日三诊：患者诉上午有时头昏，余无特殊不适，气色好转。苔薄微黄，舌质稍暗，脉小弦。测血压：145/85mmHg。

处方：原方。14剂，每日1剂，水煎，分两次温服。

2011年8月20日四诊：患者诉稍有头胀，面色稍显晦暗。苔薄，舌质暗红，脉小弦。测血压：140/85mmHg。

处方：初诊方，加鸡血藤12g，炮穿山甲（先煎）10g。14剂，每日1剂，水煎，分两次温服。

2011年9月3日五诊：患者今日在高淳县中医院查颈部超声，提示：双侧颈动脉和椎动脉直径正常，血流充盈良好，双侧颈动脉内膜稍粗糙，增厚，内中膜厚度1.0mm，右颈总动脉膨大部见1.3mm×1.1mm斑块附着，血管腔无局限性狭窄，双侧颈内静脉直径正常，腔内未见异常回声。血生化示，甘油三酯：1.54mmol/L，总胆固醇：4.32mmol/L。自觉无明显不适。苔薄，舌质暗红，脉小弦。

处方：原方。14剂，每日1剂，水煎，分两次温服。

2011年9月17日六诊：患者诉无明显不适，未见头昏头胀，气色好转。苔薄，舌质暗红，脉小弦。

处方：初诊方，加炮穿山甲（先煎）10g，楮实子12g。14剂，每日1剂，水煎，分两次温服。

【按语】

1. 本案辨证，临床表现与异常指标并举。患者多项检查指标异常，细查其因，患者年龄五十有余，肝肾亏虚，阴虚阳亢，肝风挟痰上扰，则目胀、畏光、头昏等；阴虚而津滞为痰，血稠为瘀，故面色晦暗，查见甘油三酯与胆固醇偏高、颈动脉斑块形成等。

2. 治宜培益肝肾为主，结合平肝息风，并注重化痰消瘀等。初诊方以制何首乌、制黄精、沙苑子滋养肝肾；天麻、钩藤、蒺藜平肝息风；川芎、炙僵蚕行气活血、息风化痰；决明子、制大黄、泽泻、玉米须、生山楂祛痰消脂，配合炙水蛭、炙丹参、桃仁、泽兰、红花等活血消斑，以降低患者血脂并缩小颈部血管内斑块。

3. 二诊时，加炮穿山甲以加强通经活络、软坚消斑之力。五诊复查见颈动脉斑块缩小，甘油三酯及总胆固醇也均降低。

案六十二　傅某，女，27岁，工人。2012年3月17日初诊。

患者恙起生产后，随后经闭。近日查B超，拟诊为"多囊卵巢"。形体增胖，急躁易怒。苔薄，舌质稍红，脉小弦。

辨证：肝经郁热，痰瘀凝结。

治法：疏肝清热，活血软坚，化痰散结。

处方：柴胡5g，香附10g，川芎10g，炒当归10g，益母草12g，红花8g，桂枝4g，夏枯草15g，牡丹皮10g，桃仁10g，生山楂15g，制大黄10g，海藻15g，炒白芥子8g。14剂，每日1剂，水煎服，分两次温服。

2012年4月7日二诊：患者诉药后月经来临，便稀。苔脉同前。

处方：初诊方，去桃仁；加青皮10g，炙鳖甲（先煎）15g。14剂，每日1剂，水煎服，分两次温服。

2012年4月21日三诊：患者诉月事未至，小腹轻痛。苔薄，舌质淡红偏暗，脉小弦。

处方：初诊方，加青皮10g，炙鳖甲（先煎）15g。14剂，每日1剂，水煎服，分两次温服。

2012年5月5日四诊：患者诉月事未至，曾查睾酮0.88ng/mL。苔薄，舌质淡红，脉小弦。

处方：初诊方，加炙水蛭5g，炙鳖甲（先煎）15g。14剂，每日1剂，水煎服，分两次温服。

2012年5月19日五诊：患者诉于本月12日月事来临，经量不多，小腹有胀感，夹血块，色暗。苔薄，舌质淡红，脉小弦。

处方：初诊方，加青皮10g，山慈菇12g。14剂，每日1剂，水煎服，分两次温服。

2012年6月2日六诊：患者诉症情平稳，自觉无明显不适。苔薄，舌质淡红，脉小弦。

处方：初诊方，加青皮10g，山慈菇12g。14剂，每日1剂，水煎服，分两次温服。

2012年6月16日七诊：患者今日查B超，提示：双侧附件区未见明显异常回声。形体较前苗条，体重减轻6斤。苔薄，舌质淡红，脉小弦。

处方：初诊方，加青皮10g，山慈菇12g。14剂，每日1剂，水煎服，分两次温服。

【按语】

1. 患者恙起生产后，产后多郁，肝经郁热，冲脉不利，故月事停闭，急躁易怒；而多囊卵巢，则可辨为因肝经血脉不利，气血凝滞，痰瘀阻滞所致。

2. 初诊方以柴胡、香附、夏枯草、牡丹皮疏肝清热；川芎、当归、益母草、桃仁、红花、制大黄活血通经，其中制大黄与生山楂相合，有消脂减肥之效；川桂枝温通经脉，以助冲任两脉气血流畅；海藻、炒白芥子，既消痰浊以减肥，又消痰散结以除卵巢囊肿。

3. 二诊时患者月事已至，故暂去桃仁，以减活血通脉之力，并加青皮、炙鳖甲，以增软坚消结之功。其后复诊中，多次在初诊方基础上伍入炙水蛭、青皮、山慈菇等，以加强活血通经、软坚消肿之力。药服三月，至七诊时，查B超双侧附件未见异常，卵巢囊肿已消除。

案六十三　姚某，男，53岁，公司经理。2015年11月24日初诊。

患者因"胆囊反复结石"，已行多次手术治疗。现胆囊已切除，肝内胆管结石，CA19-9：357.3U/mL，GGT：180U/L，总胆汁酸：14.9μmol/L。刻下：背凉体乏，食后脘胀。舌苔薄微黄，舌质偏暗，脉小弦。

辨证：肝脾两虚，湿热蕴结，结出砂石，毒邪滞着。

治法：疏肝健脾，清热化湿，利胆排石，化瘀解毒。

处方：柴胡 8g，黄芩 10g，金钱草 20g，海金沙（包煎）15g，炙鸡内金 12g，郁金 10g，白芍 10g，川楝子 10g，茵陈 20g，制大黄 10g，川芎 10g，车前子（包煎）12g，制丹参 15g，炒白术 12g，陈皮 12g，太子参 12g，桂枝 5g，王不留行 12g，冬葵子 12g，炮穿山甲（先煎）10g。14 剂，每日 1 剂，水煎服，分两次温服。

2015 年 12 月 8 日二诊：患者诉药后诸症均缓。舌苔薄黄，舌质稍暗红，脉细。

处方：原方。14 剂，每日 1 剂，水煎，分两次温服。

2015 年 12 月 22 日三诊：患者自觉尚可。苔中根薄黄，舌质稍暗，脉细弦。

处方：原方，加虎杖 15g。21 剂，每日 1 剂，水煎服，分两次温服。

2016 年 1 月 12 日四诊：患者症情平稳。舌苔薄，舌质淡红，脉小弦。

处方：原方。14 剂，每日 1 剂，水煎，分两次温服。

2016 年 1 月 26 日五诊：患者症情平稳，偶有右胁肋不适。舌苔薄黄，舌质淡红，脉濡。

处方：初诊方，加八月札 15g。14 剂，每日 1 剂，水煎，分两次温服。

2016 年 2 月 23 日六诊：患者今日查肝肾功能，提示 GGT：120.5U/L。MRI 提示：肝内胆管未见结石，胆总管见小结石。自觉无明显不适。舌苔薄，舌质稍暗，脉细。

处方：初诊方，加虎杖 12g。14 剂，每日 1 剂，水煎，分两次温服。

2016 年 3 月 15 日七诊：患者自觉尚可，无明显不适。舌苔中根薄黄，舌质稍暗，脉濡。

处方：初诊方，加赤芍 10g。14 剂，每日 1 剂，水煎，分两次温服。

2016 年 3 月 29 日八诊：患者于 3 天前无明显诱因下出现剑突下绞痛，持续 15 分钟，余无特殊情况。舌苔中根薄微黄，舌质稍暗，脉小弦。

处方：初诊方，加赤芍 10g，八月札 12g。14 剂，每日 1 剂，水煎，分两次温服。

2016 年 4 月 12 日九诊：患者近况尚平，查 CA19-9 已降至正常。自觉无明显不适，胆囊区及剑突下无压痛。舌苔薄，中根部微黄，舌质暗红，边尖齿痕，脉濡滑。

处方：初诊方，加赤芍 10g，八月札 15g，虎杖 12g。14 剂，每日 1 剂，水煎，分两次温服。

【按语】

1. 本案辨证，依据"胆囊反复结石"病史与肝内胆管结石的异常指标而进行，系湿热蕴结肝胆，煎熬津液，结出砂石，胆汁不循肠道而外溢；舌质偏暗、背凉，提示久病入络，气血壅滞，背络失于温煦；肝胆失疏，脾运不健，则体乏、食后脘胀；CA19-9偏高，则提示病久有酿生邪毒之虑。

2. 治疗目标暂以消除肝内胆管结石为主。初诊方以柴胡、黄芩、金钱草、海金沙（包煎）、炙鸡内金、郁金、川楝子、白芍疏肝利胆排石；茵陈、制大黄、车前子、冬葵子清热利湿解毒，针对肝功能异常；王不留行、炮穿山甲软坚散结；川桂枝、制丹参活血以流通血脉，利于湿热毒邪的消散，兼治背凉；太子参、陈皮、炒白术健脾助运，以治体乏、食后脘胀等。

3. 三诊时，复入虎杖，以加强清利退黄之力。至六诊时，查肝功能GGT已明显下降，且MRI示肝内胆管未见结石，唯胆总管仅见小结石，病情已明显缓解。七诊时加入赤芍凉血化瘀，以利病邪松动。八诊时，合入八月札解毒散结。九诊时查CA19-9，也已降至正常，综合疗效满意。

案六十四　孙某，女，45岁，家庭主妇。2016年7月16日初诊。

患者因宫颈癌于4月下旬行切除术，诊为：宫颈鳞状细胞癌Ⅰb1期G2术后（MRI查示腹主动脉旁淋巴结转移），随后行放疗11次，化疗3次。后因体质虚弱而被迫停止放疗，血小板减少。刻下：头晕，体乏无力，纳量减少，心悸遇事而发，夜寐梦多。苔薄，舌质淡红偏暗，脉弦滑。

辨证：癌毒留滞，搏结痰瘀，气阴两伤，走注为患。

治法：抗癌解毒，化痰消瘀，益气养阴，软坚消结。

处方：太子参15g，天花粉15g，仙鹤草15g，白花蛇舌草15g，半枝莲10g，菝葜10g，蜂房10g，土鳖虫6g，山慈菇12g，漏芦12g，八月札15g，鳖甲（先煎）15g，青皮12g，茜草炭15g，陈皮12g，鸡内金12g，砂仁（后下）6g。14剂，每日1剂，水煎，分两次温服。

2016年7月30日二诊：患者药后诸症均缓，但纳食欠馨。苔薄，舌质淡红，脉小弦。

处方：原方，加炒白术12g。14剂，每日1剂，水煎，分两次温服。

2016 年 8 月 13 日三诊：患者诉一切可，稍感体乏。苔薄，舌质淡红偏暗，脉弦滑。

处方：初诊方，加炙黄芪 20g。14 剂，每日 1 剂，水煎，分两次温服。

2016 年 8 月 27 日四诊：患者诉少有头昏，查 SCC：（−），血小板：89×10^9 个 /L。苔薄，舌质淡红偏暗，脉弦滑。

处方：初诊方，加楮实子 12g，炙黄芪 20g。14 剂，每日 1 剂，水煎，分两次温服。

2016 年 9 月 24 日五诊：患者近日行化疗一次，于本月 10 日出院。刻下：体乏无力，面色少华，夜寐欠安，纳食量少。苔薄，舌质淡红，脉濡。

处方：初诊方，加党参 12g，炒当归 10g，合欢皮 12g，茯神 15g。14 剂，每日 1 剂，水煎，分两次温服。

2016 年 10 月 8 日六诊：患者诉畏寒怕冷，颈肩不适，下肢乏力，脘胀纳少。苔薄，舌质淡红，脉濡。

处方：初诊方，加干姜 8g，淫羊藿 10g，党参 12g，炒当归 10g，炒白术 12g。14 剂，每日 1 剂，水煎，分两次温服。

2016 年 10 月 23 日七诊：患者诉气色、体力好转，纳增。苔薄，舌质淡红偏暗，脉弦滑。

处方：原方。14 剂，每日 1 剂，水煎，分两次温服。

2016 年 11 月 5 日八诊：患者诉少有头昏，四肢欠温。苔薄，舌质淡红偏暗，脉弦滑。

处方：原方。14 剂，每日 1 剂，水煎，分两次温服。

2016 年 11 月 9 日九诊：患者诉体力、气色转佳，遇冷则咳。苔薄，舌质淡红，脉濡。

处方：初诊方，加干姜 8g，淫羊藿 10g，党参 12g，炒当归 10g，制麻黄 4g，防风 12g。14 剂，每日 1 剂，水煎，分两次温服。

2016 年 12 月 3 日十诊：患者诉四肢不温，易感。苔薄，舌质淡红，脉濡。

处方：原方。14 剂，每日 1 剂，水煎，分两次温服。

2016 年 12 月 17 日十一诊：患者诉腰痛，右侧少腹疼痛。乏力，多梦。苔薄，舌质淡红，脉濡。

处方：初诊方，加干姜 8g，淫羊藿 10g，党参 12g，炒当归 10g。14 剂，每日 1 剂，水煎，分两次温服。

2017 年 1 月 7 日十二诊：患者近日复查，一切可。苔薄，舌质稍暗，脉弦滑。

处方：原方。14 剂，每日 1 剂，水煎，分两次温服。

2017 年 1 月 21 日十三诊：患者诉一切可，少有咳嗽，手足欠温。苔薄，舌质淡红，脉濡。

处方：初诊方，加南沙参 12g，北沙参 12g，党参 12g，炒当归 10g，淫羊藿 10g。28 剂，每日 1 剂，水煎，分两次温服。

2017 年 2 月 18 日十四诊：患者诉体重增加，达 102 斤。少有头昏，欲寐。苔薄，舌质淡红，脉濡。

处方：初诊方，加党参 12g，炒当归 12g，楮实子 12g。28 剂，每日 1 剂，水煎，分两次温服。

2017 年 3 月 5 日十五诊：患者近日 MRI 复查未见明显异常，肿瘤标志物指标（－）。苔薄，舌质淡红，脉濡。

处方：原方。28 剂，每日 1 剂，水煎，分两次温服。

2017 年 4 月 22 日十六诊：患者诉颈项受凉则感头晕。苔薄，舌质淡红，脉小弦。

处方：初诊方，加党参 12g，炒当归 10g，葛根 15g。28 剂，每日 1 剂，水煎，分两次温服。

2017 年 6 月 24 日十七诊：患者诉体乏，头昏，盗汗，烘热，心悸，口干且苦。苔薄，舌质淡红，脉小弦。

处方：初诊方，加生黄芪 20g，功劳叶 15g，天冬 10g，楮实子 12g。14 剂，每日 1 剂，水煎，分两次温服。

2017 年 7 月 8 日十八诊：患者诉下午乏力，梦多，晨起口苦，背胀。苔薄，舌质淡红，脉弦滑。

处方：初诊方，加炙黄芪 20g，合欢皮 14g，茯神 15g，羌活 12g。14 剂，每日 1 剂，水煎，分两次温服。

2017 年 7 月 22 日十九诊：患者诉遇冷鼻塞，肩痛，口干。苔薄，舌质淡红，脉小弦。

处方：初诊方，加生麻黄 4g，白芷 10g，独活 15g，生黄芪 20g。28 剂，每日 1 剂，水煎，分两次温服。

2017年8月19日二十诊：患者诉症情明显缓解。苔薄，舌质稍暗，脉濡。

处方：原方。28剂，每日1剂，水煎，分两次温服。

2017年9月16日二十一诊：患者诉咽部紧缩感，背部发胀。苔薄，舌质稍暗，脉濡。

处方：初诊方，加生麻黄4g，辛夷（包煎）10g，生黄芪20g，羌活12g，白芷10g。28剂，每日1剂，水煎，分两次温服。

2017年10月21日二十二诊：患者近日查SCC（−），诉无明显不适，少汗。苔薄，舌质淡红，偏暗，脉弦滑。

处方：初诊方，加生黄芪20g，瘪桃干10g。28剂，每日1剂，水煎，分两次温服。

2017年11月18日二十三诊：患者近日查，白细胞：2.76×10^9/L。苔薄，舌质稍暗，脉濡。

处方：初诊方，加一枝黄花10g，生黄芪20g。28剂，每日1剂，水煎，分两次温服。

2017年12月16日二十四诊：患者诉畏寒怕冷明显，轻咳，体力增加，纳食尚可。苔薄，舌质淡红，脉濡细。

处方：初诊方，加淫羊藿10g，一枝黄花10g，生黄芪20g。14剂，每一剂，水煎，分两次温服。

2017年12月30日二十五诊：患者近日体检，SCC：0.58μg/L，余（−）。气色好转，形体增胖。苔薄，舌质淡红，脉弦滑。

处方：原方。21剂，每日1剂，水煎，分两次温服。

2018年1月27日二十六诊：患者诉自觉无明显不适，近日复查：未见DNA倍体异常细胞；病理：良性反应性改变。苔薄，舌质淡红，脉弦滑。

处方：原方。14剂，每日1剂，水煎，分两次温服。

【按语】

1. 本案患者病情较重，癌毒留滞，搏结痰瘀而成有形之结，虽已手术切除，但已走注（MRI提示腹主动脉旁淋巴结转移）。且癌毒伤及气阴，脾运不健，故见体乏、纳少；气阴两虚，心神失养，故心悸寐差而头晕。综合辨证为：癌毒留滞，搏结痰瘀，气阴两伤，走注为患。

2. 本案治疗以抗癌解毒为主。初诊方用仙鹤草、白花蛇舌草、半枝莲、菝葜、蜂房、土鳖虫、山慈菇、漏芦、八月札、鳖甲、青皮抗癌解毒、软坚散结；太子参、天花粉培补气阴，扶正抗癌；陈皮、鸡内金、砂仁开胃助运，增进食欲；茜草炭祛瘀收敛而止血，据现代药理效用报道，该药可升高血小板。

3. 四诊时，伍入楮实子，兼疗头晕；因查血小板偏低，故又合入炙黄芪，取其补气摄血。六诊时，伍入干姜、淫羊藿，温阳以疗肢冷。九诊时，伍入制麻黄、防风祛风散寒、宣肺止咳。十五诊时，复查各指标，均未发现明显异常。十七诊时，伍入天冬、功劳叶滋阴清虚热，以疗烘热盗汗。二十三诊时，伍入一枝黄花、生黄芪，补气固表、御邪解毒，意在升高白细胞，增强抵抗力。

案六十五　丁某，男，42岁，农民。2016年3月5日初诊。

患者左输尿管结石，曾出现腰痛、血尿。苔薄，舌质淡红，脉小弦。

辨证：湿热蕴结下焦，结出砂石，损伤血络。

治法：清利湿热，通淋排石。

处方：金钱草15g，海金沙（包）15g，鸡内金10g，王不留行10g，制大黄10g，滑石12g，车前子（包）12g，肉桂（后下）2g，乌药6g，萹蓄12g，瞿麦10g，制丹参15g，川芎10g。14剂，每日1剂，水煎，分两次温服。

2016年3月19日二诊：2016年1月31日查彩超，提示：左肾轻度积水，左输尿管中下段有可能结石。时有尿意。苔薄，舌质红，脉小弦。

处方：原方，加泽泻20g。21剂，每日1剂，水煎，分两次温服。

2016年4月2日三诊：患者近日查泌尿彩超示，提示：左肾轻度积水。刻下：患者感脘部轻度不适。苔薄，舌质红，脉小弦。

处方：初诊方，加陈皮12g，泽泻20g。28剂，每日1剂，水煎，分两次温服。

2016年5月14日四诊：患者今日查彩超，提示：双肾、输尿管未见明显异常声像图。自觉无明显不适。苔薄，舌质红，脉小弦。

处方：原方。14剂，每日1剂，水煎，分两次温服。

【按语】

1. 本案患者主诉"左输尿管结石"，曾有腰痛、血尿，辨证可从湿热蕴结下焦，结出砂石论治。

2. 初诊方以金钱草、海金沙、鸡内金、滑石、车前子、萹蓄、瞿麦清利下焦湿热，排石通淋；佐以乌药、肉桂，温通下焦气机，助膀气化，利于结石排出；制丹参、王不留行、川芎活血行气，流畅气机与血脉，其中，王不留行尚有软坚消石之意。

3. 二诊与三诊时，患者查 B 超见左肾轻度积水，故加泽泻利湿泄浊，促进水液排出；陈皮健脾和中，以疗脘部不适。至四诊时，查 B 超双肾、输尿管未见明显异常声像图，故继服原方巩固治疗。

案六十六　施某，女，52 岁，家庭妇女。2016 年 5 月 31 日初诊。

患者诉，近两年来双肾慢性实质损害，经多次 B 超复查，似有进行性缩小倾向。近日查血生化，尿素：7.6mmol/L，肌酐：97μmol/L，尿酸：500μmol/L，总胆固醇：6.06mmol/L，低密度脂蛋白：4.08μmol/L，尿蛋白：（＋）。血压偏高：158/81mmHg。腰部稍胀。苔薄，舌质稍暗，脉弦滑。

辨证：肾体亏虚，浊毒潴留。

治法：补肾填精，泄浊排毒。

处方：制黄精 12g，炙女贞子 12g，怀山药 15g，川石斛 15g，六月雪 15g，荠菜花 15g，制大黄 10g，泽泻 15g，草薢 15g，土茯苓 15g，制丹参 15g，菟丝子 12g，肉桂（后下）3g，泽兰 12g，生山楂 15g，玉米须 15g，赤芍 12g，生地黄 12g。14 剂，每日 1 剂，水煎，分两次温服。

2016 年 6 月 14 日二诊：患者诉腰部酸胀缓解，下肢乏力，余无特殊情况。苔薄，舌质稍暗，脉小弦。

处方：原方，加怀牛膝 15g。21 剂，每日 1 剂，水煎，分两次温服。

2016 年 7 月 5 日三诊：患者诉腰部酸胀复作，下肢乏力缓解，余无特殊情况。苔薄，舌质稍暗，脉小弦。

处方：5 月 31 日方，加独活 15g，怀牛膝 15g。14 剂，每日 1 剂，水煎，分两次温服。

2016 年 7 月 19 日四诊：患者近况尚平，诉无明显不适，唯晨起稍感腰酸，轻痛。苔薄，质淡红，脉弦滑。

处方：初诊方，加独活 15g。14 剂，每日 1 剂，水煎，分两次温服。

2016 年 8 月 2 日五诊：患者近日查生化示，尿素氮：8.8mmol/L，肌酐：

118μmol/L，尿酸：606μmol/L，胆固醇：6.21mmol/L，血浆表皮生长因子：44.5pg/ml。查尿常规显示，尿微量白蛋白：818.8mg/dL，尿微量白蛋白／肌酐：836.3。此次形态学检查提示：肾脏缩小不明显。体力有增。苔薄，舌质稍暗，脉小弦。

处方：原方。14 剂，每日 1 剂，水煎，分两次温服。

2016 年 8 月 16 日六诊：患者诉下肢浮肿已消，稍有腰胀，大便日行两次，成形。苔薄，舌质稍暗，边尖齿痕，脉濡细。

处方：初诊方，加独活 15g。14 剂，每日 1 剂，水煎，分两次温服。

2016 年 8 月 30 日七诊：患者诉晨起腰胀，余无特殊情况。苔薄，舌质红，边尖齿痕，脉濡。

处方：初诊方，加独活 15g，怀牛膝 15g。14 剂，每日 1 剂，水煎，分两次温服。

2016 年 9 月 13 日八诊：患者 9 月 9 日查血生化，尿酸：515μmol/L，甘油三酯：2.44mmol/L，总胆固醇：6.7mmol/L，低密度脂蛋白：4.27μmol/L。稍有体乏，泛恶。苔薄，舌质偏暗，边尖齿痕，脉濡滑。

处方：初诊方，加炙黄芪 20g，怀牛膝 15g。14 剂，每日 1 剂，水煎，分两次温服。

2016 年 9 月 27 日九诊：患者诉无明显不适。目前每日服用厄贝沙坦半片，控制血压。苔薄，舌质稍暗，边尖齿痕，脉濡。

处方：初诊方，加炙黄芪 20g，怀牛膝 15g，合欢皮 15g，茯神 15g。14 剂，每日 1 剂，水煎，分两次温服。

2016 年 10 月 18 日十诊：患者近况尚平，晨起腰胀，余无特殊情况。苔薄，舌质偏暗，脉濡。

处方：初诊方，加炙黄芪 20g，茯神 15g，独活 15g。14 剂，每日 1 剂，水煎，分两次温服。

2016 年 11 月 3 日十一诊：患者诉无明显不适，面色欠华，神疲。苔薄，舌质偏暗，脉濡滑。

处方：初诊方，加炙黄芪 20g，鸡血藤 12g。14 剂，每日 1 剂，水煎，分两次温服。

2016 年 11 月 22 日十二诊：患者诉腰胀明显缓解，余无不适。近日查 B 超示：双肾体积萎缩得以控制，并有所增大，左肾 95mm×41mm×46mm，右肾 87mm×39mm×44mm。肾功示，尿素：6.46mmol/L，肌酐：120.0μmol/L，尿酸：540μmol/L。苔薄，舌质偏暗，脉濡。

处方：制黄精12g，炙女贞子12g，怀山药15g，川石斛15g，六月雪15g，荠菜花15g，制大黄10g，泽泻15g，萆薢15g，土茯苓15g，制丹参15g，菟丝子12g，肉桂（后下）3g，泽兰12g，生山楂15g，玉米须15g，赤芍12g，生地黄12g，鸡血藤12g，炙黄芪20g。14剂，每日1剂，水煎，分两次温服。

2016年12月6日十三诊：患者诉腰胀已愈，小便稍有刺痛。苔薄，舌质偏暗，边尖齿痕，脉濡。

处方：原方，加车前子（包煎）15g。14剂，每日1剂，水煎，分两次温服。

2016年12月29日十四诊：患者诉无明显不适，右目干涩，颈项稍有不适。苔薄，舌质稍暗，脉小弦。

处方：11月22日方，加葛根15g。14剂，每日1剂，水煎，分两次温服。

2017年1月12日十五诊：患者诉诸症均缓，唯腰部不适。苔薄，舌质偏暗，边尖齿痕，脉细滑。

处方：原方。14剂，每日1剂，水煎，分两次温服。

2017年2月28日十六诊：患者诉颈部不适，腰痛晨僵，近期血压偏高波动，背胀。苔薄，舌质偏暗，边尖齿痕，脉细弦。

处方：初诊方，加羌活15g，独活15g。14剂，每日1剂，水煎，分两次温服。

2017年3月21日十七诊：患者诉目涩，有分泌物，遇风流泪，腰痛晨僵稍有缓解，背胀。苔薄，舌质偏暗，脉细弦。

处方：11月22日方，加滁菊花12g，青葙子10g，独活15g。21剂，每日1剂，水煎，分两次温服。

2017年4月13日十八诊：患者诉药后诸症减而未止。3日前新感，偶咳，打喷嚏，余无特殊情况。苔薄，舌质偏暗，边尖齿痕，脉细弦。

处方：原方。14剂，每日1剂，水煎，分两次温服。

2017年5月2日十九诊：患者诉药后诸症大缓，现已无明显不适。3月份曾查肾脏B超示肾脏继续有所增大，肾功能正常。尿酸：515μmol/L。偶有眼眵增多，有时迎风流泪。苔薄，舌质偏暗，脉弦滑。

处方：原方。14剂，每日1剂，水煎，分两次温服。

（其间原方续服一月）

2017年7月4日二十二诊：患者近日彩超复查：双肾体积如常，包膜尚完整；双肾慢性实质性损害，右肾内囊肿。生化，尿酸：586μmol/L，甘油三酯：1.76mmol/L，总胆固醇：7.35mmol/L，葡萄糖：6.57mmol/L。刻下：双下肢乏力明显，近日大便日行3至4次，质偏稀，余无特殊情况。苔薄，舌质偏暗，边尖齿痕，脉濡滑。

处方：原方。14剂，每日1剂，水煎，分两次温服。

2017年7月18日二十三诊：患者诉大便不成形，质稀，食后腹胀即便，每日3～4次，无腹痛，余无不适。苔薄，舌质淡稍暗，脉濡。

处方：2016年11月22日方，去制大黄、生地黄；加陈皮12g，炒薏苡仁15g。14剂，每日1剂，水煎，分两次温服。

2017年8月10日二十四诊：患者诉晨起腰部僵硬，活动后好转，余无特殊情况。苔薄，舌质稍暗，边尖齿痕，脉濡。

处方：2016年11月22日方，去生地黄；加陈皮12g。14剂，每日1剂，水煎，分两次温服。

2017年8月29日二十五诊：患者诉腰部僵硬有减，余无特殊情况。

处方：2016年11月22日方，去生地黄；加桑寄生15g。14剂，每日1剂，水煎，分两次温服。

2017年11月9日二十六诊：患者诉近日右侧偏头疼，腰部稍有酸胀，尿蛋白（++），梦多纷纭。苔薄，舌质偏暗，边尖齿痕，脉细弦。

处方：2016年11月22日方，去生地黄；加合欢皮15g，茯神15g，蝉蜕6g。14剂，每日1剂，水煎，分两次温服。

【按语】

1. 本案患者症状不多，但异常检测指标较多。处方治疗前，必须对相关指标进行中医辨证：患者肾病日久，肾体受损，故查B超提示有进行性缩小倾向。肾体已伤，蒸化乏力，难以泄浊排毒，故血生化检测尿素氮、肌酐、尿酸等异常增高；肾失固摄，封藏失职，精微下泄，故见尿蛋白阳性；腰为肾府，肾体受损，络脉不利，故腰部胀感。

2. 本案以肾体受损为本，浊毒内蕴为标。治疗上补肾填精以固其本，泄浊排毒兼治其标，从而减轻浊毒对机体的损害。初诊方以制黄精、炙女贞子、怀山药、川石斛填补肾精，以充化源；菟丝子温补肾阳，于大剂滋肾填精之品中，阳中求阴；肉桂，助肾蒸化，复其泄浊之能；六月雪、荠菜花、制大黄、泽泻、草薢、土茯苓泄浊排毒（现代药理研究表明，其中多数中药有改善肾功能效用）；玉米须，生山楂化浊降脂（现代药理研究表明有降血脂作用）。因慢性肾病，其现代发病机制多与自身免疫损害有关，故可从瘀热论治，合入生地黄、赤芍凉血化瘀。久病多瘀，故加泽兰、制丹参，活血畅脉，改善血循环，以濡肾体。

3. 本案患者病程日久，复诊多次，却始终不离益肾泄浊排毒治法。至十二诊时，已无不适，B超示双肾体积萎缩得以控制，并有所增大，但查肾功能却未见明显好转。至十九诊时，查肾脏B超，提示肾脏继续增大，肾功能已达正常，唯尿酸仍高。二十二诊时，彩超复查双肾体积如常，尿素与肌酐正常，唯尿酸仍高，血脂与血糖轻度偏高波动，嘱其适当控制饮食，进一步调治。

案六十七　芮某，男，63岁，农民。2016年11月12日初诊。

患者于今年7月无明显诱因出现腹部胀满不适，至今已4月有余，尿少，经B超检查，提示为肝硬化伴腹腔大量积液。刻下：下肢乏力，口干、口苦，咽干，肤痒明显，头昏，体乏无力，面色晦暗少华，大便次多欠成形。苔薄，舌质暗红，脉弦滑小数。近日查肝功能，总胆汁酸：51.7mmol/L，胆碱酯酶：2772U/L。

辨证：脾虚肝瘀，水停大腹。

治法：疏肝健脾，活血化瘀，利水消肿。

处方：柴胡5g，赤芍10g，莪术10g，炙鳖甲（先煎）15g，猪苓12g，茯苓15g，泽泻15g，大腹皮12g，葫芦瓢20g，川厚朴6g，鸡血藤12g，天仙藤12g，路路通10g，炒白术12g，陈皮12g，炒薏苡仁15g，水红花子12g。14剂，每日1剂，水煎，分两次温服。

2016年12月10日二诊：患者诉下肢浮肿，肤痒，乏力。苔薄，舌质暗红，脉弦滑小数。

处方：原方，加生黄芪20g，地肤子15g，苦参12g。14剂，每日1剂，水煎，分两次温服。

2017年1月7三诊：患者诉肤痒皮损，大便欠成形。苔薄，舌质淡红，脉小弦。

处方：原方。28 剂，每日 1 剂，水煎，分两次温服。

2017 年 3 月 11 日四诊：患者症情平稳，头昏缓解，体力好转，大便日行 3 至 4 次，欠成形，下肢浮肿，咽干。苔薄，舌质淡红，脉小弦滑。

处方：初诊方，加苦参 10g，地肤子 15g，炒苍术 15g，生黄芪 20g，泽兰 12g。28 剂，每日 1 剂，水煎，分两次温服。

2017 年 5 月 6 日五诊：患者 4 月 28 日查肝功能，间接胆红素：13.10μmol/L，总胆汁酸：25.10mmol/L，胆碱酯酶：3220U/L。B 超：未见腹水。膝酸，肤痒，体乏，大便欠成形。苔薄，舌质淡红，脉小弦。

处方：原方。40 剂，每日 1 剂，水煎，分两次温服。

【按语】

1. 本病患者 B 超提示肝硬化腹水，相应辨证为肝脉瘀滞，水停大腹；然从临床表现辨证而言，又见明显脾虚之象，如头昏、体乏无力、面色晦暗少华、大便次数多而欠成形等。故综合辨证为：脾虚肝郁，肝脉瘀滞，水聚大腹。

2. 治疗目标暂以临床症状的减轻与腹水的消退为主。根据病机，相应的治法为疏肝健脾、活血化瘀、利水消肿。初诊方用柴胡、赤芍、莪术、炙鳖甲，入肝经而行气活血、软坚消积；猪苓、茯苓、泽泻、大腹皮、葫芦瓢利水消肿；厚朴、水红花子行气除满；鸡血藤、天仙藤、路路通疏通络脉气血，使停留体内的水液能回流络脉而利于消肿，提高疗效；炒白术、陈皮、炒薏苡仁健脾助运。

3. 守初诊方加减治疗达半年有余，五诊时复查 B 超提示腹水已消，故继续原方长期巩固治疗。

第七章 器械检查

第一节 心电图异常案

案六十八 杨某，女，75 岁，退休工人。2004 年 2 月 8 日初诊。

患者溃疡型胃癌术后近三个月，自觉体乏无力，面色晦暗少华，纳食量少，食欲一般，二便尚调。苔薄，舌淡红，脉小弦。心电图示：部分 ST 段改变。

辨证：脾虚不运，癌毒滞留，心脉不畅。

治法：健脾助运，扶正抗癌，活血通脉。

处方：炙黄芪 20g，潞党参 12g，炒白术 12g，茯苓 12g，陈皮 10g，砂仁 3g（后下），炙鸡内金 10g，天花粉 15g，八月札 12g，山慈菇 12g，炙僵蚕 10g，炒麦芽 15g，炙水蛭 5g，制丹参 15g。14 剂，每日 1 剂，水煎，分两次温服。

2004 年 2 月 15 日二诊：患者症情平稳，精神、体力、纳食尚可，口淡无味，夜寐欠安。苔薄，舌质淡红，脉细。

处方：原方，加首乌藤 30g，牡蛎 25g（先煎）。14 剂，每日 1 剂，水煎，分两次温服。

2004 年 2 月 29 日三诊：家属代诉，患者溃疡型胃癌术后，经中药调治 1 个月来，一切尚可。近日纳食欠馨，右胸第三肋及肩臂疼痛，活动受限。

处方：潞党参 12g，炒白术 10g，茯苓 10g，陈皮 10g，花椒壳 1.5g，砂仁 4g（后下），炙鸡内金 10g，山慈菇 12g，郁金 10g，生薏苡仁 15g，八月札 12g，羌活 12g，姜黄 10g，炙全蝎 4g。14 剂，每日 1 剂，水煎，分两次温服。

（上方加减续服近一年半。）

2005年5月29日十四诊：患者自觉无特殊不适，精神、体力、纳食均可，左肩稍感疼痛。苔薄，舌质红，脉濡。近日去江苏省人民医院复查，未发现明显异常。继续原方巩固治疗。

处方：2004年2月29日方，去花椒壳；加朱茯神10g。14剂，每日1剂，水煎，分两次温服。

【按语】

1. 本案辨治涉及两个方面，一则依据临床表现与病史，系癌毒伤正，脾虚不运；二则根据心电图所示ST段改变，辨为瘀血内阻，心脉不畅。故综合辨证为脾虚不运，癌毒滞留，心脉不畅。

2. 治疗以临床症状改善与心电图复常为目标。一则扶正抗癌，健脾助运以复化源；二则活血化瘀以畅心脉。初诊方用炙黄芪、潞党参、炒白术、茯苓、陈皮、砂仁、炙鸡内金、炒麦芽等扶正运脾、开胃助纳；天花粉、八月札、山慈菇、炙僵蚕抗癌解毒、软坚散结，以防癌毒搏结痰瘀而复作；炙水蛭、制丹参活血以畅心脉。

3. 守方加减治疗至十四诊时，患者自觉已无特殊不适，复查未发现明显异常，故继续原方巩固治疗。

案六十九 邢某，女，37岁，工人。2004年1月18日初诊。

患者两年前曾患"病毒性心肌炎"，平素体乏，胸闷、心悸明显，劳后为剧，手足麻木，血压曾一度偏高（150/100mmHg），月事愆期，经前乳胀。苔薄，舌质淡红，脉濡。测血压：140/90mmHg。心电图示：室性期前收缩。彩超提示：二尖瓣轻微反流，左心功能正常。

辨证：心气不足，胸阳失旷，肝经风阳乘袭上潜，血脉不和。

治法：平肝潜阳，益心通阳，理气和血。

处方：夏枯草12g，海藻15g，沙苑子10g，蒺藜10g，川芎12g，炙全蝎4g，香附10g，郁金10g，炒当归10g，月季花10g，太子参12g，麦冬10g，五味子6g，豨莶草15g，片姜黄10g，罗布麻叶15g。7剂，每日1剂，水煎，分两次温服。

2004年2月8日二诊：患者诉药后肢麻、胸闷、心悸均缓，晨起汗出，月事愆期。苔薄，舌淡红，脉弱。

处方：原方，加牡蛎（先煎）25g。7剂，每日1剂，水煎，分两次温服。

2004年2月15日三诊：患者诉诸症已平，无明显不适，测血压：136/88mmHg。苔薄，舌质淡红，脉较前有力。

处方：原方。14剂，每日1剂，水煎，分两次温服。

2004年3月1日四诊：患者自觉无明显不适，今日复查心电图正常。苔薄，舌质淡红，脉小弦。继续原方巩固治疗。

处方：原方。14剂，每日1剂，水煎，分两次温服。

【按语】

1. 本案患者病机涉及两端：一则曾患"病毒性心肌炎"，后遗室性期前收缩、二尖瓣轻微反流等，自觉体乏、心悸，系邪伤心体，耗伤气阴，损伤心阳，心神失养所致；二则血压偏高，经前乳胀，月事愆期，系肝经气机郁滞，风阳上亢为患。

2. 在治疗上，一则平肝潜阳以降压，二则培益气阴以强心。治疗目标是临床症状的好转、血压的下降与心电图检查指标中室性期前收缩的消失。初诊方用香附、郁金疏肝解郁，配以当归、月季花调经；夏枯草、海藻、沙苑子、蒺藜、豨莶草、罗布麻叶等清肝降压，潜阳息风；川芎、片姜黄，既行心血，又活血通经，且与炙全蝎相伍，活血通络搜剔，可顾及手足麻木之兼症；太子参、麦冬、五味子培益心气与心阴，以疗受损之心体。

3. 二诊时，加入牡蛎以收敛止汗，重镇以宁心安神。三诊、四诊时，已无明显不适，测血压并复查心电图，均在正常范围，故继续原方巩固治疗。

案七十　蒋某，男，33岁，机关干部。2011年7月12日初诊。

患者近日血生化，血清总胆红素：33.3μmol/L，直接胆红素：14.1μmol/L，尿酸：500μmol/L。近日心电图提示：窦性心律过缓，心率51次/分。体力稍差，食油腻后易腹泻，形体偏瘦，急躁易怒。苔薄，舌质稍暗，脉濡缓。

辨证：肝郁脾虚，湿浊内蕴，胆汁泛溢，心气不足，鼓脉无力。

治法：疏肝健脾，利湿退黄，补益心气。

处方：太子参12g，麦冬10g，五味子6g，川桂枝5g，炙甘草6g，砂仁（后下）6g，香附12g，郁金10g，茯苓12g，炒白术12g，炒薏苡仁15g，陈皮12g，茵陈25g，泽泻20g，车前子（包煎）12g，草薢12g，海金沙（包煎）

12g。7剂，每日1剂，水煎，分两次温服。

2011年7月19日二诊：患者诉一切尚可，巩膜无黄染，心率已达84次/分。苔薄，质淡红，脉濡滑。

处方：初诊方。14剂，每日1剂，水煎，分两次温服。

2011年8月2日三诊：患者近日血生化检查提示，血清总胆红素：25μmol/L，直接胆红素：8.5μmol/L，尿酸：241.5μmol/L。苔薄，质暗红，脉弦滑。

处方：初诊方，加鸡骨草15g，制大黄10g。14剂，每日1剂，水煎，分两次温服。

2011年8月17日四诊：患者诉服上药后，症状平稳。自感右髋疼痛一日，追问无外伤史。查体：右髋前压痛（＋），右髋活动后疼痛加剧，未见红肿，未触及包块。影像学检查示：右髋正侧位片未见异常。苔薄，质淡红，脉濡滑。

处方：原方。14剂，每日1剂，水煎，分两次温服。

2011年8月30日五诊：患者近日查血生化，血清总胆红素：26.81μmol/L，直接总胆红素：8.96μmol/L，尿酸：264.4μmol/L。苔薄微黄，质暗红，脉弦滑。

处方：柴胡5g，赤芍10g，茵陈25g，鸡骨草12g，龙胆草6g，肉桂（后下）2g，制大黄10g，桃仁10g，制水蛭6g，海金沙（包煎）15g，郁金12g。14剂，每日1剂，水煎，分两次温服。

2011年9月20日六诊：患者近日查血生化，血清总胆红素：19.9μmol/L，直接胆红素：7.3μmol/L，尿酸：315μmol/L。心率60次/分，自觉无特殊不适。苔薄，舌质暗红，脉濡缓。

处方：原方，加太子参15g，炙甘草8g。14剂，每日1剂，水煎，分两次温服。

【按语】

1. 本案辨证是根据患者临床表现，并结合生化、心电图等检测指标而进行的。就临床表现而言，体力稍差、食油腻后易于腹泻、形体偏瘦、急躁易怒等，可辨为脾虚肝旺；血清总胆红素、直接胆红素、尿酸等异常升高，可辨为肝失疏泄，湿浊内蕴，胆汁不循常道而外溢；参照患者体质，对窦性心律过缓可辨为心气不足,无力鼓脉。故综合辨证为肝郁脾虚,湿浊内蕴,胆汁泛溢,心气不足,鼓脉无力。

2.治疗上,疏肝运脾,结合利湿化浊以退黄,补益心气以复脉。初诊方用香附、郁金疏肝理气;炒白术、茯苓、陈皮、炒薏苡仁、砂仁等健脾助运;车前子、萆薢、泽泻、茵陈、海金沙等清热利湿、化浊退黄;太子参、麦冬、五味子、炙甘草等益心气、复心脉,更加川桂枝以温通心阳,提高脉率。

3.三诊时查见血清总胆红素虽有所降,但尚未达正常,故加鸡骨草、制大黄以化瘀退黄。五诊时因血清总胆红素仍偏高波动,系肝经湿热瘀滞,胆汁外溢所致,故重拟新方以疏肝活血、利湿退黄。方中重用活血药,如制大黄、桃仁、炙水蛭等,以活血退黄。另用龙胆草与肉桂,系国医大师周仲瑛教授所授,可在肝损日久,难以起效,辨证属实热者用之。龙胆草清肝解毒,肉桂辛温发越而顺肝性,两者合用,有清肝热、疏肝郁、解肝毒、复肝用之效。至六诊时,血生化胆红素与尿酸已达正常,然心率虽达60次/分,仍欠理想,故复入太子参、炙甘草,补益心气,提高脉率,巩固疗效。

案七十一 史某,女,62岁,退休教师。2018年10月27日初诊。

患者自觉心悸不宁,程度较剧,查心电图示:频发房性期前收缩,偶发室性期前收缩。肛周瘙痒,足底潮湿瘙痒。苔薄,舌质淡红,脉弦滑。

辨证: 心气不足,心神失养,湿浊下注。

治法: 益气强心,宁心安神,祛湿止痒。

处方: 太子参15g,麦冬10g,五味子6g,苦参15g,炙甘草10g,生薏苡仁15g,苍耳草15g,萆薢12g,地肤子15g,泽泻15g,车前子(包煎)15g,川牛膝15g。14剂,每日1剂,水煎,分两次温服。

2018年11月10日二诊:患者诉近日夜寐梦多,偶有轻咳,余症均缓。苔薄,舌质淡红,脉弦滑。

处方: 原方,加合欢皮15g,炙远志12g,南沙参12g,北沙参12g。14剂,每日1剂,水煎,分两次温服。

2018年11月24日三诊:患者诉时感体乏,口腔溃疡易作,烘然汗出。苔薄,舌质淡红,脉弦滑。

处方: 2018年10月27日方,加生石膏(先煎)15g,生蒲黄(包煎)10g,牡丹皮10g,合欢皮15g。14剂,每日1剂,水煎,分两次温服。

2018 年 12 月 8 日四诊：患者诉诸症均较前明显缓解，口腔溃疡未作，但口中异味感。苔薄，舌质淡红，脉弦滑。

处方：2018 年 10 月 27 日方，加生石膏（先煎）15g，生蒲黄（包煎）10g，牡丹皮 10g，合欢皮 15g，佩兰 10g。14 剂，每日 1 剂，水煎，分两次温服。

2018 年 12 月 22 日五诊：患者诉体力有增，肢麻，腰冷。苔薄，舌质淡红，脉小弦。

处方：2018 年 10 月 27 日方，加淫羊藿 10g，肉桂（后下）2g，生蒲黄（包煎）10g，炙僵蚕 10g，炙桑枝 15g。28 剂，每日 1 剂，水煎，分两次温服。

2019 年 1 月 19 日六诊：患者自觉偶有心慌不适，周身怕冷，胸骨后冷感时作，肤痒，部位不定，平素体虚易感。苔薄，舌质暗，脉弦滑时急。

处方：初诊方，加生黄芪 15g，防风 12g，川桂枝 5g，炒酸枣仁 25g。14 剂，每日 1 剂，水煎，分两次温服。

2019 年 2 月 2 日七诊：患者诉近日外感咳嗽，咳痰色白，咽中不适，胸脘冷感。苔薄，舌质淡红，脉小弦。

处方：制麻黄 4g，杏仁 10g，桔梗 6g，南沙参 12g，北沙参 12g，五味子 6g，细辛 3g，炙紫菀 10g，炙款冬花 10g，平地木 12g，蒸百部 15g，挂金灯 6g，炙僵蚕 10g。14 剂，每日 1 剂，水煎，分两次温服。

2019 年 2 月 16 日八诊：患者昨日查心电图，提示：窦性心动过速（心率 102 次 / 分），余（−）。自觉已无明显不适，心悸不显，口腔溃疡告止，唯偶有盗汗。苔薄，舌质淡红，脉小弦。

处方：2018 年 10 月 27 日方，加牡丹皮 10g，糯稻根 15g。14 剂，每日 1 剂，水煎，分两次温服。

【按语】

1. 本案患者主诉心悸，查心电图示频发房性期前收缩、偶发室性期前收缩，结合患者高龄，可辨证为心气不足，心神失养。因伴有肛周、足底潮湿瘙痒，辨证可从湿浊下注考虑。

2. 治疗主要目标是心悸症状的改善与心电图指标的复常，初诊方以益气强心、宁心安神、祛湿止痒为主。方用太子参、麦冬、五味子、炙甘草益心气、养心阴，配伍苦参，善疗早搏，以期恢复心脏正常节律（现代药理研究表明，苦参对于心脏期前收缩有明显改善作用）。苦参另有两种配伍效用，一则合生薏苡仁、萆薢、车前子清利湿热；二则合苍耳草、地肤子祛风止痒，以治疗肛周、足底潮湿瘙痒。川牛膝活血，并引药下行，直达病所。

3. 二诊时，患者症情缓解，但夜寐梦多，偶有轻咳，故伍入合欢皮、炙远志安神助眠，南沙参、北沙参养阴润肺止咳。三诊时，口腔溃疡易作，烘然汗出，故配伍生石膏、牡丹皮清热泻火，生蒲黄活血化瘀，合用而防口腔溃疡复作。四诊时，诸证已明显缓解。治至八诊，自觉无明显不适，口腔溃疡亦未再发作，且复查心电图已无明显异常表现，唯偶有盗汗，故加牡丹皮、糯稻根，清虚热、止盗汗，巩固治疗。

第二节 内镜检测异常案

案七十二 王某，男，50岁，个体业主。2003年7月8日初诊。

患者诉慢性溃疡性结肠炎四年，长期依赖激素灌肠治疗，并加服中药制剂"结肠丸"等。刻下：强的松每日 15mg，并加用锡类散、云南白药等灌肠，大便成形，无明显不适。稍减用或停用激素则宿恙复作，发作时症见腹痛，大便夹血与黏液。舌苔薄，舌质淡红，脉小弦。肠镜查示：距肛缘 16 厘米以上肠段广范围慢性溃疡性炎症改变。

辨证：湿热瘀滞大肠，日久酿毒，肠腑传导失司。

治法：清肠化湿，凉血解毒。

处方：生地黄 10g，侧柏炭 10g，生槐花 10g，地榆炭 10g，防风 10g，菝葜 15g，萹草 12g，凤尾草 12g，炮姜炭 10g，雷公藤 4g，炙僵蚕 10g，苍耳草 10g。14 剂，每日 1 剂，水煎，分两次温服。

2003 年 7 月 22 日二诊：患者诉"结肠炎丸"已停，激素减至每日 10mg 灌肠。大便欠成形，未见脓血与黏液，有时感小腹阵痛，大便日行两次，成形。苔薄，舌质淡，脉濡小滑。

处方：原方，加怀山药 15g，炒白术 10g，白芍 10g。14 剂，每日 1 剂，水煎，分两次温服。

2003 年 8 月 5 日三诊：患者诉，激素已减至每日 5mg 灌肠，大便欠成形，腹痛已除。舌质淡紫，苔薄，脉濡。

处方：7月8日方，去侧柏炭；加怀山药15g，炒白术10g，炒薏苡仁15g，白芍10g；改雷公藤3g。14剂，每日1剂，水煎，分两次温服。

2003年8月19日四诊：患者诉激素已减至每日2.5mg灌肠，症情平稳，大便基本成形，未见黏液与出血，无腹痛。苔薄，舌质淡红，脉小弦。

处方：生地黄12g，防风10g，菝葜12g，生槐花10g，地榆炭10g，萹草12g，凤尾草12g，雷公藤3g，炙僵蚕10g，苍耳草10g，炒薏苡仁15g，炒白术10g，炮姜炭4g。14剂，每日1剂，水煎，分两次温服。

2003年9月2日五诊：患者诉，继用强的松每日2.5mg，灌肠维持，自觉一切尚可，腹部无特殊不适，大便尚调。苔薄，舌质淡红，脉小弦。

处方：原方，加怀山药15g，乌梅10g，鬼箭羽12g。14剂，每日1剂，水煎，分两次温服。

2003年9月30日六诊：患者诉，强的松已减至每日1.25mg灌肠，无特殊不适。苔薄，舌质淡红，脉小弦。嘱停用强的松灌肠。

处方：8月19日方，加海藻15g，鬼箭羽12g，怀山药15g，山慈菇15g。14剂，每日1剂，水煎，分两次温服。

2003年10月14日七诊：患者诉强的松已停两周，未见出血，大便亦调。苔薄微黄，舌质淡红，脉小弦。继续原方缓图。

处方：原方。14剂，每日1剂，水煎，分两次温服。

2003年10月28日八诊：患者诉近四五日来小腹隐痛，大便尚调，小腹冷感。苔薄，舌质淡红，脉小弦。继续原方缓图。

处方：2003年8月19日方，加淫羊藿10g，鬼箭羽12g，怀山药15g。14剂，每日1剂，水煎，分两次温服。

2003年11月4日九诊：患者诉近日自觉腹部不舒，大便中夹黏液与少量血丝。肠镜查示：直肠轻度出血点。苔薄微黄，舌质稍红，脉细郁不扬。

处方：生地黄12g，防风10g，菝葜15g，生槐花15g，地榆炭12g，侧柏炭10g，雷公藤6g，炮姜炭6g，制大黄10g，炙全蝎5g，秦艽10g，白头翁6g，苍耳草12g，煨木香10g，小茴香4g，乌梅10g，白及10g，煅人中白5g。7剂，每日1剂，水煎，分两次温服。

另：锡类散2g，云南白药3g，加少量冷开水和匀灌肠，每日1次。

2003年11月11日十诊：患者诉，目前结合锡类散、云南白药等灌肠给药，自觉无特殊不适，大便正常，苔脉同前。

处方：原方，去秦艽；加秦皮 10g，萹草 12g。28 剂，每日 1 剂，水煎，分两次温服。

2003 年 12 月 23 日十一诊：患者诉症情平稳，近日经电子肠镜查无特殊，黏膜正常，未见出血点。苔薄，舌质淡红，脉细。患者病属慢性，非旦夕可以全功，嘱停用锡类散、云南白药等灌肠给药，继续原方长期巩固治疗。

处方：2003 年 11 月 4 日方，改雷公藤 4g。21 剂，每日 1 剂，水煎，分两次温服。

【按语】

1. 本案患者查肠镜提示：距肛缘 16cm 以上肠段广范围慢性溃疡性炎症改变。病在肠腑，因其病程长，激素依赖性强，易于发作，病变范围广，故病理因素除一般的湿、热外，尚与瘀、毒有关。综合辨证为湿、热、瘀留滞大肠，日久酿毒，肠腑传导失司。

2. 在治疗上，本病仍可从"肠风"与"脏毒"论治，治拟清肠化湿、凉血解毒，可选"槐花散""地榆丸"等为基本方加减治疗。治疗近期目标是中药复方替代激素治疗，最终达到临床症状消除、肠镜检查基本正常的目的。组方以清肠化湿、凉血止血为主，药如生地黄、侧柏炭、生槐花、地榆炭、萹草、凤尾草、炮姜炭等。诊治过程中值得考虑的因素尚有：①毒的治疗，可直接选用具有解毒功效的药物，如一诊时的炙僵蚕、六诊时的山慈菇、九诊时的煅人中白与白头翁等；亦可伍用排毒之品，以利毒邪的解除，药如制大黄等。②本病与自身免疫功能异常有关，故可伍用部分抗过敏中药，如雷公藤、炙僵蚕、苍耳草、菝葜、乌梅等。③温药的选用，如炮姜，与寒药相伍，一则反佐用药，二则温经止血，三则温中涩肠以止泻。④疗疮药的伍用，因系"肠道广范围慢性溃疡性炎症改变"，故可用白及敛疮，煅人中白解毒消疮（对消化道黏膜溃疡有良效）。⑤健脾药的伍用，二诊后曾加用怀山药、炒白术、炒薏苡仁等，意在复脾之运化功能，实脾止泻。

3. 治至十一诊，强的松已停用两月有余，患者诉症情平稳，经电子肠镜查无特殊，黏膜正常，未见出血点，故继续原方长期巩固治疗。

案七十三　吴某，男，56 岁，下岗工人。2005 年 12 月 6 日初诊。

患者近日因脘腹疼痛不适而行体检，B 超检查发现脂肪肝、胆结石、胆囊息肉。胃镜提示：胃体、胃窦及幽门前区见散在多发性疣状胃炎糜烂，幽门螺杆菌：（++++）。病理：表浅黏膜示活动性浅表性胃窦炎。刻下：胃脘部隐痛，大便日行一次，质干欠畅，稍食油脂则大便欠成形。苔黄腻，舌质暗，脉细弱。

辨证：湿热壅滞，痰瘀搏结，脾气虚弱。

治法：辛开苦泄，清化湿热，化痰软坚，健脾助运。

处方：黄连4g，炒黄芩10g，法半夏10g，炮姜6g，蒲公英15g，百合15g，山慈菇15g，炙乌贼骨（先煎）15g，石见穿12g，炙鳖甲（先煎）12g，炒白术10g，炒薏苡仁15g，陈皮10g。7剂，每日1剂，水煎，分两次温服。

2005年12月13日二诊：患者诉脘部少有隐痛，大便已调。苔薄，舌质稍暗，脉细弦。

处方：原方，加炒枳壳10g。14剂，每日1剂，水煎，分两次温服。

2005年12月27日三诊：患者诉诸症均缓，唯食后稍觉脘胀，前胸与后背有疼痛反阻感，有时急躁。苔薄，舌质淡红，脉细弦。

处方：初诊方，加香附10g，炒山楂12g，六神曲12g，制大黄10g。14剂，每日1剂，水煎，分两次温服。

2006年1月12日四诊：患者诉多食后右侧腹部偶感不适，纳食尚可，大便已成形，胸骨后稍有疼痛反阻感。苔薄，舌质淡红，稍暗，脉滑细。

处方：初诊方，加香附10g，紫苏梗10g，制大黄10g。14剂，每日1剂，水煎，分两次温服。

2006年1月26日五诊：患者诉左上腹隐痛，头晕泛恶，多在午后发作，已持续2至3天。苔薄，舌质暗红，脉小弦。

处方：初诊方，加天麻10g，泽泻15g。21剂，每日1剂，水煎，分两次温服。

2006年2月21日六诊：患者诉近日少有泛恶，饥饿时胃脘不适。苔薄，舌质暗红，脉小弦。

处方：初诊方，加八月札12g，生薏苡仁15g，茯苓12g。14剂，每日1剂，水煎，分两次温服。

2006年3月7日七诊：患者诉，昨日查胃镜已无特殊异常发现，各部位未见肿物与溃疡，幽门螺杆菌：（＋）。苔薄微腻，舌质稍暗，脉濡细。

处方：初诊方，加制大黄10g，海藻15g，党参10g。14剂，每日1剂，

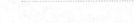

水煎，分两次温服。

【按语】

1. 本案患者主诉不多，但实验室检查指标异常较多，如 B 超检查发现脂肪肝、胆结石、胆囊息肉，胃镜查示胃体、胃窦及幽门前区散在多发性疣状胃炎糜烂，幽门螺杆菌：（++++）。辨证较复杂，可按指标辨证思路进行，系虚实夹杂之候。虚则表现为脾气虚，如脘部隐痛、稍食油脂则大便欠成形、脉细弱等；实则湿热、痰瘀、毒滞等，如苔黄腻、胆囊息肉、疣状胃炎与糜烂、幽门螺杆菌阳性等。

2. 治疗先从临床表现入手，主症虽无脘腹胀满，但因苔黄腻，仍属湿热蕴滞为患，故选用辛开苦泄法为主施治。初诊方用黄连、黄芩、半夏、炮姜，寒温并用，辛开苦泄，以复脾胃运化之职；继之，便转入异常检测指标的辨治。方中合入蒲公英、百合，泻胃解毒以疗幽门螺杆菌阳性；山慈菇、石见穿、炙鳖甲，解毒消瘤散结，以治疣状结节；炒白术、炒薏苡仁、陈皮健脾助运；炙乌贼骨和胃止痛，共奏清化湿热、化痰软坚、健脾助运之功。

3. 针对疣状结节，选用部分抗消化道肿瘤的中药，如山慈菇、石见穿、八月札、漏芦、生薏苡仁等；针对幽门螺杆菌阳性，可选用相应的治疗中药，如蒲公英、百合等。七诊时查胃镜已无特殊异常发现，各部位未见肿物与溃疡，此刻方中加入制大黄、海藻，以疗脂肪肝与胆囊息肉，意在加强降脂化瘀消肿效果。

案七十四　郭某，男，40 岁，农民。2006 年 9 月 12 日初诊。

患者近日查胃镜，提示：胃多发性溃疡，幽门螺杆菌（＋）。病理提示：炎症，肉芽组织增生。刻下：泛恶、吐酸较剧，脘部怕冷，遇冷则不适尤著，纳食量少，大便数日一次，量少形细，形体消瘦，面色少华。苔薄白，舌质暗，脉弱。

辨证：中虚不足，失于温煦，痰瘀留结。

治法：健脾温中，化痰行瘀。

处方：党参 12g，炒白术 10g，茯苓 12g，炮姜 6g，炙乌贼骨（先煎）15g，陈皮 10g，砂仁（后下）4g，山慈菇 12g，八月札 12g，白残花 8g，漏芦

10g，仙鹤草 12g。7 剂，每日 1 剂，水煎，分两次温服。

2006 年 9 月 19 日二诊：患者诉药后诸症消失，唯咽中不适，轻咳。苔中根薄黄，舌质稍红，脉小弦。

处方：原方，加连翘 10g，制麻黄 4g，桔梗 6g。7 剂，每日 1 剂，水煎，分两次温服。

2006 年 9 月 26 日三诊：患者诉近日咳嗽，咽中痰滞。苔薄，舌质暗，脉小弦。

处方：初诊方，去仙鹤草；加连翘 10g，制麻黄 4g，桔梗 8g，挂金灯 6g。14 剂，每日 1 剂，水煎，分两次温服。

2006 年 10 月 10 日四诊：患者诉脘痛未作，咽中有时痰滞，咳嗽，打喷嚏。苔薄，舌质淡红，脉细弦。

处方：初诊方，加法半夏 10g，挂金灯 6g，制麻黄 4g，桔梗 8g。14 剂，每日 1 剂，水煎，分两次温服。

2006 年 11 月 7 日五诊：患者自觉一切均可，痰滞轻咳。苔薄，舌质稍暗，脉小弦。

处方：初诊方，加法半夏 10g，南沙参 10g，北沙参 10g。14 剂，每日 1 剂，水煎，分两次温服。

2006 年 11 月 21 日六诊：患者诉咽痒轻咳，痰少不多，喷嚏时作。苔薄，舌质稍暗，脉细弦。

处方：初诊方，加制麻黄 4g，南沙参 10g，北沙参 10g。14 剂，每日 1 剂，水煎，分两次温服。

2006 年 12 月 5 日七诊：患者诉胃脘已无明显不适，但入冬即感咳嗽，少痰。苔薄，舌质稍暗，脉细弦。

处方：初诊方，加制麻黄 4g，南沙参 12g，北沙参 12g。14 剂，每日 1 剂，水煎，分两次温服。

2006 年 12 月 19 日八诊：患者诉无明显不适，近日复查胃镜，提示：慢性浅表性胃炎，幽门螺杆菌：（－），未见溃疡与肉芽组织增生。苔薄，舌质稍暗，脉细弦。

处方：初诊方，加百合 10g，蒸百部 15g。14 剂，每日 1 剂，水煎，分两次温服。

【按语】

1. 从临床表现辨证而言，本案患者系中阳不足所致，但联系胃镜与病理检查结果，局部深化辨证时尚应注意另外三个问题：一则溃疡，系中虚难以荣养胃体而致；二则肉芽组织增生，为有形之结，系痰瘀留结为患；三则幽门螺杆菌阳性，系胃中毒邪滞留。

2. 治拟健脾温中为大法，针对溃疡，伍入炙乌贼骨、仙鹤草以制酸生肌；针对肉芽组织增生，选用山慈菇、八月札、漏芦等化痰软坚消瘤；而对于幽门螺杆菌阳性，本案暂未做针对性治疗。

3. 患者的自觉不适以泛恶、吐酸较剧为主，故和胃止吐药亦应适当选用，如方中的陈皮、砂仁、白残花等。八诊时复查胃镜，溃疡消失，也未见肉芽组织增生，且幽门螺杆菌转阴，实属意外，故急入百合、蒸百部抗幽门螺杆菌，以巩固疗效。

案七十五 于某，男，44 岁，公司职员。2018 年 4 月 17 日初诊。

患者近日查胃镜，提示：胃窦后壁（活检）中度萎缩性胃炎伴肠上皮化生Ⅱ度。刻下：胃脘部偶有轻痛，嗳气，多食脘胀。头晕，听力下降（有高血压颈椎病病史）。苔中根黄腻，舌质偏暗，脉弦滑。

辨证：湿热中阻，脾运不健，酿生癌毒，肝阳偏亢。

治法：清化湿热，运脾消食，平肝息阳，少佐抗癌解毒。

处方：黄连 4g，黄芩 12g，法半夏 12g，干姜 8g，炒白术 15g，茯苓 12g，陈皮 12g，制鸡内金 10g，天麻 12g，楮实子 12g，泽泻 15g，石菖蒲 10g，八月札 15g，石见穿 15g，白花蛇舌草 15g。21 剂，每日 1 剂，水煎，分两次温服。

2018 年 5 月 8 日二诊：患者诉症情平稳，唯腰部酸痛，余无特殊情况。苔中根黄腻，舌质偏暗，脉弦滑。

处方：原方。21 剂，每日 1 剂，水煎，分两次温服。

2018 年 5 月 29 日三诊：家属代诉，患者自觉脘部已适，因鼻窦炎引发眉间、鼻梁疼痛，后项牵掣，头晕且后头沉重感，轻咳，咽痒，胸骨后痒感，夜尿稍频。

处方：初诊方，加羌活 12g，白芷 10g，葛根 15g，挂金灯 6g，炙僵蚕 10g。21 剂，每日 1 剂，水煎，分两次温服。

2018 年 7 月 3 日四诊：患者诉双侧肩颈僵硬疼痛，受凉后尤剧，左下肢麻木，遇事右眼皮沉重，白天尿频，夜尿 1 次。苔薄，微黄，舌质淡红，脉弦滑。

处方：初诊方，去楮实子、泽泻；加炙僵蚕 10g，炙全蝎 4g，桑螵蛸 12g，羌活 12g，葛根 15g，川牛膝 15g。21 剂，每日 1 剂，水煎，分两次温服。

2018 年 8 月 14 日五诊：患者诉，前述诸症基本告愈，现有后脑部晕感，目睑下沉感，咽干。苔中根薄黄微腻，脉弦滑。

处方：初诊方，加葛根 15g，炙全蝎 4g，炙僵蚕 10g，玄参 12g。21 剂，每日 1 剂，水煎，分两次温服。

2018 年 11 月 8 日六诊：患者近日复查胃镜病理，提示：胃窦后壁（活检）轻度慢性浅表性炎。自觉已无明显不适。苔中根薄黄微腻，脉弦滑。

处方：原方。14 剂，每日 1 剂，水煎，分两次温服。

【按语】

1. 本案患者从临床表现辨证，病机涉及两端，一则湿热中阻，脾运不健，故见胃脘部偶有轻痛、噫气、多食脘胀、苔中根黄腻等；二则肝阳上亢，扰乱清空，故见头晕、听力下降、脉弦滑等。但近日查胃镜，胃窦后壁病理见中度萎缩性胃炎伴肠上皮化生Ⅱ度，故结合指标进行辨证，为湿热中阻，有酿生癌毒之虑。

2. 据证立法，治疗涉及三端，一则清化湿热，运脾消食，以治脘痛、噫气、多食作胀等；二则平肝息风，以疗头晕、听力下降；三则佐以抗癌解毒，以防酿成癌毒。初诊方用黄连、黄芩、法半夏、干姜，辛开苦泄以除痞满；炒白术、茯苓、陈皮、炙鸡内金理气运脾，消食和中；天麻、楮实子、泽泻平肝息风；石菖蒲开通耳窍以助听；八月札、石见穿、白花蛇舌草等抗癌解毒。

3. 复诊时，守原法而加减。三诊后，或加入祛风解表利咽之品，或合入活络搜剔中药以疗麻、痛，或增加益肾固摄药兼治尿频。至六诊时，复查胃镜病理，提示：胃窦后壁仅见轻度慢性浅表性炎症，肠上皮化生已消失。

第三节　其他器械检测异常案

案七十六　曹某，男，31岁，个体业主。2014年8月28日初诊。

患者今日查多导呼吸监测，报告：符合睡眠呼吸暂停—低通气综合征；混合型为主；中度，最长时间停顿73秒。刻下：寐中时觉因喘憋而醒，白昼胸闷气短，呼吸欠畅，情绪抑郁，吞咽时咽中不适，入睡困难。苔薄，舌质淡暗，脉弦滑。

辨证：肝失疏泄，痰瘀阻滞，神机不用，肺气欲闭。

治法：疏肝理气，化痰消瘀，醒神启闭。

处方：生麻黄5g，石菖蒲12g，制白僵蚕10g，郁金10g，夏枯草15g，瓜蒌皮15g，丝瓜络12g，川芎10g，合欢皮12g，薤白10g，川桂枝5g，柴胡5g，香附10g，白芍10g，生麦芽30g。7剂，每日1剂，水煎，分两次温服。

2014年9月4日二诊：患者诉夜寐欠沉，仍有憋醒现象，醒后心悸。苔薄，舌质淡红，脉濡。

处方：初诊方，加制丹参15g，炙远志10g。14剂，每日1剂，水煎，分两次温服。

2014年10月16日三诊：患者诉药后夜间呼吸暂停现象未作，但夜寐欠安，胸闷太息，时有右侧头痛。苔薄，舌质稍暗，边尖齿痕，脉濡。

处方：原方。14剂，每日1剂，水煎，分两次温服。

【按语】

1. 本案患者以夜寐出现较长时间停顿为主诉，对病机始动因素如何认识直接关系到治疗与疗效。寐中呼吸停顿或喘憋而醒，总与睡眠过于深沉，神机被抑，肺气郁闭相关。根据患者刻下症状，可从肝失疏泄，痰瘀阻滞而致神机不用，肺气欲闭立论。

2. 初诊方中生麻黄、石菖蒲、郁金化痰启闭醒神，使神志不被过度抑遏，在寐中也能主管肺之呼吸。其中生麻黄可宣肺，郁金兼能疏肝活血；生麦芽、瓜蒌皮、丝瓜络利气宽胸，另外瓜蒌皮与炙僵蚕相伍，尚可化痰；川芎祛瘀，与夏枯草、合欢皮、柴胡、香附、白芍等相伍，可疏肝理气解郁；薤白、川桂枝宣通阳气。

3. 二诊时，患者夜寐仍有憋醒现象，故再加远志、丹参，加强化痰祛瘀作用，以消除病理因素，畅通气机。至三诊时，夜间呼吸暂停现象未见复作。

案七十七 王某，女，85岁，退休医生。2016年1月7日初诊。

家属代诉，患者高血压三级，伴体位性（直立性）低血压合并卧位高血压，近来频作，每次发作均伴有直立性低血压晕厥，2012年曾因右肾癌症而行手术切除术。刻下：腰痛，咽痒呛咳，咳痰稍多，面色少华，纳食尚可，大便欠畅，2～3日一行，质干。照片显示苔薄，舌质淡暗。

辨证：肝肾亏虚，肝阳上亢，脾肺气虚，酿生痰湿。

治法：培补肝肾，平肝潜阳，培补肺脾，化痰升清。

处方：炙黄精12g，怀山药15g，制何首乌12g，山茱萸10g，炙女贞子12g，炒当归10g，鸡血藤12g，天麻12g，钩藤15g，淫羊藿10g，川芎10g，沙苑子12g，蒺藜12g，豨莶草15g，南沙参12g，北沙参12g，炙僵蚕10g，生白术20g。14剂，每日1剂，水煎，分两次温服。

2016年1月21日二诊：家属代诉，患者脉压差有所减小，直立性低血压晕厥未作，饭后低血压明显，卧位血压仍高，但中午已有下降趋势，波动于120～150/80mmHg范围内。自觉药后心率加快，心悸，测得脉率84次/分。咽痒、咳嗽偶作，面色少华，便干，纳食尚可。苔薄，中后微黄腻，舌质稍暗。

处方：原方。14剂，每日1剂，水煎，分两次温服。

2016年2月4日三诊：家属代诉，患者服药后脉压差较前缩小，舒张压有所提高，收缩压有所下降，治疗一个月来未出现低血压晕厥，纳食有减。

处方：初诊方，去制何首乌，加陈皮12g，砂仁（后下）6g，太子参12g。14剂，每日1剂，水煎，分两次温服。

2016年2月23日四诊：家属代诉，患者精神好转，食欲有增。站立时低血压现象虽存，但较前已有明显缓解，意识正常。

处方：初诊方，加太子参12g，炙黄芪15g，陈皮12g，砂仁（后下）6g。

7剂，每日1剂，水煎，分两次温服。

【按语】

1. 本案患者年老体衰，又值肾癌术后，阴阳气血皆损，肾精伤损，肝阴亦亏，难以制阳，肝阳虚亢，故表现为卧位高血压；气虚难以升清，大气下陷，故呈直立性低血压。脾虚生痰，蕴结于肺，故见咳嗽、咳痰等症；脾虚气弱，加之肾虚而难司二便，故见便秘难解之症。本案综合病机可概括为肝肾亏虚，肝阳上亢，脾肺气虚，难以升清，酿生痰湿。

2. 初诊时，治疗重点着眼于血压的改善。患者低血压与高血压并重，但中医复方似可一并进行治疗。填补肝肾、平肝潜阳以疗卧位高血压，补益升清以治直立性低血压。初诊方用炙黄精、怀山药、制何首乌、山茱萸、炙女贞子、淫羊藿填补肝肾。其中，炙黄精、怀山药培补脾肺，益气之源；炒当归、鸡血藤、川芎养肝血以荣面；天麻、钩藤、沙苑子、蒺藜、豨莶草平肝潜阳以降血压；生白术补气助运，可疗脾虚便秘，与培补脾肺之品合用，尚有补益升清作用；南沙参、北沙参、炙僵蚕养阴润肺，化痰止咳。

3. 自复诊始，根据观测血压的变化而进行处方的加减调整。二诊之后，所幸脉压有所减小，直立性低血压晕厥未作，故续守原方观察。三诊时，伍入陈皮、砂仁，意在运脾开胃助纳，并酌入太子参，以观察之。既欲益气升清，又恐升举太过，妨碍卧位高血压的治疗。四诊时，发现前诊合入太子参后，低血压状态进一步好转，而卧位高血压却未因此而加剧，故再入炙黄芪，加强补气升清效果，进一步改善站立时低血压现象。

案七十八　晏某，男，10岁，小学生。2016年8月30日初诊。

患儿近两年来，鼻衄反复，经多方中西医治疗无效。近日鼻部出血又剧，且受凉后易引发中耳炎。查鼻腔内局部黏膜溃烂，但血小板数量在正常范围。苔薄，舌质偏暗，脉濡。

辨证：木火刑金，鼻膜溃破，血热妄行，上溢清窍。

治法：清肝泄热，生肌敛疮，凉血止血。

处方：夏枯草10g，牡丹皮8g，连翘10g，三七粉（冲服）4g，蒲黄炭8g，白茅根8g，川牛膝10g，炙黄芪15g，仙鹤草12g，白及10g。14剂，每日1剂，水煎，分两次温服。

2016年9月13日二诊：家长代诉，患儿鼻衄明显好转。微信照片显示苔薄，舌质偏暗。

处方：原方，加生甘草6g。14剂，每日1剂，水煎，分两次温服。

2016年11月17日三诊：家长代诉，患儿药后鼻衄明显好转，基本未作。但3天前因鼻痒按揉后，鼻衄再作，出血较多，血色鲜红。

处方：初诊方，加生地黄8g，茜草炭8g。14剂，每日1剂，水煎，分两次温服。

2019年9月3日四诊：家长代诉，患儿自三诊治疗之后，近三年来鼻衄未作。近日查幽门螺杆菌（＋），肠系膜淋巴结轻度肿大。今年6月中下旬突发全身荨麻疹，遍及周身，红赤瘙痒，至今未愈。前日唇部红赤肿胀，二便及纳寐尚可。

处方：荆芥10g，防风10g，苍耳草12g，地肤子12g，生地黄10g，赤芍10g，牡丹皮10g，蜂房10g，炙僵蚕10g，苦参8g。7剂，每日1剂，水煎，分两次温服。

2019年9月10日五诊：家长代诉，患儿荨麻疹皮损未见明显改善，每日均有发作，红赤瘙痒，且发作前后常伴腹泻。

处方：原方，加陈皮8g，蝉蜕6g。14剂，每日1剂，水煎，分两次温服。

2019年9月24日六诊：家长代诉，患儿药后荨麻疹皮损已消，自觉无明显不适。

处方：原方。14剂，每日1剂，水煎，分两次温服。

【按语】

1. 本案患儿鼻衄，是因肝火偏旺，热邪犯肺，火热熏蒸，伤及肺窍，迫血妄行而致。若细化辨证，尚应结合相关检查进行，因查见"鼻腔内局部黏膜溃烂"，故辨证结果中加入灼伤肌膜，肌膜破溃。结合"受凉后易引发中耳炎"，病位涉及侧头少阳胆经，而肝胆表里，故属木火刑金使然。

2. 治疗以清肝泄热、凉血止血为主法，但为提高临床疗效，更加有效地制止鼻衄，生肌敛疮止血之法也应一并考虑。初诊方以夏枯草、牡丹皮、连翘清泄肝肺之火；白茅根、三七粉、蒲黄炭凉血化瘀止血；川牛膝引血下行；炙黄芪、仙鹤草、白及益气生肌，收敛止血，既疗"黏膜溃烂"，更能加强止血效果。

3. 二诊时患儿症状明显好转，加入生甘草，一则加强清润解毒之力，二则系儿科用药，合入甘草可改善口感。三诊时因外揉导致鼻衄再作，且血色鲜红，故原方中合入生地黄清热凉血止血，茜草炭化瘀收涩止血。直至三年后四诊之际，方知多年鼻衄已治愈。细细考量，重视检测结果之"局部黏膜溃烂"，施治复方中针对性地合入益气生肌、收敛止血之品，应是提高疗效之关键。

第八章　病理形态异常案

第一节　增生与癌前病变

案七十九　谢某，35 岁，司机。2015 年 10 月 8 日初诊。

患者诉受凉或饮食油腻后易腹泻，肠镜病理：腺瘤性息肉，部分腺上皮轻度不典型增生。苔薄，舌质稍暗，脉细。

辨证：脾虚不运，痰瘀搏结。

治法：健脾助运，化痰祛瘀散结。

处方：炒白术 12g，茯苓 12g，陈皮 12g，炒薏苡仁 15g，怀山药 15g，炙僵蚕 10g，八月札 15g，石见穿 15g，白花蛇舌草 15g，山慈菇 15g，漏芦 12g，石上柏 15g，土鳖虫 6g，莪术 10g。21 剂，每日 1 剂，水煎，分两次温服。

2015 年 10 月 29 日二诊：患者诉服药后易泻好转，无其他明显不适。苔薄，舌质淡红，脉小弦。

处方：原方，加青皮 12g。21 剂，每日 1 剂，水煎，分两次温服。

2015 年 11 月 19 日三诊：患者症情平稳，仍觉无明显不适。苔薄，舌质稍暗，脉细弦。

处方：初诊方，加青皮 12g，半枝莲 15g。21 剂，每日 1 剂，水煎，分两次温服。

2015 年 12 月 22 日四诊：患者诉近日受凉后大便欠成形，余无特殊情况。苔薄，舌质淡红，脉弦。

处方：初诊方，加青皮 12g，干姜 8g，炙黄芪 15g。21 剂，每日 1 剂，水煎，分两次温服。

2016 年 1 月 14 日五诊：患者诉大便较前成形，受凉后便稀。苔薄，舌质红，脉小弦。

处方：初诊方，加青皮 12g，半枝莲 15g。21 剂，每日 1 剂，水煎，分两次温服。

2016 年 2 月 4 日六诊：患者诉无明显不适，唯受凉后腹部不适。苔薄，舌质淡红，脉濡。

处方：原方。21 剂，每日 1 剂，水煎，分两次温服。

2016 年 3 月 22 日七诊：患者近日复查肠镜，未见明显异常。苔薄，舌质淡红，脉濡。

处方：原方，21 剂，每日 1 剂，水煎，分两次温服。

【按语】

1. 本案辨证仍分两途进行：从临床表现而言，因患者受凉或食油腻后易泻，属脾虚不运；从指标辨证而言，因肠镜病理示腺瘤性息肉，且部分腺上皮轻度不典型增生，则属痰瘀搏结肠腑为患，且有酿生癌毒之虑。故综合病机为：脾虚不运，痰瘀搏结。

2. 治拟健脾助运、化痰消瘀散结之法，前者针对临床表现，后者则针对肠镜病理异常改变。初诊方用炒白术、茯苓、陈皮、炒薏苡仁、炒怀山药健脾助运以止泻；炙僵蚕、八月札、石见穿、白花蛇舌草、山慈菇、漏芦、石上柏、土鳖虫、莪术抗癌解毒、化痰消瘀散结。

3. 二诊至三诊，分别加入青皮、半枝莲，加强抗癌解毒、消肿散结之效。四诊时，因患者受凉后大便欠成形，故加入干姜、黄芪以温中健脾。治至七诊，患者已无明显不适，复检肠镜也未见腺瘤性息肉与不典型增生，故继续巩固治疗。

案八十　李某，男，41 岁，公司职员。2016 年 10 月 23 日初诊。

患者近日肠镜病理：混合性息肉伴灶区腺上皮轻中度异型增生。刻下：腹泻、便秘交作，脐右胀痛。苔薄，舌质淡红，脉弦滑。

辨证：癌毒痰瘀，搏结肠腑，脾运失健。

治法：抗癌解毒，软坚消结，健脾助运。

处方：炒白术 12g，茯苓 12g，陈皮 12g，炒薏苡仁 15g，乌梅 10g，八月札 15g，石见穿 15g，白花蛇舌草 15g，石上柏 15g，莪术 10g，炙僵蚕 10g，青皮 10g，柴胡 5g。14 剂，每日 1 剂，水煎，分两次温服。

2016 年 11 月 5 日二诊：患者诉大便已调。苔薄，舌质淡红，脉弦滑。

处方：原方，加山慈菇 15g，漏芦 12g。28 剂，每日 1 剂，水煎，分两次温服。

2016 年 12 月 3 日三诊：患者诉一切可，口干。苔薄，舌质淡红，脉濡滑。

处方：初诊方，加天冬 10g，山慈菇 15g，漏芦 12g。28 剂，每日 1 剂，水煎，分两次温服。

2016 年 12 月 31 日四诊：患者诉时有腹泻，夹黏液。苔薄，舌质淡红，脉濡滑。

处方：初诊方，加黄芩 10g，干姜 8g，山慈菇 15g。28 剂，每日 1 剂，水煎，分两次温服。

2017 年 2 月 18 日五诊：患者症情平稳，脘部稍胀，口干且苦。苔薄，舌质淡红，脉濡滑。

处方：初诊方，加炒枳壳 10g，黄芩 10g，干姜 8g，山慈菇 15g。28 剂，每日 1 剂，水煎，分两次温服。

2017 年 4 月 8 日六诊：患者近日查肠镜，提示：结肠黏膜未见明显器质性病变，自觉无明显不适。苔薄，舌质淡红，脉小弦。

处方：原方。14 剂，每日 1 剂，水煎，分两次温服。

【按语】

1. 本案辨证，一则肠镜病理，混合性息肉系有形之结，可辨为痰瘀搏结，而伴灶区腺上皮轻中度异型增生，则已酿成癌毒，故可综合辨为癌毒搏结痰瘀，蕴结肠腑；二则患者临床表现有腹泻、便秘交作、脐右胀痛，系邪蕴肠腑，扰乱气机，脾运失健。

2. 治疗以肠镜病理改善为主要目标。拟方抗癌解毒、软坚消结，辅以健脾助运。初诊方用八月札、石见穿、白花蛇舌草、石上柏、莪术、炙僵蚕、青皮等软坚消结、抗癌解毒；炒白术、茯苓、陈皮、炒薏苡仁健脾助运；柴胡疏利气机，以治脐右胀痛；乌梅缓急定痛止泻。

3. 二诊后，原方加入山慈菇、漏芦、天冬等，加强抗癌解毒、软坚消结之力。四诊时，因患者时有腹泻，且夹黏液，系邪蕴肠腑，酿生湿热，故初诊方中合入黄芩、干姜，寒温并用，苦泄辛开，清肠化湿。至六诊时，患者自觉无明显不适，肠镜查示结肠黏膜未见明显器质性病变，治疗目标已实现，故继续原方巩固治疗。

案八十一　徐某，女，46岁，农民。2016年6月18日初诊。

患者近期查胃镜，提示：急性中度活动性浅表性胃炎，灶区低级别上皮内瘤变伴肠上皮化生。刻下：脘部痛胀欲泻，夹黏胨，口干，胃内嘈杂，纳可。苔薄，舌质淡红，脉濡。

辨证：脾虚肝侮，痰湿蕴热，瘀毒滞着胃肠。

治法：健脾缓肝，清肠化湿，化痰消瘀散结。

处方：炒白术12g，茯苓12g，陈皮12g，炒薏苡仁15g，黄芩10g，马齿苋12g，干姜8g，白残花6g，天花粉15g，防风12g，白芍12g，八月札15g，石见穿12g。14剂，每日1剂，水煎，分两次温服。

2016年7月2日二诊：患者近日测血压138/80mmHg。症情略缓且平稳，少有头昏，侧头及腰背疼痛。苔薄，舌质偏红，边尖齿痕，脉濡。

处方：原方，加天麻12g，独活15g。14剂，每日1剂，水煎，分两次温服。

2016年7月16日三诊：患者诉有时脘痛，痛便已缓，偶有口干，背胀，手麻。苔薄，舌质淡红，脉濡。

处方：初诊方，加羌活12g，麦冬10g。14剂，每日1剂，水煎，分两次温服。

2016年7月30日四诊：患者诉症情平缓，咽中不适。苔薄，舌质淡红，脉濡。

处方：初诊方，加白花蛇舌草15g，青皮12g，半枝莲15g。14剂，每日1剂，水煎，分两次温服。

2016年8月13日五诊：患者诉痛便稍作，余无特殊不适。苔薄，舌质淡红，脉濡。

处方：初诊方，去马齿苋；加白花蛇舌草15g，青皮12g，半枝莲15g，莪术10g。14剂，每日1剂，水煎，分两次温服。

2016年8月27日六诊：患者诉症情平缓，口干咽痛。苔薄，舌质淡红，脉濡。

处方：初诊方，去马齿苋；加玄参12g，挂金灯6g，青皮12g，半枝莲15g，莪术10g。14剂，每日1剂，水煎，分两次温服。

2016年9月10日七诊：患者诉有时脘部胀痛，侧头痛，咽中不适，灼热，足底疼痛。苔薄，舌质淡红，脉小弦。

处方：初诊方，加白花蛇舌草15g，莪术10g，川芎10g，挂金灯6g。14剂，每日1剂，水煎，分两次温服。

2016年9月24日八诊：患者症情平稳，偶有痛便。苔薄，舌干，质淡红，脉细弦。

处方：初诊方，加白花蛇舌草15g，莪术10g，山慈菇15g，菝葜10g，天冬10g。14剂，每日1剂，水煎，分两次温服。

2016年10月8日九诊：患者诉少有嘈杂，曾有腹痛腹泻。苔薄，舌干，质淡红，脉细弦。

处方：原方。14剂，每日1剂，水煎，分两次温服。

2016年10月23日十诊：患者近日查胃镜，显示低级别上皮内瘤变消失，但仍觉体乏，脘腹隐痛，腹泻。苔薄，舌质淡红，脉细。

处方：初诊方，加党参12g，制丹参15g，白花蛇舌草15g，莪术10g，土牛膝6g，挂金灯6g。14剂，每日1剂，水煎，分两次温服。

2016年11月5日十一诊：患者诉诸症缓解。苔薄，舌干，质淡红，脉细弦。

处方：原方，去土牛膝。14剂，每日1剂，水煎，分两次温服。

2016年11月19日十二诊：患者诉大便日行3至4次，质稀。苔薄，舌干，质淡红，脉细弦。

处方：原方。14剂，每日1剂，水煎，分两次温服。

【按语】

1. 本案患者"低级别上皮内瘤变伴肠上皮化生"，系癌前期病变，辨证属痰瘀搏结，留滞胃肠，且有酿生癌毒之虑。然其临床表现见脘部痛胀欲泻，夹黏胨，为脾虚而肝旺乘侮，兼夹肠腑湿热所致。故综合辨证为：脾虚肝侮，痰湿蕴热，瘀毒滞着胃肠。

2. 治疗重点为逆转非典型增生，消除瘤体，兼顾改善临床症状。初诊方用炒白术、茯苓、陈皮、炒薏苡仁健脾运脾；配伍白芍、防风，取"痛泻要方"之意，缓肝除湿以疗痛泻；黄芩、马齿苋、干姜寒温并用，清化肠中湿热；八月札、石见穿软坚散结解毒，以消除瘤体与异型增生；白残花和胃以疗嘈杂；天花粉养阴生津以疗口干，兼能消结。

3. 患者坚持治疗达 4 个月之余。二诊时伍入天麻、独活以疗头昏、腰痛。六诊时合入玄参、挂金灯以疗咽痛。五诊时伍入白花蛇舌草、青皮、半枝莲、莪术，八诊时伍入山慈菇、菝葜等，均意在加强抗癌解毒、软坚消瘤之力。至十诊时，患者复查胃镜瘤体已消，但尚有体乏、脘腹隐痛、腹泻等，故原方继续加减巩固治疗而痊愈。

案八十二　刘某，男，39 岁，公司职员。2017 年 8 月 26 日初诊。

患者近日查胃镜，提示：浅表性萎缩性胃炎，胃窦 ESD 术后瘢痕，幽门前区黏膜局部病变；病理：（幽门前区）慢性中度活动性浅表性胃炎，局灶区腺上皮低级别上皮内瘤变（轻度异型增生）伴肠上皮化生。自觉晨起刷牙时泛恶，脘部不适，面色少华。苔薄，舌质淡暗，脉细滑。

辨证：脾胃气虚，痰瘀毒滞。

治法：健脾益气，化痰祛瘀，解毒散结。

处方：党参 12g，炒白术 12g，茯苓 12g，陈皮 12g，炒薏苡仁 15g，仙鹤草 15g，白花蛇舌草 15g，莪术 10g，八月札 15g，石见穿 12g，菝葜 10g，法半夏 12g，山慈菇 15g，漏芦 12g，炙僵蚕 10g，土鳖虫 6g。14 剂，每日 1 剂，水煎，分两次温服。

2017 年 9 月 9 日二诊：患者诉药后纳增，脘部喜温。苔薄，舌质偏淡，脉弱。

处方：原方，加干姜 8g。14 剂，每日 1 剂，水煎，分两次温服。

2017 年 9 月 23 日三诊：患者诉一切可。苔薄，舌质稍暗，脉细弦。

处方：原方。21 剂，每日 1 剂，水煎，分两次温服。

2017 年 10 月 14 日四诊：家属代诉，患者查血生化，提示 ALT 及 AST 稍高，均达 60～70U/L。

处方：初诊方，加垂盆草 30g，柴胡 5g，赤芍 10g。28 剂，每日 1 剂，水煎，分两次温服。

2017 年 11 月 11 日五诊：患者诉一切可，大便欠成形。苔薄，舌质稍暗，脉细弦。

处方：初诊方，加干姜8g，垂盆草30g，柴胡5g，赤芍10g。28剂，每日1剂，水煎，分两次温服。

2017年12月9日六诊：患者诉药后纳增。苔薄，舌质稍暗，脉细弦。

处方：原方。28剂，每日1剂，水煎，分两次温服。

2018年1月20日七诊：患者上周复查胃镜，显示：浅表性萎缩性胃炎伴糜烂，胃窦ESD术后瘢痕；病理：（窦大弯、幽门前区）慢性中度浅表性胃炎。ALT及AST正常。自觉一切可，偶有腹胀及双上肢乏力。苔薄，舌质稍暗，脉小弦。

处方：原方。28剂，每日1剂，水煎，分两次温服。

【按语】

1. 本案患者脘部不适，伴见面色少华，故可辨为脾虚而胃气失和；结合胃镜病理：局灶区腺上皮低级别上皮内瘤变（轻度异型增生）伴肠上皮化生，系痰瘀搏结，有酿生癌毒之势，故可综合辨为脾胃气虚，痰瘀毒邪蕴结为患。

2. 初诊方中党参、炒白术、陈皮、茯苓、炒薏苡仁益气健脾助运；八月札、石见穿、莪术、白花蛇舌草、山慈菇、漏芦、炙僵蚕、土鳖虫等大剂化痰祛瘀、散结消肿解毒，是针对性治疗"腺上皮低级别上皮内瘤变（轻度异型增生）"；法半夏降逆止呕，针对泛恶而设。

3. 二诊时患者诸症均缓，唯脘部喜温，故少佐干姜以温中。四诊时肝功能异常，故并入柴胡、赤芍调达肝经气血，垂盆草清热解毒。治至七诊，复查胃镜病理（窦大弯、幽门前区）仅见慢性中度浅表性胃炎，复查血生化提示ALT及AST正常，病情已显著改善，故继续原方巩固治疗。

案八十三　刘某，男，52岁，个体业主。2017年9月2日初诊。

患者近日查胃镜，提示：胃溃疡；病理：胃窦小弯中度急性炎伴局部糜烂，局部腺体腺上皮增生，异型增生，幽门螺杆菌（＋）。纳少，食后少有噫气。苔薄，舌质淡红，脉濡细。

辨证：脾虚不运，痰瘀搏结。

治法：健脾益气，软坚散结。

处方：党参12g，炒白术12g，茯苓12g，陈皮12g，炒薏苡仁15g，炙鸡内金 15g，砂仁（后下）6g，仙鹤草 15g，制厚朴 6g，八月札 15g，石见穿 15g，莪术 10g，白花蛇舌草 15g，菝葜 10g，山慈菇 15g。14 剂，每日 1 剂，水煎，分两次温服。

2017 年 9 月 16 日二诊：患者诉无明显不适，纳少。苔薄黄，舌质红，脉濡细。

处方：原方，加焦山楂 15g，六神曲 15g，生石膏（先煎）15g。14 剂，每日 1 剂，水煎，分两次温服。

2017 年 9 月 30 日三诊：患者诉一切可，便干欠畅。苔薄黄，舌质暗红，脉弦滑。

处方：初诊方，去炒白术；加生白术 20g，炒枳实 12g，玄参 12g。21 剂，每日 1 剂，水煎，分两次温服。

2017 年 10 月 21 日四诊：患者诉一切可。苔薄黄，舌质暗红，脉弦滑。

处方：原方。21 剂，每日 1 剂，水煎，分两次温服。

2017 年 11 月 11 日五诊：患者诉一切可，偶觉脘部灼感。苔薄黄，舌质红，脉小弦。

处方：初诊方，去炒白术；加生白术 20g，炒枳实 12g，黄连 4g，吴茱萸（后下）2g。21 剂，每日 1 剂，水煎，分两次温服。

2017 年 11 月 25 日六诊：患者诉一切可，体重增加。苔薄黄，舌质暗红，脉弦滑。

处方：初诊方，去炒白术，加生白术 20g，蒲公英 15g，炙乌贼骨（先煎）15g。14 剂，每日 1 剂，水煎，分两次温服。

2017 年 12 月 30 日七诊：患者近日查胃镜，提示：浅表性活动性胃炎。病理：（窦小弯）轻度慢性浅表性炎，幽门螺杆菌（–）；（贲门）中度慢性浅表性炎，有活动；幽门螺杆菌（–）。夜寐梦多，便干。苔薄微黄，舌质稍红，脉小弦。

处方：初诊方，去炒白术；加生白术 20g，火麻仁 15g，合欢皮 15g，茯神 15g。14 剂，每日 1 剂，水煎，分两次温服。

【按语】

1. 本案患者系脾虚不运、胃失纳降所致，故有纳少、食后噫气之症。然胃镜检查发现问题较多，需细化辨证：一则中虚难以荣养胃体，故见溃疡；二则腺体腺上皮增生、异型增生，为有形之结，系痰瘀毒滞为患；三则幽门螺杆菌阳性，也系胃中毒邪留滞。

2. 治拟健脾益气、软坚散结为大法。初诊方用党参、白术、茯苓、陈皮、炒薏苡仁健脾助运；砂仁、鸡内金消食开胃助纳；制厚朴下行脾胃之气；八月札、石见穿、莪术、白花蛇舌草、菝葜、山慈菇行气化痰、祛瘀软坚散结，以治"局部腺体腺上皮增生、异型增生"。

3. 三诊时，因患者便干欠畅，故将炒白术改为生白术，并加枳实以行气通腑，玄参滋阴以增水行舟通便。六诊时，合入蒲公英，意在加强清热解毒之力，是根据其现代药理效用，针对幽门螺杆菌阳性而治。至七诊时，胃镜病理查示异型增生已除，唯夜寐梦多，故伍入合欢皮、茯神养心安神。

案八十四　黄某，男，66 岁，铁路工人。2018 年 11 月 8 日初诊。

患者近日查胃镜病理示胃窦小弯侧（活检），中 - 重度慢性浅表性胃炎（有活动），伴部分腺体轻度不典型增生，幽门螺杆菌（＋）。B 超示前列腺囊肿、肿大、钙化，甲状腺结节。自觉有时肤痒，余无明显不适。苔薄微黄，舌质稍暗，脉弦滑。

辨证：痰瘀互结，毒滞胃腑。

治法：化痰祛瘀，散结解毒。

处方：生薏苡仁 15g，莪术 10g，炙鳖甲（先煎）15g，浙贝母 10g，八月札 15g，石见穿 12g，漏芦 12g，炙僵蚕 10g，天花粉 15g，白花蛇舌草 15g，仙鹤草 15g，防风 12g，百合 15g。7 剂，每日 1 剂，水煎，分两次温服。

2018 年 11 月 15 日二诊：患者近日查肿瘤免疫指标，CA724：10.47U/mL。右下肢皮肤色素沉着，食后易呛咳。查肺部 CT，提示：左肺多处钙化灶、冠状动脉硬化。余无特殊情况。苔薄微黄，舌质稍暗，脉弦滑。

处方：原方，加苍耳草 15g，紫草 10g，炙水蛭 5g。21 剂，每日 1 剂，水煎，分两次温服。

2018 年 11 月 28 日三诊：家属代诉，患者口腔溃疡较前缓解，近期仅发作一次，呛咳好转，余无特殊情况。微信照片示，苔薄微黄，舌质稍暗。

处方：初诊方，加苍耳草 15g，炙水蛭 5g，南沙参 12g，北沙参 12g，地肤子 12g。28 剂，每日 1 剂，水煎，分两次温服。

2018 年 12 月 20 日四诊：患者自觉尚可，但时有口腔溃疡，舌边及下唇部易作。昨日于皮肤病医院检查，诊断为：进行性色素性紫癜性皮肤病，双下肢对称性皮损，皮肤红赤，瘙痒不显，左侧腰骶部酸痛，牵及下肢。苔薄，质淡红，脉濡缓。

处方：防风 12g，苍耳草 15g，川牛膝 15g，赤芍 10g，牡丹皮 10g，蜂房 10g，独活 15g，制天南星 8g，生石膏（先煎）15g，生蒲黄（包煎）10g，生地黄 12g，八月札 15g，石见穿 12g，白花蛇舌草 15g，莪术 10g，炙僵蚕 10g，仙鹤草 15g。28 剂，每日 1 剂，水煎，分两次温服。

2019 年 2 月 28 日五诊：家属代诉，患者食后嗳气不适少作，近两月来口腔溃疡未作，腰痛已除。

处方：原方。7 剂，每日 1 剂，水煎，分两次温服。

2019 年 3 月 14 日六诊：患者近日查胃镜，提示：慢性胃炎，幽门螺杆菌（+）。病理：轻度慢性萎缩性胃炎。CA724：7.38U/mL，总胆红素：25.80μmol/L，间接胆红素：17.10μmol/L。肝胆胰脾 B 超：肝内钙化斑，前列腺增生并钙化。刻下：肤痒已止，急躁易怒，有时食后嗳气，脘部胀感。苔薄，舌质淡红，脉濡细。

处方：2018 年 11 月 8 日方，加夏枯草 15g，炙鸡内金 10g，茵陈 20g，海金沙（包煎）15g。28 剂，每日 1 剂，水煎，分两次温服。

【按语】

1. 本案患者初诊时无明显不适，但客观检测指标异常，故辨治主要针对异常指标进行。胃镜查示存在部分腺体轻度不典型增生，可辨为痰瘀互结，已酿生毒邪，且幽门螺杆菌阳性，也系胃中毒邪滞留；而 B 超提示前列腺囊肿、肿大、钙化与甲状腺结节等，均可视为痰瘀搏结。

2. 治疗上，初诊方集大剂量化痰祛瘀、散结解毒之品，药如生薏苡仁、莪术、炙鳖甲、浙贝母、八月札、石见穿、漏芦、炙僵蚕、天花粉、白花蛇舌草、仙鹤草等，意在消肿散结、抗癌解毒，消除"部分腺体轻度不典型增生"，防止酿生癌毒；而方中伍用百合，是结合药理，择药针对胃中幽门螺杆菌感染而设；防风祛风止痒，兼治肤痒。

3. 二诊时患者查 CA724 偏高，亦可认为有酿生癌毒之虑，故二诊方续用大剂量抗癌解毒之品。因患者有右下肢皮肤色素沉着与冠状动脉硬化等病证，故加用苍耳草、紫草祛风消斑，水蛭破血逐瘀，改善冠状动脉血液循环。至四诊时，患者因口腔溃疡及进行性色素性紫癜性皮肤病而苦，故转方清热祛风、凉血化瘀，兼顾抗癌解毒。六诊时，查胃镜病理示轻度慢性萎缩性胃炎，未见腺体不典型增生，且CA724降至7.38U/mL，治疗目标已初步实现。但查血生化提示胆红素较高，又考虑患者急躁易怒，有时食后嗳气，故伍入夏枯草清泻肝火，鸡内金消食助运，茵陈、海金沙利胆退黄。

第二节　癌　变

案八十五　钱某，女，31岁，公司职员。2008年4月27日初诊。

患者自去年七月起出现左侧肢体麻木，头昏，口角左歪，CT提示：右侧额颞叶占位，考虑为脑胶质瘤可能，于今年2月2日手术摘除。刻下：自觉体乏欲寐，左侧体麻，纳少，口苦，面色少华。苔薄，舌质淡红，脉细。2008年2月20日病理：颞叶星形胶质细胞瘤Ⅱ～Ⅲ级，肿瘤大小：3.5cm×3cm×1cm。2008年3月13日MRI报告：右侧额颞叶可见长T_1、长T_2信号影，形态欠规则，境界欠清，增强扫描，病灶内局部可见条形、环形强化影，强化欠均匀，形态欠规则。

辨证：癌毒搏结脑腑，耗伤正气，阻滞经脉。

治法：扶正抗癌，化痰散结，活血解毒。

处方：生黄芪15g，天花粉15g，天冬10g，制黄精12g，土鳖虫6g，山慈菇15g，漏芦12g，制天南星10g，炙僵蚕10g，炙鳖甲（先煎）12g，石菖蒲10g，陈皮10g，砂仁（后下）4g，鸡血藤12g，炙水蛭4g。7剂，每日1剂，水煎，分两次温服。

2008年5月4日二诊：患者诉症情平稳，手足心热，头昏少作，左侧肢体麻木。苔薄，舌质淡红，脉细。

处方：初诊方，加炒白术10g。7剂，每日1剂，水煎，分两次温服。

2008年5月11日三诊：患者诉夜寐欠安，肢体仍有麻感，口苦泛酸。苔薄，舌质淡红，脉弱。

处方：初诊方，去石菖蒲；加炒怀山药15g，炙乌贼骨（先煎）15g。14剂，每日1剂，水煎，分两次温服。

2008年5月25日四诊：患者查血小板偏少，有时头昏，口苦，肢体仍有麻感。苔薄，舌质淡红，脉弦。

处方：初诊方，加怀山药15g。14剂，每日1剂，水煎，分两次温服。

2008年6月8日五诊：患者诉时觉头昏，左侧肢体麻木，口苦。苔薄，舌质稍红，脉弱。

处方：初诊方，加怀山药15g。14剂，每日1剂，水煎，分两次温服。

2008年6月22日六诊：患者自觉耳部少有闭气，值阴雨天肢麻稍剧。苔薄，舌质稍红，脉弱。

处方：初诊方，改石菖蒲15克；加怀山药15g。14剂，每日1剂，水煎，分两次温服。

2008年7月6日七诊：患者近日查MRI，提示：与2008年3月13日外院MRI片比较，异常信号影范围有缩小，囊变明显，强化效应减低。患者自觉肢麻缓解，口苦，夜寐欠安，头昏。苔薄，舌质淡红，脉小弦。

处方：初诊方，加首乌藤25g。7剂，每日1剂，水煎，分两次温服。

2008年7月13日八诊：患者诉肢体麻木感觉已不显，脘部不适，偶泛清涎，有时体乏。苔薄黄，舌质稍红，脉小弦。

处方：初诊方，加泽漆12g，半夏10g。14剂，每日1剂，水煎，分两次温服。

【按语】

1. 本案患者病理查示颞叶星形胶质细胞瘤Ⅱ～Ⅲ级，系癌毒搏结脑腑所致。癌毒耗伤正气，故见体乏欲寐、面色少华、纳少、脉细；阻滞经脉，故见左侧肌体麻木等。

2. 在治疗上仍以抗癌解毒为主。癌毒伤正，故应结合益气养阴扶正；因局部有形之结，故仍应配伍化痰软坚消肿。初诊方用生黄芪、天花粉、天冬、制黄精等益气养阴、扶正抗癌；土鳖虫、山慈菇、漏芦、制天南星、炙僵蚕、炙鳖甲等抗癌解毒、软坚散结；石菖蒲化痰开窍；陈皮、砂仁理气和胃助纳；鸡血藤、炙水蛭活血通络，以治肢体麻木。

3. 本案自始至终以扶正抗癌、软坚消结为主法。二诊起，伍入炒白术、怀山药等以加强培补气阴之效。六诊时加大石菖蒲用量以治"耳部闭气"。七诊时查MRI示"异常信号影范围有缩小，囊变明显，强化效应减低"。八诊时合用泽漆、法半夏以化痰止涎。

案八十六　王某，男，57岁，退休工人。2012年10月11日初诊。

患者经检查，直肠距肛门10cm处，病理提示管状乳头状腺癌，予肛门直肠手术，术后查病理，显示局部淋巴结未见明显转移。刻下：时有便意，大便难解，质软，欠成形，口中无味，体乏无力，双腿疲软，溲道疼痛。苔薄，舌质淡，脉濡滑。

辨证：癌毒伤正，腑气不通，膀胱气化不利。

治法：扶正抗癌，升清泄浊，助膀气化。

处方：生黄芪15g，天花粉15g，石上柏15g，白花蛇舌草15g，八月札12g，石见穿15g，莪术10g，天冬10g，炒枳实10g，郁李仁12g，山慈菇12g，炙鳖甲（先煎）15g，生白术15g，桔梗6g，升麻6g，泽泻20g，车前子（包煎）12g，陈皮12g，砂仁（后下）6g。7剂，每日1剂，水煎，分两次温服。

2012年10月18日二诊：患者自觉下腹部较前轻松，口中乏味，小溲欠畅，体力稍差。苔薄，舌质暗红，脉弦滑。

处方：原方，加乌药6g。14剂，每日1剂，水煎，分两次温服。

2012年11月1日三诊：患者目前配合化疗中，小腹胀感，大便不成形，黏滞不爽，小便欠畅好转，体力较前有增，腿酸，纳食欠馨。苔薄，舌质暗红，脉弦滑。

处方：初诊方，加炒薏苡仁15g。14剂，每日1剂，水煎，分两次温服。

2012年11月15日四诊：患者于化疗后出现肝功能异常，ALT：198U/L。自觉尚可，体力已复，药后有腹胀感，夜寐欠安，早醒，口中乏味。苔薄，舌质暗，脉弦滑。

处方：初诊方，加垂盆草30g，首乌藤30g，煨木香10g。14剂，每日1剂，水煎，分两次温服。

2012年11月29日五诊：患者近日查，血小板：85×10^9/L，ALT：60U/L。脘部不适，夜寐欠安。苔薄，舌质暗红，脉小弦。

处方：初诊方，加垂盆草30g，首乌藤30g，茜草炭15g。14剂，每日1剂，水煎，分两次温服。

2012年12月13日六诊：患者诉药后腹部胀感，矢气，傍晚便次较多。苔薄，舌质暗紫，脉小弦。

处方：初诊方，加垂盆草30g，煨木香10g，厚朴6g。14剂，每日1剂，水煎，分两次温服。

2012 年 12 月 27 日七诊：患者于本月 25 日查，ALT：77U/L，γ-GT：88U/L，AST：40U/L。自觉尚可，气色好转，稍感腰酸。苔薄，舌质暗红，脉弦滑。

处方：初诊方，加垂盆草 30g，五味子 6g。14 剂，每日 1 剂，水煎，分两次温服。

2013 年 1 月 10 日八诊：患者诉一切尚可，唯手术创口处有时疼痛，精神、体力较前明显好转，有时左侧少腹疼痛。苔薄，舌质暗红，脉弦滑。

处方：初诊方，加垂盆草 30g，五味子 6g，煨木香 10g。14 剂，每日 1 剂，水煎，分两次温服。

2013 年 1 月 24 日九诊：患者诉一切尚可，创口处轻痛。苔薄，舌质稍暗红，脉小弦。

处方：初诊方，去桔梗、升麻、泽泻；加垂盆草 30g，五味子 6g，仙鹤草 15g。14 剂，每日 1 剂，水煎，分两次温服。

2013 年 2 月 7 日十诊：患者诉前日外感发热，怕冷，咳嗽，咳痰不多，色清，少汗，纳食尚可，形体较前明显消瘦。苔薄，舌质暗红，脉濡滑。

处方：荆芥 12g，防风 12g，制麻黄 4g，连翘 12g，炒牛子 12g，桔梗 6g，白前 12g，前胡 12g，南沙参 12g，北沙参 12g，葛根 15g，金荞麦根 15g，鸭跖草 15g，蚤休 12g。7 剂，每日 1 剂，水煎，分两次温服。此次因外感较重，故短时解表宣肺、祛邪止咳。

2013 年 2 月 14 日十一诊：患者诉外感已除，精神、体力尚差，左侧少腹时有疼痛。苔薄，舌质稍暗红，脉小弦。

处方：1 月 24 日方。14 剂，每日 1 剂，水煎，分两次温服。

2013 年 3 月 7 日十二诊：患者目前口服化疗中，大便干结，左侧少腹与创口部位疼痛，精神、体力、纳食均可，下肢稍觉乏力。苔薄，舌质暗红，脉弦滑。

处方：初诊方，加垂盆草 30g。7 剂，每日 1 剂，水煎，分两次温服。

2013 年 3 月 14 日十三诊：患者近日经江苏省肿瘤医院复检，大体情况尚可，未见明显异常。夜寐口苦，大便较前稍感通畅，余无特殊情况。苔薄，舌质暗，脉濡。

处方：初诊方，去车前子；加柴胡 5g，炒黄芩 10g。7 剂，每日 1 剂，水煎，分两次温服。

2013 年 3 月 21 日十四诊：患者诉症情平稳，口苦缓解。苔薄，舌质暗红，脉弦滑。

处方：原方。14 剂，每日 1 剂，水煎，分两次温服。

2013 年 4 月 11 日十五诊：患者诉无明显不适，入夜口干，口苦。苔薄，舌质暗红，脉小弦。

处方：初诊方，去车前子；加柴胡 5g，炒黄芩 10g，石斛 15g。14 剂，每日 1 剂，水煎，分两次温服。

2013 年 4 月 25 日十六诊：患者诉右少腹不适，压之轻痛。苔薄，微黄，舌质暗红，脉小弦。

处方：初诊方，去车前子；加鸡血藤 12g，炒黄芩 10g。14 剂，每日 1 剂，水煎，分两次温服。

2013 年 5 月 9 日十七诊：患者近日查血生化，总胆红素：20.3μmol/L，ALT：54U/L。右侧腹有时胀感不适，时聚时散。苔薄，舌质暗，脉弦滑。

处方：初诊方，去桔梗、升麻、车前子；加白芍 10g。14 剂，每日 1 剂，水煎，分两次温服。

2013 年 5 月 23 日十八诊：患者诉双侧少腹轻痛虽减犹存，小腹不适，小溲尚调，大便频数欠畅，尚成形，矢气亦频，臭秽，易汗。苔薄，舌质暗红，脉弦滑。

处方：初诊方，去桔梗、升麻、车前子；加煨木香 10g，白芍 10g。14 剂，每日 1 剂，水煎，分两次温服。

2013 年 6 月 6 日十九诊：患者诉双侧少腹疼痛减轻，稍觉乏力，出汗亦减，小溲尚调，大便频数，欠畅（肛门人工管道），余无特殊情况。苔薄，舌质暗红，脉弦。

处方：初诊方，去车前子；加怀牛膝 15g，煨木香 10g。14 剂，每日 1 剂，水煎，分两次温服。

2013 年 6 月 20 日二十诊：患者诉无明显不适，有时耳鸣，少有头昏。苔薄，舌质稍暗，脉细。

处方：初诊方，改生黄芪 20g；去升麻、泽泻、车前子、桔梗；加石菖蒲 12g，煨木香 10g。14 剂，每日 1 剂，水煎，分两次温服。

2013 年 7 月 11 日二十一诊：患者诉无明显不适，耳鸣、头昏缓解，唯下肢关节稍有酸感。苔薄，舌质暗红，脉弦滑。

处方：初诊方，改生黄芪20g；去升麻、泽泻、车前子、桔梗；加石菖蒲12g，煨木香10g，独活15g。14剂，每日1剂，水煎，分两次温服。

2013年7月25日二十二诊：患者近查肝功能正常，后背有时疼痛。苔薄，舌质暗红，脉小弦。

处方：初诊方，去升麻、桔梗；加石菖蒲10g，川芎10g。7剂，每日1剂，水煎，分两次温服。

2013年8月1日二十三诊：患者诉一切尚可，体力稍差，纳食尚佳，右少腹有时轻痛不适，消瘦不显。舌苔薄，质暗，脉小弦。

处方：初诊方，去升麻、桔梗；加鸡血藤12g，川芎10g。14剂，每日1剂，水煎，分两次温服。

2013年8月15日二十四诊：患者诉一切尚可，体力稍差，右少腹轻痛不适仍存，近日自觉体重下降明显。FBG：6.8mmol/L，2hPBG：5.8mmol/L。苔薄，舌质暗，脉弦滑。

处方：初诊方，去升麻、桔梗；加鸡血藤12g，油松节15g。14剂，每日1剂，水煎，分两次温服。

2013年8月29日二十五诊：患者诉一切尚可，右下腹有时不适，轻压痛，唇暗。舌苔薄，舌质暗红，脉小弦缓。

处方：初诊方，去升麻、桔梗；加鸡血藤12g，制大黄8g。14剂，每日1剂，水煎，分两次温服。

2013年9月10日二十六诊：患者昨日外感，流涕，低热。右下腹不适已除，时有便意。舌苔薄，舌质暗红，脉小弦。

处方：初诊方，去升麻、桔梗；加防风10g，鸡血藤12g，制大黄6g。14剂，每日1剂，水煎，分两次温服。

2013年9月24日二十七诊：患者诉近来一切尚可，精神、体力亦佳。舌苔薄，舌质暗红，脉弦滑。

处方：初诊方，去升麻、桔梗；加鸡血藤12g，制大黄6g。14剂，每日1剂，水煎，分两次温服。

2013年10月8日二十八诊：患者诉近况尚平，有时左下肢酸感。舌苔薄，舌质暗红，脉弦滑。

处方：初诊方，去升麻、桔梗；加川牛膝15g，鸡血藤12g。14剂，每日1剂，水煎，分两次温服。

2013年10月22日二十九诊：患者近日查CT，显示：盆腔术后改变。与2013年3月6日CT比较，盆腔术后改变，双肾囊肿，左肺陈旧性结核与前比较相似。刻下：左下肢酸乏，活动后稍剧，夜尿频数，每夜达3至4次，矢气频作，双手指关节背侧皮损。舌苔薄，舌质暗红，脉弦缓。

处方：初诊方，去升麻、桔梗；加蜂房10g，怀牛膝15g，菟丝子12g。14剂，每日1剂，水煎，分两次温服。

【按语】

1. 本案患者病理查示：管状乳头状腺癌，术后病理查局部淋巴结未见明显转移，故辨证属癌毒蕴结肠腑，伤及气阴，尚未走注，但以脏腑功能失调表现为主。气机升降不利，腑气难降，故见时有便意、大便难解；脾虚气弱，故见口中无味、大便质软欠成形、体乏无力、双腿疲软等；膀胱气化不利，故有溲道疼痛。治疗宜扶正抗癌与升清泄浊通腑、助膀气化并举。

2. 初诊方用生黄芪、天花粉、天冬、石上柏、白花蛇舌草、八月札、石见穿、莪术、山慈菇、炙鳖甲等补气养阴、抗癌解毒；生白术、郁李仁、炒枳实三味，或益气，或润肠，或行气，以通腑畅便；桔梗宣肺以通肠腑气机（肺与大肠相表里）；升麻、泽泻升清以降浊；车前子泄热利湿、通利溲道；陈皮、砂仁理气运脾、和中助纳。

3. 四诊至九诊期间，适遇化疗，因血小板降低与肝功能异常，故曾加用茜草炭、仙鹤草等以升高血小板，用垂盆草、五味子等护肝，降低转氨酶。十三诊时因有夜寐口苦，故仿小柴胡汤法，加用柴胡、炒黄芩以疗口苦。二十二诊时曾出现右少腹疼痛不适，故加鸡血藤、制大黄等活血定痛。

案八十七 夏某，女，50岁，农民。2012年6月9日初诊。

患者左乳腺癌术后一年余，局部淋巴结转移（2/15），其后行化疗6次，放疗25次。昨日CT：右肺大叶可疑小结节灶。刻下：时有烘然汗出，或怕冷，涕多，体乏，纳可。舌苔薄，舌质较暗，脉濡细。

辨证：癌毒蕴结，搏结痰瘀，耗伤气阴。

治法：抗癌解毒，软坚散结，培补气阴。

处方：生黄芪20g，天花粉15g，天冬10g，土鳖虫6g，山慈菇12g，白毛夏枯草12g，海藻15g，牡蛎（先煎）20g，八月札12g，石见穿12g，炙僵蚕

10g，漏芦 12g，莪术 12g，青皮 10g，功劳叶 15g，牡丹皮 10g，防风 10g。14剂，每日 1 剂，水煎，分两次温服。

2012 年 6 月 23 日二诊：患者诉齿龈疼痛，咽痒轻咳，盗汗。苔薄，舌质稍暗，脉小弦。

处方：原方，加生石膏（先煎）15g，红豆杉 15g，挂金灯 6g。14 剂，每日 1 剂，水煎，分两次温服。

2012 年 7 月 7 日三诊：患者诉一切尚可，精神、体力、纳食均可，汗多，有时腹泻。舌苔薄，舌质稍暗，脉小弦。

处方：初诊方，加炙鳖甲（先煎）15g，生石膏（先煎）15g，炒薏苡仁 15g，红豆杉 15g，挂金灯 6g。14 剂，每日 1 剂，水煎，分两次温服。

2012 年 7 月 21 日四诊：患者自觉尚可，腹泻已缓，有时汗多。苔薄，舌质淡紫，脉小弦。

处方：原方。14 剂，每日 1 剂，水煎，分两次温服。

2012 年 8 月 11 日五诊：患者诉牙龈痛，右侧面颊轻度浮肿。舌苔薄，舌质稍暗，脉细。

处方：初诊方，加生石膏（先煎）15g，炙鳖甲（先煎）15g。14 剂，每日 1 剂，水煎，分两次温服。

2012 年 9 月 1 日六诊：患者近查肿瘤免疫指标在正常范围。舌苔薄，舌质暗紫，脉细。

处方：初诊方，加生石膏（先煎）15g，白芷 10g，炙鳖甲（先煎）15g。14 剂，每日 1 剂，水煎，分两次温服。

2012 年 9 月 15 日七诊：患者血压偏高波动，齿龈疼痛缓减。苔薄，舌质稍暗，脉滑。

处方：初诊方，加生石膏（先煎）12g，炙鳖甲（先煎）15g。21 剂，每日 1 剂，水煎，分两次温服。

2012 年 10 月 6 日八诊：患者诉口干欲饮，左上肢乏力，左指骨节疼痛。苔薄，舌质淡红，脉小弦。

处方：初诊方，加羌活 15g，油松节 15g，生石膏（先煎）15g，芦根 15g。21 剂，每日 1 剂，水煎，分两次温服。

2012 年 10 月 27 日九诊：患者诉大便稀溏，口干口渴。苔薄，舌质淡暗，脉细弦。

处方：初诊方，加炒薏苡仁 15g，芦根 15g。14 剂，每日 1 剂，水煎，分两次温服。

2012 年 11 月 17 日十诊：患者今日查，空腹血糖 5.9mmol/L，时有流涕。苔薄，舌质淡红暗，脉细。

处方：初诊方，加白芷 10g。21 剂，每日 1 剂，水煎，分两次温服。

2012 年 12 月 8 日十一诊：患者诉少有流涕，咽痒轻咳。苔薄，舌质淡红，脉小弦。

处方：初诊方，加红豆杉 15g，挂金灯 6g，白芷 10g。21 剂，每日 1 剂，水煎，分两次温服。

2012 年 12 月 29 日十二诊：患者今日查 CT，提示：右下肺未见明显小结节病灶，但淋巴结肿大。咽痒轻咳。苔薄，舌质暗，脉弦。

处方：初诊方，加挂金灯 6g，炙射干 10g，猫爪草 15g。21 剂，每日 1 剂，水煎，分两次温服。

2013 年 2 月 2 日十三诊：患者诉流涕，余无特殊情况。苔薄，舌质淡暗，脉小弦。

处方：初诊方，去功劳叶、牡丹皮；加猫爪草 15g，红豆杉 15g，太子参 12g。35 剂，每日 1 剂，水煎，分两次温服。

2013 年 3 月 9 日十四诊：患者诉月事已临，自觉无明显不适。苔薄，舌质稍暗，脉濡细。

处方：初诊方，去牡丹皮；加猫爪草 15g，红豆杉 15g，太子参 12g。35 剂，每日 1 剂，水煎，分两次温服。

2013 年 4 月 13 日十五诊：患者诉有时齿龈疼痛，余无特殊情况。苔薄，舌质稍暗，脉濡细。

处方：初诊方，加猫爪草 15g，红豆杉 15g，太子参 12g。35 剂，每日 1 剂，水煎，分两次温服。

2013 年 5 月 4 日十六诊：患者今日查 CT，提示：胸部无异常发现。B 超：右侧腋下淋巴结增大。苔薄，舌质稍暗，脉濡细。

处方：原方。28 剂，每日 1 剂，水煎，分两次温服。

2013 年 6 月 1 日十七诊：患者诉咽喉不适，少有咳嗽。苔薄，舌质稍暗，脉细。

处方：初诊方，去功劳叶、牡丹皮、防风；加猫爪草 15g，太子参 12g，红豆杉 15g。28 剂，每日 1 剂，水煎，分两次温服。

2013 年 6 月 29 日十八诊：患者诉少有咳嗽，咳痰量少，色白。苔薄，舌质稍暗，脉濡。

处方：初诊方，去牡丹皮、功劳叶；加南沙参 12g，北沙参 12g，平地木 12g，蒸百部 15g。28 剂，每日 1 剂，水煎，分两次温服。

2013 年 8 月 3 日十九诊：患者诉吹风受凉后，头目胀痛，咽中痰滞，齿龈肿痛。苔薄，舌质暗，脉小弦。

处方：初诊方，去牡丹皮；加南沙参 12g，白芷 10g，红豆杉 15g。28 剂，每日 1 剂，水煎，分两次温服。

2013 年 8 月 31 日二十诊：患者诉经前双乳胀痛，余无特殊情况。苔薄，舌质淡暗，脉细。

处方：初诊方，去牡丹皮、防风、功劳叶；加猫爪草 15g，太子参 12g，红豆杉 15g。28 剂，每日 1 剂，水煎，分两次温服。

2013 年 9 月 18 日二十一诊：患者今日查，血小板：79×10^9/L，胆囊息肉样病变。咽痒轻咳，咳痰量少。苔薄，舌质稍暗，脉弦细。

处方：初诊方，去牡丹皮、防风、功劳叶；加猫爪草 15g，南沙参 12g，北沙参 12g，挂金灯 6g，红豆杉 15g。28 剂，每日 1 剂，水煎，分两次温服。

2013 年 11 月 9 日二十二诊：患者诉少有轻咳，痰少，咽痒，口干，面色少华。苔薄，舌质淡，稍暗，脉细。

处方：初诊方，去牡丹皮、功劳叶；加南沙参 12g，北沙参 12g，猫爪草 15g，红豆杉 15g，平地木 12g。28 剂，每日 1 剂，水煎，分两次温服。

【按语】

1. 本案患者左乳腺癌术后，病理查示局部淋巴结转移，故辨证为癌毒伤正，走注为患。邪伤肺卫，耗伤气阴，阴伤内热，故见烘然汗出或怕冷、涕多、体乏等。

2. 治疗以抗癌解毒、软坚散结为主，兼以益气固卫、养阴清热。初诊方用土鳖虫、山慈菇、白毛夏枯草、海藻、八月札、石见穿、炙僵蚕、漏芦、莪术、青皮、牡蛎等抗癌软坚、解毒散结；生黄芪、天花粉、天冬、防风等培补气阴、固表御邪；功劳叶、牡丹皮清泄内热。

3. 本案仍拟抗癌解毒、软坚散结为主要治疗大法，但不忘加强扶正抗癌等，药如太子参、猫爪草、红豆杉等。二诊时患者齿龈疼痛时作，故多次伍用生石膏清泄胃热以止牙龈痛。治疗过程中，因患者时常伴有咽痒、轻咳等症状，故加南沙参、北沙参、挂金灯、炙射干等利咽化痰止咳之品。六诊时患者查肿瘤免疫指标在正常范围。十二诊时患者查CT，显示右下肺未见明显小结节病灶，但淋巴结肿大。十六诊时，患者查CT，显示胸部无异常发现，表明经中药治疗后病情稳定、好转。

案八十八 黄某，女，61岁，农民。2013年6月29日初诊。

患者回盲部腺癌，于2012年10月23日手术，病理检查示肠周淋巴结癌转移（2/8）。化疗三次后，又见颈部淋巴结转移，继续化疗两次，因血小板、白细胞偏低而中止。刻下：左颈根部肿胀，可触及较大硬肿结节，体乏无力，纳食尚可。苔薄，舌质淡红，舌边齿痕，脉弱。

辨证：癌毒走注，搏结痰瘀，正气亏虚。

治法：抗癌解毒，软坚消肿，扶助正气。

处方：生黄芪25g，太子参12g，白花蛇舌草15g，炙僵蚕10g，海藻15g，炒白芥子8g，土鳖虫6g，浙贝母粉（冲服）6g，莪术10g，红豆杉15g，天冬10g，蜂房10g，白毛夏枯草15g，牡蛎（先煎）15g，石上柏15g，八月札12g。14剂，每日1剂，水煎，分两次温服。

2013年7月13日二诊：患者诉药后左颈部肿块明显缩减，自觉手心有灼热感。苔薄，舌质淡，脉弱。

处方：初诊方，加生地黄12g，牡丹皮10g。14剂，每日1剂，水煎，分两次温服。

2013年7月27日三诊：患者诉近日食用"野生老鳖"后，颈部肿胀又明显复起，手指骨节仍感疼痛。苔薄，舌质淡暗，脉濡。

处方：初诊方，加漏芦12g，牡丹皮10g。21剂，每日1剂，水煎，分两次温服。

2013年8月17日四诊：患者查左颈部淋巴结肿胀仍感明显，但体力大增，纳食尚可，手指疼痛。苔薄，微黄，舌质淡红，边见齿痕，脉细。

处方：初诊方，加制天南星10g。21剂，每日1剂，水煎，分两次温服。

2013年9月7日五诊：患者诉体力好转，手痛亦缓，但左颈部肿胀仍觉明显。苔薄，舌质淡红，边见齿痕，脉细。

处方：初诊方，改炒白芥子10g；加制天南星10g，玄参10g，炙鳖甲（先煎）15g。21剂，每日1剂，水煎，分两次温服。

2013年9月28日六诊：患者症情平稳，骨节疼痛已缓，左颈部肿块仍明显。苔薄，舌质淡红，脉细弦。

处方：原方。21剂，每日1剂，水煎，分两次温服。

2013年10月19日七诊：患者自觉肩部、双颈、胸部肿胀，左侧为显。体力有增，纳食亦佳。苔薄，舌质淡红，脉濡。

处方：原方。21剂，每日1剂，水煎，分两次温服。

2013年11月9日八诊：患者诉体乏无力，面部虚浮，颈部肿块仍明显。苔薄，舌淡，边见齿痕，脉濡。

处方：初诊方，加炙鳖甲（先煎）15g，炒当归10g，鸡血藤12g，天仙藤12g，路路通10g。21剂，每日1剂，水煎，分两次温服。

2013年11月30日九诊：患者诉左锁骨近颈旁肿胀，触之质硬，表面尚光滑。面色少华，体乏无力，心悸不宁，耳鸣如雷。苔薄，舌质淡，边见齿痕，脉濡。

处方：初诊方，加炙鳖甲（先煎）15g，炒当归10g，鸡血藤12g，制天南星8g，炒白术12g，陈皮12g。21剂，每日1剂，水煎，分两次温服。

2013年12月21日十诊：患者诉体力增加，纳食尚可，心悸缓解，耳鸣亦止，左锁骨近颈处肿胀已明显消减。苔少，舌质淡，边见齿痕，脉细。

处方：原方。14剂，每日1剂，水煎，分两次温服。

【按语】

1. 本案患者回盲部腺癌，术后病理查示肠周淋巴结见癌转移，随后又见颈部淋巴结转移，系癌毒蕴结肠腑，侵袭走注他处，故见左颈根部肿胀，触及硬肿结节；复加化疗数次，正气已伤，血小板与白细胞偏低，体乏无力；因脾胃运化尚健，故纳食尚可，未见便秘与腹泻等。

2. 初诊时左颈根部癌肿走注明显，故治疗选药以软坚消肿而兼抗癌解毒为主，药如白毛夏枯草、土鳖虫、浙贝母粉、莪术、炒白芥子、八月札、炙僵蚕、海藻、牡蛎、红豆杉、天冬、蜂房、石上柏、白花蛇舌草等，并加生黄芪、太子参补气扶正以抗癌毒。

3. 二诊时患者左颈部肿块明显缩减，但自觉手心灼热，故初诊方中加入生地黄、牡丹皮清泄内热。三诊时患者颈部肿胀复作，故在治疗过程中曾多次伍入漏芦、制天南星、玄参、炙鳖甲等，加强消肿抗癌效果。八诊时面部虚浮明显，故初诊方再入鸡血藤、天仙藤、路路通等，疏通络脉气血，促使肌表水湿能速回复脉络之中，浮肿得以消解。至十诊时，患者左锁骨近颈处肿胀明显消减。

案八十九　陈某，男，34 岁，工程技术人员。2013 年 1 月 26 日初诊。

患者结肠癌术后 8 个月，已化疗 6 次，当时手术病理查示局部淋巴结转移（5/15）。刻感尚可，唯下肢乏力，纳食一般。苔薄，舌质淡红，脉濡。

辨证：癌毒蕴肠，耗伤气阴。

治法：抗癌解毒，益气养阴。

处方：生黄芪 20g，天花粉 15g，八月札 15g，石见穿 12g，海藻 15g，石上柏 15g，山慈菇 12g，白花蛇舌草 15g，炙僵蚕 10g，莪术 10g，菝葜 15g，生薏苡仁 15g，天冬 10g，青皮 10g，陈皮 10g，砂仁（后下）6g。28 剂，每日 1 剂，水煎，分两次温服。

2013 年 3 月 2 日二诊：患者诉双少腹有时轻痛，余无特殊情况，血糖升高。苔薄，舌质淡红，脉濡。

处方：原方，去陈皮；加生石膏（先煎）15g，知母 10g，乌药 6g，苍术 12g。14 剂，每日 1 剂，水煎，分两次温服。

2013 年 3 月 16 日三诊：患者诉双侧少腹有时轻痛，查空腹血糖 7.5mmol/L。苔薄，舌质淡红，脉濡。

处方：初诊方，加苍术 12g，红豆杉 15g，生石膏（先煎）15g，知母 10g。14 剂，每日 1 剂，水煎，分两次温服。

2013 年 3 月 30 日四诊：患者诉下肢乏力，余无特殊情况。苔薄，舌质稍暗，脉弦。

处方：初诊方，加苍术 10g，红豆杉 15g，生石膏（先煎）15g，知母 10g，怀牛膝 15g。14 剂，每日 1 剂，水煎，分两次温服。

2013 年 4 月 13 日五诊：患者近日查，癌胚抗原：5.04μg/L，糖类抗原 72-4：6.93μg/L，较前已有明显下降。苔薄，舌质稍红，脉小弦。

处方：原方。14 剂，每日 1 剂，水煎，分两次温服。

2013年4月27日六诊：患者诉一切可，自觉无明显不适。苔薄，舌质稍红，脉小弦。

处方：原方。28剂，每日1剂，水煎，分两次温服。

2013年6月1日七诊：患者诉一切可，血糖仍偏高波动。苔薄，舌质稍暗，脉小弦。

处方：初诊方，去砂仁、陈皮；加生石膏（先煎）15g，知母10g，苍术12g，牡丹皮10g。14剂，每日1剂，水煎，分两次温服。

2013年6月15日八诊：患者诉大便欠畅，左侧腹不适。苔薄，舌质稍暗，脉小弦。

处方：原方。14剂，每日1剂，水煎，分两次温服。

2013年7月13日九诊：患者诉停药半月，今晨空腹血糖9.50mmol/L，自觉下肢胀感。苔薄，舌质稍暗，脉小弦。

处方：初诊方，去砂仁、陈皮；加生石膏（先煎）15g，知母10g，苍术10g，牡丹皮10g。14剂，每日1剂，水煎，分两次温服。

2013年8月24日十诊：患者症情平稳，有时少腹隐痛。苔薄，舌质淡，边尖齿痕，脉弦滑。

处方：初诊方，去砂仁、陈皮；加鸡血藤12g，生石膏（先煎）15g，知母10g，苍术12g。14剂，每日1剂，水煎，分两次温服。

2013年9月7日十一诊：患者自觉症情平稳，体力、纳食尚可，消瘦不显。苔薄，舌质淡红，脉小弦。

处方：初诊方，去砂仁、陈皮；加生石膏（先煎）15g，知母10g，苍术12g，香附10g。21剂，每日1剂，水煎，分两次温服。

2013年10月19日十二诊：患者诉少腹两侧不适。苔薄，舌质稍红，脉小弦。

处方：初诊方，去砂仁、陈皮；加生石膏（先煎）15g，苍术10g，地骨皮30g。14剂，每日1剂，水煎，分两次温服。

2013年11月2日十三诊：家属代诉，患者症情平稳，查空腹血糖已在正常范围，要求原方治疗。

处方：原方。14剂，每日1剂，水煎，分两次温服。

2013年11月30日十四诊：患者近况尚平，自觉无明显不适。苔薄，舌质稍暗，边尖齿痕，脉弦滑。

处方：原方。21 剂，每日 1 剂，水煎，分两次温服。

【按语】

1. 本案患者系结肠癌术后，病理查见局部淋巴结转移，癌毒已走注无疑。患者曾多次化疗，自觉下肢乏力，正气已伤。

2. 治疗拟抗癌解毒、散结消肿为主，兼以益气养阴扶正。初诊方用八月札、石见穿、海藻、石上柏、山慈菇、白花蛇舌草、炙僵蚕、莪术、菝葜、生薏苡仁、青皮等大剂抗癌散结、软坚消肿；生黄芪、天花粉、天冬益气养阴、扶正达邪；陈皮、砂仁理气和中，坚守中焦，固护后天。

3. 本案诊治过程中，患者病情变化不大，唯空腹血糖时有偏高，故从肺胃燥热立论。主方中酌入生石膏、知母、地骨皮等药，而苍术燥湿，现代药效研究表明亦有较好的降血糖功效，故一并伍入。

案九十 赵某，男，63 岁，退休工人。2016 年 5 月 14 日初诊。

患者胃癌切除化疗后 1 年。患者 1 年前发现"胃小弯溃疡型腺癌"，于八一医院切除并进行化疗。已有淋巴结转移：小弯侧淋巴结 4/27；大弯侧淋巴结 3/26。病理 pTNM 分期：T3N2M0。刻下：腹泻，水样便，日行 3～4 次，伴有不消化食物，嗳气频作，泛酸，纳差，寐差，每天睡眠时间 2～4 小时，脘腹稍有胀满，按压后隐痛，近 1 个月来进行性消瘦 3～4 斤。苔薄白，舌质红，脉弦细。

辨证：癌毒留滞，走注为患，脾失健运。

治法：扶正抗癌，健脾助运，软坚消结。

处方：炒白术 12g，茯苓 12g，陈皮 12g，炒薏苡仁 15g，焦山楂 15g，六神曲 15g，鸡内金 12g，砂仁（后下）6g，合欢皮 15g，大腹皮 10g，八月札 15g，石见穿 12g，莪术 10g，白花蛇舌草 15g，漏芦 12g。14 剂，每日 1 剂，水煎，分两次温服。

2016 年 5 月 28 日二诊：患者诉药后诸症均缓，但寐差依然，食荤后仍有反酸。苔薄，舌质淡红，脉弦滑。

处方：原方，加茯神 15g。14 剂，每日 1 剂，水煎，分两次温服。

2016 年 6 月 18 日三诊：患者诉嗳气少作，纳食欠稳，但腹泻有缓，夜寐时作。苔薄，舌质淡红，脉弦滑。

处方：初诊方，加茯神 15g，紫苏梗 12g，制厚朴 6g。14 剂，每日 1 剂，水煎，分两次温服。

2016 年 7 月 2 日四诊：患者诉大便欠成形，咽中痰滞，纳食欠馨。苔薄，舌质淡红，脉弦滑。

处方：原方，加法半夏 12g，防风 12g，苍耳草 15g，地肤子 12g，首乌藤 30g。14 剂，每日 1 剂，水煎，分两次温服。

2016 年 7 月 30 日五诊：患者诉仍有腹泻嗳气，饮食反阻不畅。苔薄，舌质淡红，脉小弦。

处方：初诊方，加炒枳实 10g，制厚朴 6g，沉香（后下）6g。14 剂，每日 1 剂，水煎，分两次温服。

2016 年 8 月 13 日六诊：患者诉少有嗳气，腹泻，泛恶，面色少华。苔少，舌质稍暗，脉细。

处方：初诊方，加法半夏 12g，赤石脂 12g，制厚朴 6g。14 剂，每日 1 剂，水煎，分两次温服。

2016 年 8 月 27 日七诊：患者诉少有嗳气，腹泻，便臭，纳食一般，消瘦不显。苔薄，舌质淡红，脉弦滑。

处方：初诊方，加法半夏 12g，制厚朴 6g，生石膏（先煎）15g，天麻 12g，钩藤（后下）15g，豨莶草 15g，罗布麻叶 15g。14 剂，每日 1 剂，水煎，分两次温服。

2016 年 9 月 17 日八诊：患者诉仍有腹泻，晚上易作，寐差，嗳气。苔薄，舌质暗，脉弦滑。

处方：初诊方，加赤石脂 12g，乌梅 10g，制厚朴 6g。14 剂，每日 1 剂，水煎，分两次温服。

2016 年 10 月 8 日九诊：患者诉腹泻，嗳气，夜寐欠安，面色欠华，体乏无力。苔薄，舌质淡红，脉弦滑。

处方：初诊方，加赤石脂 12g，乌梅 10g，诃子 8g，党参 12g，炒当归 10g。14 剂，每日 1 剂，水煎，分两次温服。

2016 年 10 月 29 日十诊：患者诉大便稍成形，体力稍差。苔薄，舌质淡红，脉弦滑。

处方：初诊方，加炙黄芪 20g，党参 12g，炒当归 10g，鸡血藤 12g，赤石脂 12g，乌梅 10g。14 剂，每日 1 剂，水煎，分两次温服。

2016 年 11 月 18 日十一诊：患者诉近况尚可，寐差，少有腹泻，嗳气。苔薄，舌质淡红，脉弦滑。

处方：初诊方，加合欢皮 15g，茯神 15g，炙黄芪 20g，炒当归 12g，赤石脂 12g，乌梅 10g。14 剂，每日 1 剂，水煎，分两次温服。

2016 年 12 月 10 日十二诊：患者诉纳食欠馨，泛恶，少有嗳气，体乏。苔薄，舌质暗，脉弦滑。

处方：初诊方，加党参 12g，茯神 15g，制厚朴 6g。14 剂，每日 1 剂，水煎，分两次温服。

2012 年 12 月 31 日十三诊：患者诉咽中痰滞，吞咽欠畅，体乏无力，夜寐欠安，泛恶。苔薄，舌质淡红，脉弦滑。

处方：初诊方，加合欢皮 15g，茯神 15g，党参 12g，炙远志 12g，炙僵蚕 10g。14 剂，每日 1 剂，水煎，分两次温服。

2017 年 1 月 14 日十四诊：患者诉近况尚平，饮食时少有泛恶，夜寐欠安，嗳气。苔薄，舌质淡红，脉弦滑。

处方：原方。14 剂，每日 1 剂，水煎，分两次温服。

2017 年 2 月 18 日十五诊：患者症情平稳，诉无明显不适。苔薄，舌质淡红，脉弦滑。

处方：初诊方，加党参 12g，炒当归 10g，鸡血藤 12g，炙僵蚕 10g，法半夏 12g。14 剂，每日 1 剂，水煎，分两次温服。

2017 年 3 月 4 日十六诊：患者诉体乏，腹中气胀。苔薄，舌质暗，脉弦滑。

处方：初诊方，加党参 12g，炒当归 10g，鸡血藤 12g，制厚朴 6g。14 剂，每日 1 剂，水煎，分两次温服。

2017 年 3 月 18 日十七诊：患者诉咽中痰滞，纳食有减。苔薄，舌质暗，脉弦滑。

处方：初诊方，加党参 12g，炒当归 10g，炙僵蚕 10g，制厚朴 6g，法半夏 12g。14 剂，每日 1 剂，水煎，分两次温服。

2017 年 4 月 8 日十八诊：患者症情平稳，咽中痰滞，吞咽不畅。苔薄，舌质淡红，脉弦滑。

处方：初诊方，加蜣螂 2g，炙僵蚕 10g，制厚朴 6g，法半夏 12g。14 剂，每日 1 剂，水煎，分两次温服。

2017 年 4 月 29 日十九诊：患者诉近日吞咽欠畅，噫气不适。苔薄，舌质淡红，脉弦滑。

处方：初诊方，加蛴螂 2g，法半夏 12g，制大黄 10g。14 剂，每日 1 剂，水煎，分两次温服。

2017 年 5 月 20 日二十诊：患者诉近日寐差，腹泻，吞咽欠畅。苔薄，舌质淡红，脉弦滑。

处方：初诊方，加蛴螂 2g，法半夏 12g，制厚朴 6g。14 剂，每日 1 剂，水煎，分两次温服。

2017 年 6 月 3 日二十一诊：患者近况尚平。苔薄，舌质淡红，脉弦滑。

处方：原方。14 剂，每日 1 剂，水煎，分两次温服。

2017 年 6 月 24 日二十二诊：患者诉噫气，腹泻少作。苔薄，舌质淡红，脉弦滑。

处方：初诊方，加沉香（后下）4g，炒黄芩 10g，佩兰 12g。14 剂，每日 1 剂，水煎，分两次温服。

2017 年 7 月 15 日二十三诊：患者诉腹泻，日行 2 至 4 次，噫气。苔薄，舌质淡红，脉弦滑。

处方：初诊方，加赤石脂 12g，炙黄芪 15g，仙鹤草 15g。14 剂，每日 1 剂，水煎，分两次温服。

2017 年 8 月 19 日二十四诊：患者诉夜寐欠安，肤痒红赤。苔薄，舌质淡红，脉弦滑。

处方：初诊方，加茯神 15g，首乌藤 25g，蜂房 10g，赤芍 12g，地肤子 12g，白鲜皮 12g。14 剂，每日 1 剂，水煎，分两次温服。

2017 年 9 月 16 日二十五诊：患者诉时有腹泻，夜寐欠安，梦多。苔薄，舌质淡红，脉弦滑。

处方：初诊方，加茯神 15g，首乌藤 25g，蜂房 10g，苍耳草 15g，地肤子 12g，防风 12g，干姜 8g，赤石脂 12g。21 剂，每日 1 剂，水煎，分两次温服。

2017 年 10 月 14 日二十六诊：患者诉腹泻 3 天，日行 4 次，便稀，夜寐欠安，梦多。苔腻，舌质淡红，脉小弦滑。

处方：初诊方，加茯神 15g，首乌藤 25g，蜂房 10g，苍耳草 15g，地肤子 12g，防风 12g，干姜 8g，赤石脂 12g。14 剂，每日 1 剂，水煎，分两次温服。

2017 年 11 月 4 日二十七诊：患者诉腹泻略缓，咽中痰滞，吞咽尚畅。苔薄，舌质淡红，脉弦滑。

处方：原方，加法半夏12g，紫苏梗12g。14剂，每日1剂，水煎，分两次温服。

2017年11月25日二十八诊：患者诉有时腹胀。苔薄，舌质淡红，脉弦滑。

处方：初诊方，加法半夏12g，紫苏梗12g，制厚朴6g。14剂，每日1剂，水煎，分两次温服。

2017年12月16日二十九诊：患者症情平稳。苔薄，舌质淡红，脉弦滑。

处方：原方。14剂，每日1剂，水煎，分两次温服。

2018年1月6日三十诊：患者诉夜寐欠安，时有腹泻。苔薄，舌质淡红，脉弦滑。

处方：初诊方，加补骨脂12g，诃子6g，合欢皮15g，茯神15g。14剂，每日1剂，水煎，分两次温服。

2018年1月27日三十一诊：患者诉梦多，便稀，日行2至3次，精神体力均可，体重未减，气色也佳。苔薄，舌质稍红，脉弦滑。

处方：初诊方，加合欢皮15g，茯神15g，淡附片5g，炒酸枣仁25g。14剂，每日1剂，水煎，分两次温服。

【按语】

1. 本案患者胃癌切除化疗后，病理提示"胃小弯溃疡型腺癌"，并已出现局部多处淋巴结转移。患者消化系统症状明显，且呈进行性消瘦，病情较重。其病机拟属癌毒留滞，搏结痰瘀，蕴结胃腑，脾虚不运，走注为患。治疗上，一则健脾助运，开胃助纳，消除消化系统症状，期望体重增加，是遵"有胃气则生，无胃气则死"明训；二则抗癌解毒、软坚消结，抑制癌毒与瘤体。

2. 诊方用炒白术、茯苓、陈皮、炒薏苡仁、焦山楂、焦六神曲、鸡内金、砂仁等健脾助运、开胃纳食；八月札、石见穿、莪术、白花蛇舌草、漏芦等抗癌解毒、软坚散结；合欢皮、大腹皮分别兼顾寐差、腹胀，以加强复方整体疗效。

3. 本案患者病情危重，复诊多次，治疗后诸症渐缓，直至病情平稳，维持较高的生活质量。治疗过程中以扶正抗癌为大法，并贯穿始终。二诊后，以初诊方加减兼顾而行，如加茯神、首乌藤、酸枣仁等安神助寐；加防风、苍耳草、乌梅、赤石脂、诃子等祛风胜湿止泻；加紫苏梗、厚朴、枳实、沉香等调畅气机，以治噫气、咽中痰滞、吞咽欠畅、腹中仄阻等；加当归、鸡血藤养血活血以荣其面。

案九十一　邢某，女，54岁，家庭主妇。2018年2月1日初诊。

患者去年5月确诊肺癌。2017年5月23日病理：右下肺腺癌，中、低分化。服用靶向药易瑞沙7个月，产生耐药。曾做肺部引流，抽出胸腔积液约4000mL。于2017年12月29日服用中药，复查CT示：右肺癌术后改变，右侧胸腔少量积液伴右肺局部不张；右肺上、下叶多发结节灶，大者约12mm×9mm（上叶），16mm×15mm（下叶近斜裂处），考虑转移可能。刻感右胸稍闷，胸痛，纳食尚可，近日查，癌胚抗原：10.87μg/L。苔薄，舌质稍暗红，脉小弦。

辨证：癌毒蕴肺，搏结痰瘀，饮停胁下，耗伤气阴。

治法：益气养阴，抗癌解毒，化痰祛瘀，利水软坚。

处方：太子参12g，天花粉15g，白毛夏枯草15g，猫爪草15g，浙贝母15g，炙僵蚕10g，莪术10g，蜂房10g，白花蛇舌草15g，山慈菇15g，泽漆10g，炒葶苈子12g，南沙参12g，北沙参12g，鸡血藤12g，天仙藤12g，路路通10g。7剂，每日1剂，水煎，分两次温服。

2018年2月8日二诊：患者诉药后胸闷、胸痛略缓，2018年2月7日查胸部CT示：右侧胸腔少量积液，右肺上叶近胸膜多发结节影，较大者12mm×16mm，右肺下叶较大者达24mm×17mm。2018年2月7日查，癌胚抗原：19.81μg/L，CA125：20.00U/mL。苔薄，舌质淡红，脉细弦。

处方：原方，加菝葜10g，仙鹤草15g。21剂，每日1剂，水煎，分两次温服。

2018年3月1日三诊：患者诉纳减，体劳后胸闷，但胸痛告止，月事先期，量多。苔薄，舌质淡红，脉细弦。

处方：初诊方，加仙鹤草15g，炙女贞子12g，墨旱莲12g，牡丹皮10g。14剂，每日1剂，水煎服，分两次温服。

2018年3月15日四诊：患者自觉胸闷不适，右背部有针刺感，体力一般，体重稳定，纳食减少，复查癌胚抗原：22.33μg/L，肺部CT：右肺癌伴胸腔积液，考虑右肺癌伴右肺内及右侧胸膜转移，较前进展。苔薄，质偏暗，脉弦滑。

处方：初诊方，加陈皮12g，砂仁（后下）6g，仙鹤草15g，菝葜10g。14剂，每日1剂，水煎，分两次温服。

2018年4月3日五诊：患者诉呼吸不畅，体力一般，纳寐尚可，右背部针刺感稍减，右胁下隐痛，劳时加重，体重维持。苔薄，舌质稍暗，脉细。

处方：初诊方，加陈皮12g，砂仁（后下）6g，仙鹤草15g，菝葜10g，丝瓜络10g。14剂，每日1剂，水煎，分两次温服。

2018年4月26日六诊：患者近日体检，ＣＡ125正常，癌胚抗原：26.64μg/L，血红蛋白：98g/L。CT示：右肺癌伴右肺内及右侧胸膜转移，较前片（2018年3月14日）进展，右肺下叶近斜裂处见结节影，大小约21mm×41mm。右侧胸胁鸡啄样疼痛，纳少，背胀。苔薄，舌质稍红，脉濡弱。

处方：初诊方，加土鳖虫6g，陈皮12g，仙鹤草15g，炙鳖甲（先煎）15g，砂仁（后下）6g。14剂，每日1剂，水煎，分两次温服。

2018年5月10日七诊：患者诉背胀缓解，右侧胸胁疼痛依然，啄痛有缓，但右胁部外侧有定点疼痛，纳食欠馨，量少，遇异味（如烟）则咽痒、咳嗽。苔薄，质淡红，脉濡。

处方：初诊方，加陈皮12g，砂仁（后下）6g，炒白术12g，土鳖虫6g，仙鹤草15g，炙鸡内金10g。14剂，每日1剂，水煎，分两次温服。

2018年6月21日八诊：患者诉纳少，近日体重稍降，体力稍差，嗅异味呛咳。苔薄，舌质暗红，脉小弦。

处方：初诊方，加陈皮12g，砂仁（后下）6g，炒白术12g，炙鸡内金12g，土鳖虫6g，挂金灯6g。21剂，每日1剂，水煎，分两次温服。

2018年7月10日九诊：患者近日复查，癌胚抗原：32.59μg/L，6月26日查CT示：右肺及右侧胸膜转移，与前片（2018年5月25日）比较所见相仿。后背胀感较显，油烟异味刺激稍咳。右乳下外侧隐痛，体乏无力。苔薄，舌质偏暗，脉濡。

处方：生黄芪15g，太子参15g，仙鹤草15g，白毛夏枯草15g，土鳖虫6g，莪术10g，蜂房10g，猫爪草15g，炙僵蚕10g，白花蛇舌草15g，鸡血藤15g，天仙藤12g，路路通12g，延胡索10g，陈皮12g，砂仁（后下）6g，泽漆10g。21剂，每日1剂，水煎，分两次温服。

2018 年 7 月 31 日十诊：患者诉右背稍胀，咽中灼热，胁痛告止，余无不适，纳食有增。苔薄，舌质淡红，脉小弦。

处方：原方，加南沙参 12g，北沙参 12g。21 剂，每日 1 剂，水煎，分两次温服。

2018 年 8 月 28 日十一诊：患者近日查，血红蛋白：110g/L，红细胞：3.96×10^{12}/L，CA125：12.20U/mL，癌胚抗原：33.75µg/L。CT：右侧胸腔少量积液，右侧胸膜增厚。纳食尚可，体重有增，但易感，下肢乏力。苔薄，舌质淡红，脉小弦。

处方：2018 年 7 月 10 日方，改生黄芪 25g；加怀牛膝 15g。21 剂，每日 1 剂，水煎，分两次温服。

2018 年 9 月 18 日十二诊：患者诉右背有时胀感，乏力，余无不适。苔薄，质偏暗，脉细。

处方：2018 年 7 月 10 日方，加炙鳖甲（先煎）15g，怀牛膝 15g。21 剂，每日 1 剂，水煎，分两次温服。

2018 年 10 月 18 日十三诊：患者诉背部胀感缓解，体力有增，咽中痰滞。面部色素沉着，余无不适。苔薄，舌质偏暗，脉濡。

处方：2018 年 7 月 10 日方，加南沙参 12g，炙鳖甲（先煎）15g。21 剂，每日 1 剂，水煎，分两次温服。

2018 年 11 月 6 日十四诊：患者于 10 月 23 日查，癌胚抗原：21.12µg/L，AST：42U/L，总胆固醇：5.42mmol/L，低密度脂蛋白：3.6mmol/L，血红蛋白：119g/L，血小板：71.0×10^{9} 个 /L。诉近日无明显不适，纳食尚佳，体力亦可，体重增加，面色稍暗。苔薄，舌质偏暗，脉细。

处方：2018 年 7 月 10 日方，加南沙参 12g，炙鳖甲（先煎）15g，炒当归 12g，浙贝母 10g。21 剂，每日 1 剂，水煎，分两次温服。

2018 年 12 月 4 日十五诊：患者诉近日感背部胀感不甚，自觉鼻孔火热，余无特殊情况。苔薄，舌质略暗，脉濡弱。

处方：2018 年 7 月 10 日方，加桑白皮 15g，炙鳖甲（先煎）15g，炒当归 10g，浙贝母 10g。21 剂，每日 1 剂，水煎，分两次温服。

2018 年 12 月 25 日十六诊：患者于 12 月 17 日查胸腹部 CT，显示：右肺下叶结节 19mm×14mm，右侧胸膜增厚；右肺中、下叶感染性病变；主动脉粥样硬化。癌胚抗原：13.91µg/L，血小板：82×10^{9} 个 /L，白细胞：3.43×

10^9 个 /L。药后症情平稳，纳寐尚可，情绪体力均佳，体重未减，面色少华。苔薄，舌偏红，脉弱。

处方：原方。21 剂，每日 1 剂，水煎，分两次温服。

2019 年 2 月 19 日十七诊：患者近日查血常规未见明显异常，胸部 CT 报告诊断同前。近日外感，现症状已去，体乏无力，纳食不佳，体重较前减轻 2 斤，后背偶有胀感，面色少华。苔薄，舌质稍红，脉小弦。

处方：7 月 10 日方，加炒当归 10g，炙鸡内金 10g，制鳖甲（先煎）15g，浙贝母 10g。21 剂，每日 1 剂，水煎服，分两次温服。

2019 年 3 月 12 日十八诊：患者近日查，癌胚抗原：7.9μg/L，中性粒细胞百分比：74.4%，淋巴细胞百分比：19.20%，平均血红蛋白浓度：309g/L，平均血小板体积：12.2。血查生化指标均正常。肺部 CT：右肺下叶肺癌复查，瘤体 15mm×12mm；右侧胸膜增厚。现患者面色尚佳，体重稍增，一般情况可，无特殊不适。苔薄，舌质淡红，脉濡。

处方：原方。21 剂，每日 1 剂，水煎服，分两次温服。

【按语】

1. 本案患者经病理确诊为右下肺中、低分化腺癌。此系癌毒蕴肺，搏结痰瘀，形成有形之结。癌肿阻滞气机，肺失宣降，故见胸闷、胸痛等；耗伤气阴，卫外不固，中虚不运，故见易感、纳差；癌毒走注为患，故见胸腔积液、肺不张、多发结节等。

2. 治拟抗癌解毒为主，兼化痰祛瘀以消局部肿块，益气养阴以扶助正气，活血利水以消胸腔积液等。初诊方用白毛夏枯草、猫爪草、浙贝母、白僵蚕、莪术、蜂房、白花蛇舌草、山慈菇、泽漆等，意在大剂抗癌解毒、软坚消结；太子参、南沙参、北沙参、天花粉益气养阴，扶正抗癌；炒葶苈子泻肺逐饮以疗悬饮；鸡血藤、天仙藤、路路通疏通络脉气血，以利悬饮消解。

3. 复诊过程中，坚守抗癌扶正、软坚消结之法，并适时兼顾胃气。治至十八诊时，查胸腹部 CT 示右肺下叶结节 15mm×12mm，右侧胸膜增厚，提示经中药治疗后，肿块数量明显减少，范围有所缩小，且癌胚抗原、CA125 也逐步降至正常范围，疗效显著，继续原法巩固治疗。